Trauma, Sucht
und die Suche
nach Sicherheit

Lisa M. Najavits

Trauma, Sucht und die Suche nach Sicherheit

Neue Strategien der Selbsthilfe bei Belastungsstörungen und begleitendem Substanzmißbrauch

Aus dem amerikanischen Englisch von
Theo Kierdorf und Hildegard Höhr

G. P. PROBST VERLAG
Lichtenau/Westfalen

VERLAGSKONTAKT:
G. P. Probst Verlag GmbH
In den Rauten 3
D-33165 Lichtenau
Tel.: +49(0)5295 99 57 81
eMail: verlag@gp-probst.de

Für die Inhalte der im Buch angegebenen externen Webseiten übernehmen wir trotz sorgfältiger inhaltlicher Prüfung keinerlei Haftung. Für die Inhalte dieser Seiten sind ausschließlich deren Betreiber verantwortlich.

Weder der Verlag noch die Autorin dieses Buches beabsichtigt, die Leser fachlich zu beraten. Die Ideen, Verfahrensweisen und Empfehlungen, die darin beschrieben werden, ersparen keine Beratung durch einen kompetenten Facharzt. Alle die Gesundheit betreffenden Fragen sollten grundsätzlich mit einem Arzt besprochen werden. Autorin und Verlag übernehmen keine Verantwortung für Verluste oder Schädigungen, die angeblich durch Informationen oder Empfehlungen aus diesem Buch entstanden sind.

2. Auflage 2024

Die Originalausgabe (»RECOVERY FROM TRAUMA, ADDICTION, OR BOTH. Strategies for Finding Your Best Self«) erschien bei The Guilford Press, New York/London
Published by arrangement with The Guilford Press
Übersetzung aus dem amerikanischen Englisch: Theo Kierdorf & Hildegard Höhr, Köln
Umschlaggestaltung: Mareile Gropengießer (Paderborn)
Coverfoto: © dziewul – Fotolia.com
Satz: SpaceType, Köln

ISBN 978-3-944476-25-4

Bibliographische Information der Deutschen Nationalbibliothek
Die Deutsche Nationalbibliothek verzeichnet diese Publikation in der Deutschen Nationalbibliografie; detaillierte bibliografische Daten sind im Internet über *http://dnb.d-nb.de* abrufbar.

Inhalt

Liste der Übungen 7

Vorwort 9

1 | Traumata, Suchterkrankungen oder beides überwinden 13

2 | Der Anfang 24

3 | »Die Dinge entwickeln sich gut« – Davids Erfahrungen 37

4 | Es ist ein medizinisches Problem – Sie sind weder verrückt noch faul noch schlecht 42

5 | Wie verändern sich Menschen? 56

6 | Die Welt ist Ihre Schule 68

7 | Lauschen Sie Ihrem Verhalten 70

8 | Der Wunsch im Gegensatz zur Wirklichkeit 79

9 | Finden Sie Ihren Weg 85

10 | Potentielle Ich-Zustände 99

11 | Die Sprache des Traumas und der Sucht 105

12 | Sicheres Coping 111

13 | Sozialer Schmerz 118

14 | Echtes Selbstmitgefühl 125

15 | Warum Trauma und Sucht oft miteinander verbunden sind 132

16 | Sich selbst vergeben 142

17 | Körper und Biologie 148

18 | Einen ruhigen Ort schaffen: Die Fähigkeit, sich zu erden 158

19 | Die Kultur des Schweigens 165

20 | Motivation: Ein Problem als Hebel für die Arbeit an der Lösung eines anderen nutzen 171

21 | Ein Plan für die Genesung 177
22 | Jedes Kind ist ein Detektiv 189
23 | Wie man über einen Rückfall hinwegkommt 195
24 | Die Verbindung sehen 199
25 | Üben 203
26 | Identität: Wie Sie sich selbst sehen 207
27 | Wahrnehmung: Wie andere Sie sehen 214
28 | Die Entscheidung für die Entwicklung 223
29 | Dunkle Gefühle: Wut, Haß, Rache und Verbitterung 230
30 | Imagination 241
31 | Ein heilendes Bild schaffen 248
32 | Einen guten Therapeuten finden 253
33 | Zwei Arten von Beratung bei Traumata 263
34 | Was Verletzte zurückgeben können 274
35 | »Wir alle liegen in der Gosse, aber einige von uns sehen die Sterne« .. 279

Anhang A Wie andere helfen können – Familienangehörige, Freunde, Partner, AA-Sponsoren, Berater 283
Anhang B Excessive Behavior Scale 306
Anhang C Ein kurzes Quiz über Trauma und Sucht: *Wissen ist Macht* ... 311

Literatur 319
Personen- und Stichwortverzeichnis 325
Über die Autorin 333

Liste der Übungen

Haben Sie traumabedingte Probleme? 47
Haben Sie ein Abhängigkeitsproblem? 52
Ist das sicher oder gefährlich? 71
Die *Skala für sicheres Verhalten* 74
Was die Konfrontation mit der eigenen Wahrheit an Gutem bewirkt 83
Zwölf Fragen, die Sie sich stellen sollten, wenn Sie Hilfe suchen 95
Ihre Ich-Potentiale 101
Die Sprache der Sucht 106
Die Sprache des Traumas 107
Die Schnitzeljagd 109
Die Liste guter Coping-Strategien 111
Wie steht es um Ihre Fähigkeit zu Mitgefühl? 129
Ihre persönlichen Muster bezüglich Trauma, Sucht oder beidem 138
Sich selbst vergeben 145
Ihre Beziehung zu Ihrem Körper 154
Probieren Sie aus, sich zu erden 159
Ihre Motivation 174
Entwickeln Sie Ihren Genesungsplan 178
Wählen Sie die Botschaften aus, die Sie weiter beherzigen wollen 191
Die Verbindung zwischen Sucht und Trauma in der Gegenwart 199
Wie würden Sie mit diesen Situationen fertig zu werden versuchen? 203
Ermutigen Sie sich zur Weiterentwicklung 225
Spielen Sie mit der Vorstellung bezüglich Ihrer Genesung 241
Kreieren Sie Ihr heilendes Bild 250
Beurteilen Sie die Qualität Ihrer therapeutischen Beratung 256
Quiz: Zwei Arten von Traumatherapie 270
Und Sie? 280

Vorwort

Dieses Buch will Ihnen helfen, Ihre besten Seiten zu finden, auch wenn diese manchmal ziemlich tief unter dicken Schichten von Trauma und Sucht oder beidem verborgen liegen.

Seit über 25 Jahren höre ich nun Menschen zu, die mit diesen Problemen zu kämpfen haben, ich ermutige sie und werde Zeugin ihrer Bemühungen zu genesen. Die folgenden Kapitel sind ein Ausdruck dessen, was ich von diesen Menschen gelernt habe, und sie geben auch wieder, was unter Fachleuten über ihre Probleme bekannt ist.

Weil ich mich nicht mit Ihnen hinsetzen und mir Ihre Geschichten anhören kann, habe ich in dieses Buch zwei Elemente integriert, die es einer direkten Verbindung zwischen Ihnen und mir näher bringen können.

Erstens habe ich versucht, den Text möglichst interaktiv zu gestalten. Deshalb werden Sie Reflexionen und Übungen darin finden, die Sie mit Fragen der Art konfrontieren, mit denen wir uns in einem normalen Beratungsgespräch beschäftigen würden. Wie im Rahmen einer regulären Beratung können Sie diese Fragen beantworten oder nicht. Es geht mir darum, Ihnen zu helfen, sich selbst besser zu verstehen und stärkeres Mitgefühl sich selbst gegenüber zu entwickeln, damit Sie besser im Sinne Ihrer eigenen Interessen aktiv werden können. Wenn ich mir vorstelle, daß Sie dasitzen und dieses Buch lesen, nehme ich an, daß Sie sich hier oder da durch etwas, das Sie lesen, besonders angesprochen fühlen – und das kann Ihnen helfen, sich weiterzuentwickeln oder zumindest die nächste schwierige Situation besser durchzustehen. Aber dies ist nur möglich, wenn das, was Sie lesen, gleichermaßen Ihren Kopf und Ihr Herz anspricht (und Ihre Seele, falls Sie an deren Existenz glauben); sonst ist die Lektüre des Buches nur eine trockene, abstrakte Angelegenheit.

Zweitens – dies ist wahrscheinlich für einige Leser der wichtigste Aspekt des Buches – gibt es darin Berichte von Menschen, die selbst daran arbeiten, von einem Trauma und einer Sucht zu genesen. Daß es bis zur Veröffentlichung dieses Buches mehrere Jahre gedauert hat, hängt teilweise damit zusammen, daß ich nach Abschluß meiner Arbeit daran merkte, daß etwas sehr Wichtiges darin fehlte. (In diesem Zusammenhang schulde ich sowohl David, den Sie in Kapitel 3 kennenlernen werden, als auch Kitty Moore vom Verlag *The Guilford Press* Dank, denn sie haben mich auf dieses Manko hingewiesen.) Daraufhin beschloß ich, das Buch zum Leben zu erwecken, indem ich Menschen, die sich im Genesungsprozeß befanden, bat, jeweils eines der Kapitel zu lesen und anschließend mit mir darüber zu sprechen, ob es ihnen im Hinblick auf ihre persönliche Arbeit an der Genesung etwas gesagt habe. Alle diese Menschen – sie hatten sehr unterschiedliche Lebensläufe und waren hinsichtlich ihres Alters, ihres Geschlechts, ihrer ethnischen Zugehörigkeit und ihrer geographischen Herkunft sehr verschieden – erklärten sich zur Mitarbeit bereit, weil sie auf diese Weise anderen helfen wollten.

Man kann sich dieses Buch somit wie das Bemühen einer Art von unterstützender Gemeinschaft vorstellen. Wir alle drücken Ihnen beide Daumen und hoffen, Sie werden alles in Ihrer Macht Stehende tun, um Ihre Situation zu verbessern. Und wenn es etwas gibt, das Sie in den Äußerungen all dieser Menschen wie auch in meinen eigenen hören werden, so ist es der Ausdruck der Überzeugung, daß Sie Ihren Zustand verbessern *können*, so unerreichbar Ihnen dieses Ziel auch erscheinen mag, und sei es auch in so weiter Ferne wie ein ferner Planet.

Um Ihnen die Arbeit so leicht wie möglich zu machen, sind alle Kapitel sehr kurz gehalten und stellen jeweils eine Möglichkeit dar, die für die Überwindung von Traumanachwirkungen und Suchterkrankungen oder von beidem wichtig ist. Sie können die Kapitel in jeder beliebigen Reihenfolge lesen, und Sie können so viele oder so wenige lesen, wie Sie wollen; jedes ist eigenständig – also von allen anderen unabhängig. Sie allein entscheiden, woran Sie arbeiten wollen, in welchem Tempo und ob in Verbindung mit anderen verfügbaren Unterstützungs- und Behandlungsmöglichkeiten. Genesung ist ein kreativer Prozeß. Es geht darum, Möglichkeiten auszuprobieren und herauszufinden, was sich für Sie persönlich am besten eignet. Sie müssen feststellen, was an Ihnen schon gut ist, über welche Talente und Fähigkeiten Sie verfügen und wie Sie diese zur Verbesserung bestimmter Aspekte Ihres Lebens nutzen können. Es geht um Experimente, die Sie Ihren Zielen jeweils ein wenig näher bringen. Es gibt nicht den einen und einzigen richtigen Weg; suchen Sie vielmehr nach dem, was sich bei Ihnen persönlich als wirksam erweist, und kümmern Sie sich um den Rest nicht. Versuchen Sie zu nutzen, was bei Ihnen in die tiefsten Tiefen reicht und am besten wirkt.

Das Buch spiegelt auch Veränderungen im Gesundheitswesen, die den Umgang mit Trauma und Sucht betreffen. Bisher wurden diese Probleme in der Regel separat gesehen und behandelt. Daß man jetzt dazu übergeht, sich mit beiden gleichzeitig auseinanderzusetzen, wenn Patienten Probleme in beiden Bereichen haben, ist eine ziemlich massive Veränderung, fast eine kleine Revolution. Zahlreiche Berater, Kollegen, Forscher und Entscheidungsträger aus der Politik haben diesen Paradigmenwechsel herbeigeführt, nachdem sie sich über die Bedürfnisse von Menschen mit Suchtproblemen und Traumata eingehend informiert hatten. Das vorliegende Buch ist ein Resultat dieser wichtigen Vorbereitungsarbeit. Die einzelnen Kapitel sind aus evidenzbasierter Behandlungspraxis hervorgegangen, und sie beruhen auf den Ergebnissen neuester wissenschaftlicher Untersuchungen und darauf aufbauenden innovativen klinischen Behandlungsmethoden. Ich kann mich glücklich schätzen, daß ich seit 25 Jahren sowohl an der Harvard Medical School als auch am McLean Hospital in diesem Bereich arbeiten kann; an der Boston University School of Medicine und im Rahmen des Veterans Affairs Boston Healthcare System habe ich ebenfalls zwölf Jahre im Sinne dieser Thematik gearbeitet; darüber hinaus kann ich auf eine fruchtbare Zusammenarbeit mit Kollegen an anderen Universitäten und im Rahmen anderer Programme zurückblicken. Ein von mir entwickelter Beratungsansatz, *Seeking Safety* (dt.: »Sicherheit finden«), wurde vielfach als Modell für die Behandlung gleichzeitiger Trauma- und Suchterkrankungen genutzt, und ich schätze mich glücklich, zusammen mit einem Team überall in den USA und auf der ganzen Welt Zehntausende von Beratern in der Anwendung dieser Methode ausgebildet zu haben. Die außerordentliche Hingabe all jener, die versuchen, die Lebensumstände von Menschen zu verbessern, die sowohl unter Suchtproblemen als auch Traumanachwirkungen leiden, hat mich immer wieder bewegt. Probleme dieser Art sind auf die verschiedensten schmerzhaften Erlebnisse zurückzuführen, unter anderem auf häusliche Gewalt, Kriegserlebnisse, Obdachlosigkeit, Mißbrauch und Mißhandlungen in der Kindheit, Terrorismus, Naturkatastrophen und Gewaltverbrechen.

Weil ich miterlebt habe, wie sich die Lebenssituation von Menschen bessern kann, wenn man ihnen (in kleinen Dosen) Inspiration, praktischen Rat, neue Ideen und Informationen vermittelt, wollte ich schon lange ein Selbsthilfebuch schreiben. Ich habe die genannten Aspekte in meinem Buch gleichermaßen zu berücksichtigen versucht und hoffe, dadurch jedem Leser etwas bieten zu können, das ihm entspricht. Ein Buch in die Welt zu entlassen ist nicht leicht, wenn es darum geht, Menschen zu helfen, sich selbst zu helfen. Angesichts der Tragweite eines Traumas oder einer Sucht muß ein solches Buch zwangsläufig als recht unbedeutend erscheinen.

Der umfassendere Kontext meines Vorhabens läßt eine Haltung der Demut als angebracht erscheinen. Die Zahl der Trauma- und Suchterkrankungen ist erschreckend groß und scheint überdies auf der ganzen Welt im Anstieg begriffen zu sein. Die meisten Menschen, die unter Trauma und Sucht leiden, erhalten nie fachkundige Hilfe. An der Genesung muß man unablässig arbeiten, sowohl individuell als auch im Rahmen der öffentlichen Gesundheitspflege, die allmählich immer kompetenter wird. Die Erkenntnis, daß es zwischen Trauma und Sucht einen Zusammenhang gibt, ist noch sehr jung, und wir müssen noch sehr viel über diese Problematik herausfinden.

Zum Abschluß meines Vorworts möchte ich vielen Menschen danken. Ich bin all jenen zu tiefem Dank verpflichtet, die mir ihre Genesungsgeschichten für dieses

Buch überlassen haben – David C., Bev P., Katrina Z., Jennifer, Shoshi, Jennyfer Gordon und allen, die anonym bleiben wollen. Ich danke auch den vielen Kollegen, die mich unablässig inspirieren: Summer Krause, Brenda Underhill, Gabriella Grant, Kay Johnson, Martha Schmitz, Joni Utley, Sarah Gentry, Cary Smith, Denise Hien, Teresa Marsh, Sermed Alkass, Lily Awad, David Deitch, Hein de Haan, Tony Dekker, Joan Zweben und Marge Cramer. Ganz besondere Anerkennung schulde ich den vier Erstgenannten sowie Jennifer Perlman, David C., Shoshi, Katrina Z. und Mary B. für ihr detailliertes Feedback über das Manuskript.

Ewige Liebe schulde ich Burke Nersesian, Paul Lewis und Judy Najavits für ihre tägliche freudige, wundervolle Präsenz.

Und auch Ihnen, Fran Williams, möchte ich ganz besonders für die Zusendung des folgenden Zitats danken:

> »Das Leben wird dich zerbrechen. Niemand kann dich davor schützen, auch nicht das Alleinsein, denn auch die Einsamkeit wird dich mit ihrer Sehnsucht zerbrechen. Du mußt lieben. Du mußt fühlen. Dafür bist du auf der Welt. Du bist hier, um dein Herz aufs Spiel zu setzen. Du bist hier, um dich verschlingen zu lassen. Und wenn du dann zerbrochen wirst oder verraten oder verlassen oder verletzt, oder wenn der Tod dich streift, dann setze dich unter einen Apfelbaum, hör zu, wie um dich her die Äpfel zu Boden fallen und ihre Süße verschwenden, und sage dir, daß du so viele von ihnen gekostet hast, wie du konntest.«
>
> — LOUISE ERDRICH, *Der Klang der Trommel*, S. 310 f.

1 Traumata, Suchterkrankungen oder beides überwinden

Ich bin nicht, was mir widerfahren ist. Ich bin, was zu werden ich mich entschieden habe.
— Carl Gustav Jung

Auch Sie können von Trauma und Sucht genesen. Menschen, denen dies gelungen ist, haben es wie folgt beschrieben:

Mit einer Sucht (oder einem Trauma) zu leben »ist, als würde man auf einem Boot aufwachsen. Der Boden unter den Füßen bewegt sich ständig. Wenn das Wasser sehr ruhig ist, gelingt es manchmal, aufrecht zu stehen; in anderen Situationen ist das völlig unmöglich, und man kann nichts weiter tun, als sich flach hinzulegen und sich so gut es geht festzuklammern. In den Zustand der Genesung einzutreten ... ist, als würde man, am Strand angespült, aufstehen. Man steht zwar auf festem Boden, hört aber erst nach einer Weile auf, zu taumeln und auf dem gar nicht mehr schwankenden Boden gegenzusteuern, einfach weil man es so gewöhnt ist. Die Menschen an Land schauen einen möglicherweise wie einen Verrückten an, weil man sich an einem Geländer festhält, denn da sie immer festen Boden unter den Füßen hatten, verstehen sie nicht, daß der Gleichgewichtssinn eines Menschen so schlecht sein kann. Allmählich gewöhnen sich Ihre Beine wieder an den festen Boden, so daß Sie nicht mehr hin- und her zu torkeln brauchen, um aufrecht stehen zu können. Und eines Tages wachen Sie auf und merken, daß Sie zum ersten Mal wieder auf dem Festland in gerader Linie gehen können. Dann werden Sie sich immer an Ihre merkwürdigen Ausgleichsbewegungen erinnern sowie daran, wie Sie das normale Gehen neu erlernt haben; aber Sie können nun wieder in aufrechter Haltung bleiben und sich unter den ›Landmenschen‹ bewegen.« (www.soberrecovery.com)

»Der Genesungsprozeß gleicht dem allmählichen Erwachen aus einem langen, von Albträumen bestimmten Schlaf. Man könnte ihn mit der Entdeckung vergleichen, daß trübe Tage sich allmählich in warme, farbenfrohe transformierende Erlebnisse, reich an Bedeutung und Freude, verwandeln können.«

Emotionaler Schmerz, unter dem Sie manchmal sehr lange gelitten haben, kann zu einem Samen neuen Wachstums werden.

Trauma und Sucht

Trauma und Sucht sind auf der ganzen Welt zwei der größten und häufigsten Probleme, mit denen Menschen konfrontiert werden.

Trauma bedeutet »Verletzung«

Der Begriff »Trauma« leitet sich vom griechischen Wort für »Verletzung« her, was einen lebhaften Eindruck davon vermittelt, wie Betroffene ein Trauma empfinden. Es handelt sich um ein ernstes, unerwünschtes und schädigendes Ereignis, das anhaltenden Schmerz erzeugen kann. Eine Verletzung, die durch ein traumatisches Ereignis hervorgerufen wird, kann physisch, emotional oder beides sein. Die meisten Menschen erleben im Laufe ihres Lebens mindestens einmal ein Trauma, und manche erleben viele Ereignisse dieser Art.

Die *American Psychiatric Association* (2013/2015) definiert das Trauma bezogen auf physische Ereignisse wie die folgenden:

Autounfall • sexuelle Gewalt • militärische Kampfhandlung • körperliche Gewalt • Feuersbrunst • Orkan • Tornado oder andere Naturkatastrophe • Terroranschlag • lebensbedrohliche Krankheit oder Verletzung • plötzlicher Tod eines Nahestehenden • Arbeitsunfall • häusliche Gewalt

> »Von dem Augenblick an, in dem die Bombe detonierte, sah und hörte ich 24 Stunden lang ununterbrochen bei allem, was ich tat, einen Film von dem, was ich an jenem Tag erlebt hatte.« (Paul Heath, Überlebender des Bombenanschlags von Oklahoma City, dokumentiert in *Learning to Live Past, 9:02 Uhr am 19. 4. 1995* von Kathryn Foxhall)

Als Trauma werden auch zutiefst verstörende Erlebnisse, die nicht physischer Natur sind, bezeichnet:

emotionale Mißhandlung • Mobbing • Aufwachsen bei psychisch kranken Eltern • Vernachlässigung • Verlassenwerden • Obdachlosigkeit • schwere Verluste • schwerwiegende soziale Ablehnung • permanenter starker Streß, etwa aufgrund von chronischem Schmerz, Armut oder Diskriminierung

✧ Haben Sie ein Trauma erlebt?

Auch unter welchen Umständen sich eine traumatische Situation ereignet, spielt eine Rolle.

- *Eine einzelne Person oder eine ganze Gruppe kann davon betroffen sein.* Ganze Kulturen können unter einem Trauma wie dem eines Genozids (Völkermords) oder der Sklaverei leiden, dessen emotionale Nachwirkungen sich über Generationen fortsetzen.
- *Ein Trauma kann sich in einer unterstützenden oder einer verstörenden Umgebung ereignen.* Demütigung, Verschweigen, Verrat und Scham verschlimmern die Wirkung eines Traumas.
- *Menschen können ein Trauma unmittelbar selbst erleben, eine traumatisierende Handlung kann aber auch angedroht werden (bzw. zu geschehen drohen) oder von einem Zeugen miterlebt werden.* Beispielsweise kann ein Kind Gewalttätigkeit gegen einen Elternteil miterleben.
- *Einmal oder oft.* Einige Betroffene berichten, ein Trauma habe »zu oft stattgefunden, als daß sie sich an die genaue Zahl der Vorkommnisse erinnern« könnten.

Ganz gleich, in welcher Form Sie ein Trauma erlebt haben, Sie können immer neue Arten des Umgangs damit erlernen. Sie können Vergangenes nicht mehr ändern, aber Sie können verändern, wie Sie dazu in Beziehung treten.

Sucht bedeutet »nicht aufhören können«

Das englische Wort für Sucht, »*addiction*«, leitet sich vom Lateinischen *addictio*, »Zuerkennen als Eigentum«, her, was man als »Versklavung« verstehen kann, womit man bei einer perfekten Beschreibung dessen, was eine Sucht beinhaltet, angekommen ist. Eine Sucht kann aber leicht, mäßig oder stark sein. Niemand, der ein Suchtproblem hat, braucht dem landläufigen Klischee eines Suchtkranken zu entsprechen. Das Problem kann sich schleichend einstellen, ohne daß man selbst es merkt. Oft sehen es andere, bevor man es selbst erkennt. Oder das Problem ist noch keine voll ausgereifte Sucht.

In einem weit gefaßten Sinne beinhaltet der Begriff Sucht, *daß ein Mensch sich immer wieder auf eine bestimmte Art verhält, obwohl ihm klar ist, daß dieses Verhalten ihn schädigt.* Beispielsweise trinken Sie dann weiter Alkohol, obwohl Ihr Arzt Ihnen dringend geraten hat, damit aufzuhören. Oder Sie neigen weiterhin zum Glücksspiel, obwohl Sie sich ohnehin schon verschuldet haben. Oder Sie können es einfach nicht lassen, immer wieder Affären anzufangen, obwohl Ihre feste Beziehung daran zerbricht. Menschen, die nicht süchtig sind, würden an einem bestimmten Punkt innehalten und ihre Gesundheit, ihre finanzielle Situation oder ihre Beziehung retten. Süchtige wiederholen bestimmte Verhaltensweisen unablässig. Vielleicht wollen sie sogar damit aufhören, schaffen es aber nicht. Sie haben in immer stärkerem Maße das Gefühl, die Kontrolle verloren zu haben. Oder sie glauben, ihr Verhalten sei kein Problem, obwohl die Tatsachen eindeutig auf ein Problem hinweisen.

> »In den seltenen Augenblicken, in denen ich mich hinsetze und mein Leben an mir vorüberziehen lasse, wird mir klar, daß ich viele Stunden, ganze Abende und Wochenenden damit verbringe, einfach nur dazusitzen und mir Pornos anzuschauen. Statt tatsächlich zu leben, habe ich kostbare Stunden, Tage, Wochen, Monate und sogar Jahre in Isolation und Einsamkeit verbracht. An den meisten Tagen kann ich kaum das Ende meiner Arbeit erwarten, damit ich nach Hause zu meiner Porno-Sammlung komme. Wer behauptet, dieses Problem existiere nicht, sollte einmal versuchen, ein paar Tage lang in meinen Schuhen zu gehen. … Ich weiß nicht, was es bedeutet, eine reale Beziehung zu haben, weil ich nie etwas anderes als Webcam-Affären und Pornos kennengelernt habe.« (Robert Weiss & Jennifer P. Schneider: *Always Turned On. Sex Addiction in the Digital Age)*

Substanzabhängigkeit – Abhängigkeit von Alkohol, Medikamenten oder Drogen – ist eine der häufigsten Formen von Sucht und die am gründlichsten erforschte. Der Fachausdruck hierfür ist *Substanzkonsumstörung*, und bei 15 Prozent aller Menschen entsteht dieses Problem im Laufe ihres Lebens. In den USA ist es das zweithäufigste psychische Problem nach der Depression. An einer Drogenüberdosis sterben heute mehr Amerikaner als infolge von Autounfällen oder durch Schußwaffen.

Menschen können aber auch nach allen möglichen Verhaltensweisen süchtig sein, unter anderem spielsüchtig, pornographiesüchtig, sexsüchtig, arbeitssüchtig, eßsüchtig, kaufsüchtig, süchtig nach der Nutzung elektronischer Geräte (wie Fernsehen, Internet, SMS und Computerspielen), wutsüchtig, gewaltsüchtig, süchtig nach Selbstschädigungen wie der Zufügung von Schnittverletzungen oder Verbrennungen, Manipulationen des Körpers wie schönheitschirurgischen Operationen, Tätowierungen, Bräunung oder Sport. Diese *Verhaltensabhängigkeiten* werden immer stärker als solche erkannt, da sie vieles mit Substanzabhängigkeit gemeinsam haben.

✧ Gibt es Verhaltensweisen, die Sie gern reduzieren würden, z. B. Alkohol-/Medikamenten-/Drogenkonsum, Glücksspiel, Essen oder Geldausgeben?

Eine neue Perspektive, die Trauma und Sucht miteinander verbindet

Ein wichtiger Fortschritt der letzten Jahre ist die Erkenntnis, daß erstaunlich häufig ein und dieselbe Person sowohl unter einem Trauma als auch unter einer Sucht leidet.

Manchmal führt ein Trauma zur Sucht, manchmal eine Sucht zum Trauma, und zuweilen entstehen beide gleichzeitig. Meist entsteht das Trauma zuerst und später die Sucht – oft durch den Versuch, mit emotionalem oder physischem Schmerz fertig zu werden. Dieses Muster existierte in der gesamten Menschheitsgeschichte, was auch ein Text eines berühmten Schriftstellers des 19. Jahrhunderts dokumentiert.

> »Ich habe absolut keinen Gefallen an den Stimulantien, denen ich zuweilen so intensiv zuspreche. Es ist nicht dem Streben nach Genuß geschuldet, daß ich mein Leben, meinen Ruf und meinen Verstand aufs Spiel gesetzt habe. Es war ein verzweifelter Versuch, quälenden Erinnerungen zu entfliehen … einem Gefühl unerträglicher Einsamkeit und der Furcht vor einem merkwürdigen drohenden Verderben.« (Edgar Allan Poe: *Briefe*)

Es ist nur zu verständlich, daß Menschen versuchen, etwas zu finden, das ihnen hilft, sich besser zu fühlen, wenn sie leiden. Ein Traumatisierter mag trinken, um mit Albträumen fertig zu werden, oder zuviel essen, um seinen inneren Schmerz zu beruhigen. Menschen mißbrauchen bestimmte Substanzen, verspielen ihr Geld, essen zuviel, arbeiten zu hart und geben zuviel aus, weil sie dadurch ihre Gefühle zu beeinflussen versuchen. Sie wollen entweder *mehr* von etwas spüren, beispielsweise Energie, Freude oder Ruhe, oder *weniger* von etwas, beispielsweise Rage, Schmerz, Einsamkeit oder Selbsthaß. Gefühle verlieren durch Traumata ihre Verhältnismäßigkeit. Sie können dann nichts empfinden (sich taub fühlen), zuviel empfinden (von einem Gefühl überwältigt werden) oder zwischen diesen beiden Zuständen hin- und herspringen. Suchtverhalten mag durch ein Trauma verursachte Probleme auf kurze Sicht »lösen«, wirkt aber längerfristig destruktiv.

Lesern, die dies nicht verstehen, sei gesagt, daß Sucht oft als grundsätzlich schlecht beurteilt wird, statt als Versuch, mit einer schwierigen Situation irgendwie fertig zu werden. Suchtverhalten verursacht zwar Probleme, kann aber trotzdem in einem bestimmten Moment eine bessere Option sein als andere Verhaltensmöglichkeiten. Einige berichten, Substanzkonsum habe sie in einer bestimmten Situation so weit beruhigt, daß ein Suizid für sie nicht mehr in Betracht gekommen sei, oder habe ihnen geholfen, Mißbrauchserlebnisse zu ertragen, denen sie nicht hätten entkommen können.

Jennyfer: »Wahrscheinlich hätte ich mich umgebracht, wenn ich nach meinem Unfall nicht zu Drogen Zuflucht genommen hätte – nach dem verhängnisvollen Vorfall in der Nacht, in der ein Querschläger mein Leben für immer veränderte. Seit meiner traumatischen Gehirnverletzung denke ich viel über mein Leben nach – über meine Entscheidungen, meine Süchte, die verrückten Risiken, die ich eingegangen bin, und meinen völligen Mangel an Furcht. Ich bin in der Welt umhergeflogen und habe mich in fremden Ländern niedergelassen, wo ich keinen Menschen kannte, weil ich das Gefühl hatte, eine unsichtbare treibende Kraft flüstere mir ständig ins Ohr: ›Du hast nichts als heute.‹«

Es geht jetzt darum, Möglichkeiten zu finden, mit einem Trauma fertig zu werden, die ein Suchtverhalten überflüssig machen. Trotzdem können Sie würdigen, daß diese Art von Verhalten Ihnen ermöglicht hat, emotional oder physisch zu überleben.

Vor der Genesung und nach der Genesung

Schauen Sie sich an, was Menschen vor Ihrer Genesung sagen, und vergleichen Sie es mit dem, was sie danach sagen.

Vor der Genesung

»Ich werde von meinen Erinnerungen verfolgt.« • »Ich trinke, um nachts schlafen zu können.« • »Ich verspüre immer wieder den Drang, mich selbst zu verletzen.« • »Ich fühle mich taub.« • »Ich sorge nicht gut für meinen Körper.« • »Ich hasse mich.« • »Drogen verringern meine Wut.« • »Mein Partner schlägt mich.« • »Wenn ich Flashbacks erlebe, gehe ich ins Casino, um mich zu beruhigen.« • »Kokain ermöglicht mir, meine sexuellen Gefühle zuzulassen.« • »Ich trinke, um zu verhindern, daß ich mich umbringe.« • »Heroin ist die einzige mir bekannte Möglichkeit, mich zu nähren.« • »Wenn ich Alkohol konsumiere, weine ich über all die Dinge, die mir widerfahren sind.« • »Ich kann nicht aufhören zu tun, was ich tue.« • »Ich empfinde viel Angst.« • »Indem ich Drogen konsumiere, verschließe ich die Tür zu meiner Vergangenheit.« • »Ich fühle mich wie ein Versager.« • »Wenn ich mich überfresse, fühle ich mich besser.«

✧ Kommen Ihnen einige der obigen Aussagen bekannt vor?

Nach der Genesung

»Ich habe keine Angst mehr vor meinen Erinnerungen.« • »Wenn ich Lust verspüre, Drogen zu konsumieren, kann ich mich von diesen Empfindungen lösen.« • »Es gelingt mir jetzt besser, mir Menschen zu suchen, die mich gut behandeln.« • »Ich fühle mich nicht mehr ständig wütend.« • »Mit Dingen, die mich früher einmal umgehauen haben – so daß ich danach tagelang depressiv im Bett lag –, kann ich heute umgehen.« • »Ich kann meine Sexualität leben, ohne dadurch getriggert zu werden.« • »Ich habe gelernt, daß ich nicht rebellieren muß, um gesehen und gehört zu werden.« • »Ich verstehe meine Sucht heute als körperliche Krankheit.« • »Ich kann mir zum ersten Mal selbst vergeben. Ich spüre es wirklich. Das sind nicht nur Worte.« • »Ich weiß, wer ich bin; ich bin mir nicht mehr selbst fremd.« • »Ich kümmere mich jetzt um meinen Körper.« • »Ich bin meinen Kindern in dem Maße eine gute Mutter geworden, wie ich gelernt habe, mich selbst zu nähren.« • »Ich habe aufgehört, Geheimnisse für mich zu behalten.« • »Mir ist jetzt klar, daß ich nicht so sehr zu leiden brauche.« • »Nachdem es mir so lange schlecht gegangen ist und ich mich gehaßt habe, sehe ich es nicht mehr als Selbstverständlichkeit an, wie ich mich fühle, wenn es mir gut geht. Ich weiß diesen Zustand jetzt sehr zu schätzen.« • »Ich kann heute sagen, was ich will, statt einen Wutanfall zu bekommen.« • »Andere Menschen sind mir heute wichtiger als Drogen.«

✧ Welche der obigen Äußerungen klingen wie das, was Sie sich für sich selbst wünschen?

Die alte Vorgehensweise – separate Welten: Trauma oder Sucht

Stellen Sie sich vor, Sie suchen wegen einer Sucht Hilfe, haben in der Vergangenheit aber auch schmerzhafte Traumata erlebt – beispielsweise haben Sie in Ihrer Kindheit körperliche oder emotionale Mißhandlungen oder sexuellen Mißbrauch oder später einen schweren Autounfall oder ein Kriegstrauma erlebt. In einer traditionellen Suchtbehandlung würde man Ihnen vermutlich empfehlen: »Werden Sie erst einmal clean und trocken« oder: »Arbeiten Sie einfach daran, von Ihrer Sucht zu genesen.« Und Sie denken dann: »Niemand will sich anhören, was passiert ist«, »Ich bin zu schwach, um darauf fokussieren zu können« oder: »Vielleicht war das, was ich durchgemacht habe, wirklich nicht so wichtig.« Möglicherweise lernen Sie so fürsorgliche Menschen kennen, die Ihnen tatsächlich helfen wollen; vielleicht haben die Betreffenden aber auch in ihrer Ausbildung gelernt, sich nicht auf die Beschäftigung mit Traumata einzulassen.

Auch wenn Sie traumabedingte Probleme haben, empfiehlt man Ihnen vielleicht ein Programm, in dessen Rahmen Sie nie auf eventuelle Süchte angesprochen werden, sofern diese nicht sehr stark sind. Im letzteren Fall empfiehlt man Ihnen wahrscheinlich ein spezielles Programm für Suchterkrankungen. Vielleicht hören Sie:

»Kommen Sie wieder zu uns, wenn Sie Ihre Sucht unter Kontrolle gebracht haben« – eine Empfehlung, die es Ihnen unmöglich machen könnte, Ihr Trauma oder Ihre Sucht erfolgreich zu bekämpfen. Chandra, eine junge Frau, sagte: »Ich mußte meine Suchterkrankung verbergen, um an einem Programm für Traumatisierte teilnehmen zu können. Ich habe ganz bewußt gelogen, weil ich wußte, daß ich niemals von meinem Substanzmißbrauch genesen würde, wenn ich nicht wegen meiner PTBS Hilfe bekäme.«

Die Behandlungen von Traumata und von Suchterkrankungen wurden in der Vergangenheit strikt getrennt gehalten und sind es bis heute weitgehend geblieben. Diese beiden Welten werden von jeweils speziellen Fachkräften betreut, sie haben eigenständige Kulturen und werden unterschiedlich finanziert. Menschen, die unter einem Trauma und einer Sucht leiden, können aufgrund der Trennung von Trauma- und Suchtbehandlungen ihr Ziel, die Heilung, niemals erreichen, weil ihnen im einen Bereich jede Hilfe verweigert wird, mit der Begründung, ihre Probleme im anderen Bereich seien zu stark.

Nun stellen Sie sich vor, einem neuen Ansatz zufolge gebe es ein Behandlungsprogramm, das sowohl auf *traumatische Probleme* als auch auf *Suchtprobleme* eingeht. In diesem Rahmen werden Sie von Anfang an sowohl auf Ihre traumatischen Erlebnisse als auch auf Ihre Suchtprobleme hin angesprochen, und die Mitarbeiter des Programms haben in ihrer Ausbildung zu verstehen gelernt, wie beide Aspekte einander beeinflussen. Sie sind bezüglich beider Aspekte offen und haben Fertigkeiten erlernt, die ihnen ermöglichen, an beiden Problemen gleichzeitig zu arbeiten, statt die Arbeit an einem Bereich wegen des anderen zu verzögern. Die Folge könnte sein, daß Sie sich besser verstanden fühlen und stärker dazu motiviert sind, auf Ihre Genesung hinzuarbeiten. »Es fühlte sich so an, als gehe es um einen Teil von einem Puzzle. Irgend etwas fehlte, und jetzt fehlt nichts mehr«, sagte ein Klient, der an solch einem Programm teilnahm.

Es folgt eine Zusammenstellung der Unterschiede zwischen dem alten und dem neuen Ansatz.

Fokus auf Trauma *oder* Sucht gerichtet	**Fokus auf Sucht *und* Trauma gerichtet**
Traditioneller Ansatz	*Neuer Ansatz*
Sucht oder Trauma ist Fokus, niemals beide gleichzeitig.	Wenn Sie beide Probleme haben, können Sie wegen beider Hilfe erhalten.
»Eine Methode für alle Fälle« – es gibt nur einen richtigen Weg zur Heilung.	»Viele Wege führen nach Rom« – Es gibt viele Wege zur Heilung.

Teilnahme an einer Art von Behandlung.	Nehmen Sie jede Hilfe an, die Sie bekommen können.
Arbeit an der Sucht jetzt, am Trauma später.	Arbeiten Sie an beiden Problemen gleichzeitig.
Wenn Sie Ihre Sucht überwunden haben, werden Sie sich zunehmend besser fühlen.	Traumaprobleme können aufflammen, während Sie sich bemühen, von einer Sucht zu genesen; auch darauf muß geachtet werden.
Wenn Sie Ihr Trauma überwunden haben, verschwindet Ihre Sucht von selbst.	Nur an der Heilung des Traumas zu arbeiten reicht nicht.
Wenn Sie an Trauma und Sucht gleichzeitig arbeiten, verschlimmert sich Ihr Zustand.	Entscheidend ist, *wie* Sie daran arbeiten. An beiden zu arbeiten führt zu positiven Resultaten, wenn es gut gemacht wird.
Eine Suchterkrankung ist genetisch (biologisch) bedingt.	Suchtprobleme basieren in der Regel sowohl auf genetischer Veranlagung als auch auf Umgebungseinflüssen (darunter das Erleben eines Traumas).
Mangelnde Berücksichtigung des Geschlechts oder der Kultur.	Geschlecht und Kultur spielen sowohl bei Traumata als auch bei Suchterkrankungen eine Rolle.
Suchtverhalten ist ein Versuch, traumatische Erinnerungen zu *vermeiden.*	Menschen entwickeln aus vielen Gründen Suchtverhalten.

Einer der wichtigen Augenblicke im Laufe des Genesungsprozesses ist der Moment, in dem Sie – falls Sie unter beiden Problemen leiden – erkennen können, wie Trauma und Sucht miteinander verbunden sind. Sie öffnen Ihr Herz und entdecken Möglichkeiten, die Sie weiterbringen. Sie lernen, eine neue Geschichte darüber, wer Sie sind, zu erzählen.

Eine aufwärtsgerichtete Spirale

So wie Trauma und Sucht miteinander verbunden sind, ist auch die Genesung von ihnen ein zusammenhängender Prozeß. An beider Überwindung gleichzeitig zu arbeiten ist wirksamer, als sich jeweils einzeln um sie zu kümmern.

Sie können eine *aufwärtsgerichtete Spirale* kreieren, weil jede Besserung hinsichtlich des einen Problems der Besserung des anderen zugute kommt. Menschen mit beiden Problemen arbeiten in der Regel gerne an beiden gleichzeitig, wenn man ihnen die Möglichkeit dazu gibt.

✧ Was sagt Ihnen das Eingangszitat zu diesem Kapitel?

✧ Was empfinden Sie momentan als Grund zur Hoffnung?

Stimmen Genesender

Lily – »... ein lebenswertes Leben«

Lily war als Kind mißbraucht worden und litt bis in die Dreißiger unter Drogensucht. »Ich habe lange nie darüber nachgedacht, was ich durchgemacht habe. Alles war völlig verschwommen. Ich lebte nur für das Vergessen. Nun habe ich eine Orientierung. Wenn ich Verlangen nach einer Droge verspüre, ist das für mich ein Zeichen dafür, daß in meinem Leben etwas vor sich geht, worauf ich achten muß, eine Erinnerung an meine Vergangenheit, ein Zeichen dafür, daß es an der Zeit ist, die Geschichte zu verändern und mich darin zu üben, für mich selbst zu sorgen. Ich habe lange gebraucht, um das zu verstehen. Vorher habe ich die Verbindung zwischen meinem Trauma und meiner Sucht nicht gesehen. Es fiel mir sehr schwer, es zu erkennen, als ich in diesem Zustand lebte. Ich konnte dem Trauma nicht entkommen, als es stattfand, und ich konnte den Substanzkonsum nicht aufgeben, weil ich damals das Gefühl hatte, er erhalte mich am Leben. Schließlich landete ich in einer Suchtbehandlung, die mir auch tatsächlich half, sich aber um mein Trauma gar nicht kümmerte. Man sagte mir, ich sollte bis zu einem späteren Zeitpunkt nicht darüber reden, aber dieses »später« trat nie ein. Schließlich fand ich einen Therapeuten, der mir half, an meinem Trauma und an meiner Sucht gleichzeitig zu arbeiten. Er war sehr fürsorglich und brachte mich auf Ideen, was ich zu tun versuchen könnte, und das ähnelte sehr den Dingen, die in diesem Buch beschrieben werden. Ich machte es mir zur Aufgabe, alles zu lernen, was ich lernen konnte. Es war kein gerader Weg, den ich ging; ich behielt weiterhin Geheimnisse für mich. Ich gab zwar den Alkoholkonsum auf, log aber, wenn es um meinen Tablettenkonsum ging. Es kam auch vor, daß ich wegen des Traumas Albträume hatte und dann in den Alkoholkonsum zurückfiel. Aber im Laufe der Zeit wurde ich stärker und ehrlicher. Das Zitat am Anfang dieses Kapitels erfaßt, was Genesung für mich bedeutet – ja, es gibt im Leben Schmerzen, aber ich kann Entscheidungen treffen, die mir zu mehr von dem verhelfen, was ich will: Liebe, gute Menschen, trocken zu bleiben und das Abenteuer des Lebens nach dessen eigenen Regeln kennenzulernen. Ich kann die Vergangenheit nicht ändern, aber ich führe jetzt ein Leben, das zu leben es wert ist.«

2 Der Anfang

Man braucht nicht die ganze Treppe zu sehen;
es reicht, den ersten Schritt zu tun.
— Martin Luther King, Jr.

Zur Genesung zu gelangen mag schwierig sein, doch mit diesem Buch zu arbeiten ist leicht. Sie können darin anfangen, wo immer Sie wollen. Schauen Sie sich einfach das Inhaltsverzeichnis an, stellen Sie fest, was Sie interessiert, lesen Sie die Kapitel in der angegebenen Reihenfolge, oder schließen Sie die Augen, und öffnen Sie das Buch einfach irgendwo. Sie können Dinge überschlagen … schnell oder langsam lesen … sich auf einen bestimmten Aspekt konzentrieren oder den Inhalt nur überfliegen … die Übungen ausführen oder nicht … den Inhalt allein oder zusammen mit jemand anderem lesen. Sie sind der Erfinder Ihrer Genesung.

Sie können das Buch auch unabhängig davon benutzen, wo auf dem Weg zur Genesung Sie sich befinden. Vielleicht stehen Sie noch ganz am Anfang und sind sich nicht einmal sicher, ob Ihre Probleme wirklich mit einer Sucht oder einem Trauma zusammenhängen. Oder Sie arbeiten schon seit Jahren intensiv an Ihrer Genesung und suchen neue Anregungen für diese Arbeit. Es kann auch sein, daß Sie tatsächlich nur an einer Sucht oder nur an einem Trauma leiden und nicht an beidem. Oder Sie haben in beiden Bereichen Probleme, haben aber noch nie an beiden gleichzeitig gearbeitet. Sie könnten auch noch relativ geringe Probleme haben und verhindern wollen, daß diese stärker werden; oder Ihre Probleme sind mittelstark oder stark.

Sie können Ihre Ziele an jedem Punkt der Arbeit nach Ihren Vorstellungen definieren. Beispielsweise wissen einige Menschen mit Suchtproblemen, daß sie ihr Suchtverhalten völlig aufgeben müssen (ein auf *Abstinenz* zielender Ansatz); andere wollen das Verhalten zunächst reduzieren (*Schadensreduzierung*); wieder andere möchten zu einem gefahrlosen Konsum (*kontrollierten Konsum*) zurück; und dann gibt es noch eine Gruppe von Menschen, die sich ihrer Ziele nicht sicher sind und die deshalb herausfinden wollen, was für sie persönlich am besten ist. In diesem Buch wird Ihnen ehrlich erklärt, was für Sie persönlich im Einklang mit Ihrer Lebensgeschichte am besten ist. Das vorliegende Buch respektiert die vielen existierenden Hilfsangebote, angefangen von den Anonymen Alkoholikern (AA) und anderen Zwölf-Schritte-Gruppen, SMART Recovery und alle Arten von fachkundiger Hilfe. Sie können es auch in Kombination mit einem Behandlungs- oder Unterstützungsprogramm benutzen. Je mehr Hilfe Sie erhalten, um so besser.

Wichtig ist auch zu wissen, was Sie in diesem Buch *nicht* finden werden. Sie werden nicht aufgefordert, sich mit drastischen Details eines Traumas oder einer Sucht zu beschäftigen, was besonders zu Beginn der Genesungsarbeit sehr beunruhigend wirken kann. Statt dessen finden Sie Unterstützung, die im Kontext eines Selbsthilfebuches ihren Zweck erfüllt. Grundsätzlich wurde bei allem, was hier beschrieben wird, darauf geachtet, die Gefahr von Triggern (Signalen, die an ein Trauma oder eine Sucht erinnern und starke Gefühle aktivieren) möglichst gering zu halten.

Das vorliegende Kapitel enthält Anregungen, die Ihnen helfen sollen, dieses Buch bestmöglich zu nutzen, damit Sie der Person, die Sie sein wollen, immer ähnlicher werden.

Untersuchen Sie, wo Sie momentan stehen

Sie können jetzt wirklich überall in diesem Buch beginnen. Aber wenn Ihnen an ein paar Tipps gelegen ist, können Sie sich mit den folgenden Fragen beschäftigen. Schauen Sie sich alle an; möglicherweise sind mehrere für Sie von Interesse.

Sind Sie sich sicher, ob Sie an einem Trauma oder einer Sucht leiden? Folgende Kapitel können Ihnen helfen, dies herauszufinden: »Es ist ein medizinisches Problem – Sie sind weder verrückt noch faul noch schlecht« (Kapitel 4); »Die Sprache des Traumas und der Sucht« (Kapitel 11).

Leiden Sie an einem Trauma oder einer Sucht, aber nicht an beidem? Wenden Sie die in diesem Buch beschriebenen Anregungen auf Ihr Problem an, egal ob Trauma oder Sucht.

Zweifeln Sie daran, daß sich Ihre Situation bessern könnte? Konzentrieren Sie sich auf Kapitel, die die Genesung zu inspirieren versuchen: »Potentielle Ich-Zustände« (Kapitel 10); »Die Entscheidung für die Entwicklung« (Kapitel 28); »Wie verändern sich Menschen?« (Kapitel 5); »Die Welt ist Ihre Schule« (Kapitel 6); »Motivation: Ein Problem als Hebel für die Arbeit an der Lösung eines anderen nutzen« (Kapitel 20); »Imagination« (Kapitel 30).

Sind Sie bereit, an der Genesung zu arbeiten? Beginnen Sie mit einigen sehr praktischen Kapiteln: »Sicheres Coping« (Kapitel 12); »Einen ruhigen Ort schaffen: Die Fähigkeit, sich zu erden« (Kapitel 18); »Ein Plan für die Genesung« (Kapitel 21).

Befinden Sie sich am Anfang Ihres Genesungsprozesses? Bevorzugen Sie Kapitel, in denen es um die Stärkung des Genesungsprozesses geht: »Ein heilendes Bild schaffen« (Kapitel 31); »Wie man über einen Rückfall hinwegkommt« (Kapitel 23).

Möchten Sie die Beziehung zwischen Trauma und Sucht besser verstehen? Siehe hierzu: »Warum Trauma und Sucht oft miteinander verbunden sind« (Kapitel 15) und »Die Verbindung sehen« (Kapitel 24).

Wollen Sie Ihre Genesung vertiefen? Schauen Sie sich an: »Die Kultur des Schweigens« (Kapitel 19), »Sozialer Schmerz« (Kapitel 13), »Jedes Kind ist ein Detektiv« (Kapitel 22), »Identität: Wie Sie sich selbst sehen« (Kapitel 26), »Der Wunsch im Gegensatz zur Wirklichkeit« (Kapitel 8), »Wahrnehmung: Wie andere Sie sehen« (Kapitel 27), »Dunkle Gefühle: Wut, Haß, Rache und Verbitterung« (Kapitel 29).

Sind Sie an Behandlungs- oder Unterstützungsgruppen interessiert? Lesen Sie: »Einen guten Therapeuten finden« (Kapitel 32), »Finden Sie Ihren Weg« (Kapitel 9), »Zwei Arten von Beratung bei Traumata« (Kapitel 33).

Gibt es in Ihrem Umfeld Menschen, die sich um Sie kümmern? Geben Sie den Betreffenden Anhang A, »Wie andere helfen können«, zu lesen.

Denken Sie stets daran, daß alle Kapitel dieses Buches wichtig sind, ganz gleich, wie Ihre momentanen Antworten auf die obigen Fragen lauten mögen. Versuchen Sie also, sich zumindest kurz mit allen Kapiteln zu beschäftigen.

Benutzen Sie Worte, die Ihnen etwas »sagen«

Die Sprache hat große Macht. Benutzen Sie Wörter, die zu Ihnen passen. Im Text dieses Buches ist häufig von *traumabedingten Problemen* die Rede; Sie können aber auch den Ausdruck *Posttraumatische Belastungsstörung* (PTBS) benutzen, wenn Sie unter diesem Syndrom leiden, oder einen allgemeineren Ausdruck wie *emotionaler Schmerz*. Auch die Begriffe *Sucht* und *Abhängigkeit* tauchen im gesamten Buch auf. Sollte es bei Ihnen persönlich nicht um eine voll ausgeprägte Sucht bzw. Abhängigkeit gehen, können Sie auch Formulierungen wie *problematisches Verhalten*, *exzessives Verhalten*, *gefährliches Verhalten* oder *Suchtverhalten* verwenden. Im übrigen beschäftigt sich das Buch mit allen Arten von Abhängigkeiten, nicht nur mit Substanzabhängigkeiten – weshalb sich Begriffe wie »*Sucht*« und »*konsumieren*« auf jede Art von Suchtverhalten (*Alkoholsucht*, *Spielsucht*, *Eßsucht*, *Sexsucht* usw.) beziehen können. Weiterhin ist häufig von *Genesung* die Rede, wohingegen Ihnen persönlich ein Begriff wie *Heilung, Entwicklung, Fortschritt* oder *Veränderung* lieber ist. Wichtig ist bei alldem, sich nicht auf bestimmte sprachliche Formulierungen festzulegen, weil es die Genesung verzögern kann (»Mein Partner sagt, ich sei süchtig, aber ich weiß, daß ich es nicht bin«). Konzentrieren Sie sich auf die Verhaltensweisen und Gefühle, die Sie verändern wollen.

✧ Bevorzugen Sie bestimmte Ausdrücke für die Begriffe *Trauma, Sucht* oder *Genesung?*

Sorgen Sie für Ihre Sicherheit

Wenn Sie unter einem Trauma und einer Sucht leiden, haben Sie möglicherweise Schwierigkeiten, sich vor gefährdenden Menschen und Situationen zu schützen. Beherzigen Sie deshalb folgende Punkte.

Suchen Sie niemals allein die Konfrontation mit einem Täter oder einem anderen gewalttätigen oder gefährlichen Menschen. Solche Konfrontationen können gefährliche Gegenreaktionen provozieren, etwa in Form von Beschimpfungen oder eines körperlichen Angriffs. Sollten Sie jemanden zur Rede stellen wollen, so seien Sie vorsichtig. Suchen Sie den Rat eines Psychotherapeuten, eines Rechtsanwaltes oder anderer Personen, die Ihnen helfen können, die bestmögliche Verfahrensweise für Ihr Vorhaben zu finden.

Schränken Sie Ihren Zugriff auf Waffen und scharfe Gegenstände (Messer, Rasierklingen usw.) ein, falls Sie in der Vergangenheit sich selbst oder andere verletzt haben. Je leichter Sie an diese Dinge herankommen, um so wahrscheinlicher nutzen Sie dieselben auch.

Stellen Sie fest, wo in Ihrer Nähe sich eine Notaufnahmestation befindet und wie Sie diese am schnellsten erreichen können. Vielleicht brauchen Sie diese Möglichkeit gar nicht, aber darauf vorbereitet zu sein hilft Ihnen im Fall der Fälle.

Meiden Sie gefährliche Gegenden so gut wie eben möglich. Halten Sie sich beispielsweise nachts nicht allein in Vierteln auf, die als gefährlich bekannt sind. Können Sie einen solchen Besuch nicht vermeiden, so nehmen Sie möglichst jemanden mit dorthin.

Legen Sie eine Liste von Notfall-Hotlines und anderen Hilfsangeboten bereit.

Erschweren Sie es sich so weitgehend wie möglich, Ihr Suchtverhalten zu praktizieren. Schaffen Sie Alkoholvorräte aus dem Haus, blockieren Sie Glücksspiel-Websites auf Ihrem Computer, und verbannen Sie ungesunde Nahrungsmittel aus der Küche. Falls Sie noch nicht bereit sind, das problematische Verhalten aufzugeben, sollten Sie zumindest alles in Ihrer Macht stehende tun, um das, was Sie nicht lassen können, zu verzögern oder sich den Zugang zu diesen Dingen zu erschweren.

Tragen Sie grundsätzlich Ihren Personalausweis und Ihre Krankenversicherungskarte bei sich. Und halten Sie immer genug Bargeld oder eine Kreditkarte bereit, damit Sie sich irgendwohin fahren lassen oder sich andere wichtige Hilfe sichern können.

Stellen Sie eine Liste der Menschen zusammen, die Sie anrufen können, wenn Sie Hilfe brauchen. Speichern Sie die Telefonnummern der Betreffenden auf Ihrem Handy unter »Favoriten«, und stecken Sie sich eine Liste dieser Personen in die Brieftasche, damit Sie jederzeit möglichst schnell zu ihnen in Kontakt treten können.

✧ Was können Sie tun, um Ihre eigene Sicherheit zu gewährleisten?

Ein Plan für Krisensituationen

Ein Krisenplan ist so etwas wie eine Versicherung: Vielleicht brauchen Sie ihn gar nicht, aber wenn etwas schiefgeht, werden Sie ihn nicht missen mögen. Wenn Sie kommen sehen, daß Sie sich selbst oder einen anderen Menschen verletzen könnten, und Sie sich nicht in der Lage fühlen, diesen Impuls unter Kontrolle zu behalten, *müssen* Sie sich um Hilfe bemühen. Notieren Sie deshalb, wen Sie in solchen Fällen kontaktieren wollen (Notaufnahmestation, Krisenzentrum, Hotline, Berater, Therapeut, Partner, enge Freunde) sowie Informationen darüber, wie Sie die betreffenden Personen kontaktieren können, etwa ihre Handynummern sowie weitere Details. Wenn Sie einen psychotherapeutischen Berater oder Sponsor (AA) haben, können Sie diesen bitten, Ihnen beim Zusammenstellen des Notfallplans zu helfen. Außerdem können Sie im voraus festlegen, wie Sie mit starken Suchtimpulsen oder anderen Problemen umgehen wollen, auch wenn es sich nicht um einen Notfall handelt. Sprechen Sie über Ihren Krisenplan mit Menschen, denen Sie vertrauen.

✧ Was beinhaltet Ihr Krisenplan?

Streben Sie hohe Ziele, aber keine Perfektion an

Tun Sie alles Ihnen Mögliche, um Ihre Heilung zu fördern, so daß Sie am Abend jedes Tages das Gefühl haben, sich wirklich bemüht zu haben. Je wichtiger Sie Ihre Heilung nehmen, um so schneller erzielen Sie Fortschritte. Aber vielleicht fällt es Ihnen schwer, sich zu motivieren, oder Sie sind sich selbst gegenüber so kritisch, daß Ihnen nichts, was Sie tun, als gut genug erscheint. Schmerzhafte Gefühle können Sie so lähmen, daß Sie nicht viel tun können. Es kann auch sein, daß Sie mit sehr viel Energie beginnen und dann ins Stocken geraten. Starke Schwankungen dieser Art kommen sehr häufig vor, insbesondere bei Menschen, die schwere Traumata erlebt haben oder mit starken Abhängigkeitsproblemen kämpfen. Deshalb sollten Sie mit Ihren Kräften haushalten. Lassen Sie Unvollkommenheiten zu, und verbessern Sie im Laufe der Zeit Ihre Resultate.

Erwägen Sie, andere einzubeziehen

Sie können andere Menschen in die Arbeit an Ihrer Genesung einbeziehen. Sie können damit aber auch warten, bis Sie mehr Menschen kennengelernt haben, denen Sie vertrauen.

Falls Sie andere Menschen in Ihren Heilungsprozeß einbeziehen wollen, können Sie sich an einen Berater, einen Freund, ein Familienmitglied, einen Sponsor aus einem Zwölf-Schritte-Programm, einen Mentor, einen spirituellen Ratgeber oder einen Kollegen wenden. Sie können mit dem Betreffenden regelmäßige Treffen vereinbaren und bei diesen Anlässen beispielsweise gemeinsam an jeweils einem Kapitel aus diesem Buch arbeiten. Sie können der anderen Person auch eine Kopie von »Wie andere helfen können« aus Anhang A geben. Wenn Sie in Ihrer persönlichen Genesung schon weit genug gekommen sind, können Sie sogar mit anderen zusammen eine Selbsthilfegruppe gründen, in der Sie gemeinsam an Traumata und/oder Suchtproblemen arbeiten.

Wenn Sie versuchen, Menschen, die Sie unterstützen, in Ihr Leben einzubeziehen, sollten Sie sich mit folgenden Kapiteln in diesem Buch beschäftigen: »Finden Sie Ihren Weg« (Kapitel 9), »Einen guten Therapeuten finden« (Kapitel 32) und »Zwei Arten von Beratung bei Traumata« (Kapitel 33).

✧ Gibt es Menschen, die Sie während der Arbeit an diesem Buch gern in Ihren Genesungsprozeß einbeziehen wollen? Wenn ja, wie wollen Sie die Betreffenden einbeziehen?

Nutzen Sie Ihre Stärken

Ebenso wichtig wie das, was falsch ist, ist auch das, was *richtig* ist. Je besser Sie Ihre Stärken entwickeln, um so besser kompensieren diese Ihre Schwächen.

- *Überlebensfertigkeiten:* Lebensklugheit, praktische Weisheit
- *Neugier:* Offenheit für neuartige Ideen und Erlebnisse
- *Glauben:* Tiefe Überzeugungen, die in schwierigen Situationen von Nutzen sind
- *Frühere Erfolge:* Eine positive Bilanz früherer Errungenschaften, die für die Zukunft Gutes erwarten läßt
- *Kommunikative Kompetenz:* Freundlichkeit, Humor und Charme; damit kann man Unterstützer gewinnen und andere dazu bringen zu helfen
- *Unabhängigkeit:* Findig sein, Dinge herausfinden, Möglichkeiten entdecken
- *Intelligenz:* Fähigkeit zu lernen
- *Fürsorglichkeit:* Fähigkeit zu lieben und sich für andere Menschen und wichtige äußere Ziele einzusetzen
- *Selbstgewahrsein:* Mit den eigenen Empfindungen in Kontakt sein; innerer Erlebnisse gewahr sein; reflektieren; bewußt sein
- *Verantwortlichkeit:* Fähig, eine Arbeit zu behalten, mit Alltagsaufgaben fertig zu werden, das eigene Alltagsleben zu organisieren
- *Motivation:* Energie und Beharrlichkeit; die Gabe des Wollens; Bereitschaft, sich vorwärts zu bewegen
- Weitere Stärken? ____________________

✧ Markieren Sie in der obigen Liste die Stärken, über die Sie verfügen.

✧ Wie können Ihre Stärken Ihre Genesung unterstützen?

Denken Sie stets daran, daß ein Trauma zwar eine Erklärung, aber niemals eine Entschuldigung für Suchtverhalten sein kann

Das vorliegende Buch vertritt hinsichtlich Traumata und Abhängigkeiten eine mitfühlende Haltung. Allerdings kann ein Trauma zwar eine *Erklärung* für die Entstehung einer Sucht sein, aber eine Sucht niemals *entschuldigen.* Deshalb kann ein Trauma Ihnen zu verstehen helfen, wie eine Sucht entstanden ist, es taugt aber nicht als Rechtfertigung für deren Aufrechterhaltung. Wie jeder, der mit einer Sucht kämpft, weiß, kann für die Wiederholung des Suchtverhaltens *alles* ein Grund sein. »Ich hatte einen schweren Tag«, »Ich habe es verdient, es mir gut gehen zu lassen«, »Mein Partner nörgelt ständig an mir herum«, »Die Red Sox haben die World Series gewonnen«, »Ich bin befördert worden«, »Meine Kinder sind zu laut«, »Ich hab heute Geburtstag«. Traumatische Erlebnisse rufen bei Betroffenen oft Suchtverhalten hervor – dies ist eine wichtige Tatsache, aber keine plausible Begründung für die Fortsetzung des Suchtverhaltens. Sie müssen lernen, mit Ihren durch ein Trauma verursachten Problemen fertig zu werden, ohne auf Suchtverhalten zurückgreifen zu müssen.

Außerdem müssen Traumatisierte verstehen, daß sie nach der Auflösung ihrer traumabedingten Probleme zu dem Verhalten, von dem sie sich in der Vergangenheit abhängig gemacht haben, nicht einfach wieder zurückkehren können. Wahrscheinlich müssen sie auch in Zukunft sehr vorsichtig damit umgehen.

> Pamela hatte mehrere Traumata erlebt und war alkoholabhängig. »Habe ich zuviel getrunken, und hat mein Trinken mir noch mehr Traumata beschert, weshalb ich noch mehr getrunken habe und so schließlich alkoholsüchtig wurde? Das spielt jetzt eigentlich keine Rolle mehr und spielt auch an dem Tag, an dem ich trocken sein werde, keine Rolle. Ich beschäftige mich aber trotzdem mit diesen Fragen. Und dadurch komme ich auf die Idee, daß ich, wenn ich wegen eines erlebten Traumas trinke und dann von diesem Trauma genese, vielleicht wieder trinken könnte, ohne Probleme zu bekommen. Insofern bin ich immer noch eine Süchtige, die nach einem Drink sucht.«

Schützen Sie sich vor Triggern

Trigger erinnern an ein Trauma oder eine Sucht und können starke Gefühle aktivieren, die entweder negativ sein können, beispielsweise in Form von Wut oder Traurigkeit, oder positiv in Form von Begeisterung und Jubel. Ein Suchtverhalten auslösender Trigger kann darin bestehen, daß man andere Menschen Alkohol trinken sieht oder daß man an einer Bar oder einem Casino vorbeigeht. Ein traumabezogener Trigger kann ein Geruch, ein Geräusch oder etwas anderes, das an ein Trauma erinnert, sein. Dieses Buch wurde in der erklärten Absicht geschrieben, Trigger zu vermeiden. Es gibt darin keine anschaulichen Beschreibungen von Suchtzuständen und Traumaszenen und auch kein anderes belastendes Material. Doch Trigger können jederzeit aktiviert werden, und was bei einem Menschen als Trigger wirkt, muß bei einem anderen nicht auch wirken. Tun Sie alles, was Sie tun können, um sich vor Triggern zu schützen, aber seien Sie sich darüber im klaren, daß Sie während der

Arbeit an Ihrer Genesung immer wieder mit Triggern zu tun haben werden. An ein erlebtes Trauma oder eine Sucht erinnert zu werden kann starke Reaktionen auslösen. Aber auch das Gegenteil ist möglich: Taubheitsempfindungen und Gefühllosigkeit. Dies ist die Kehrseite der Triggerwirkung, eine Art Sicherheitsventil, was Ihren Gefühlen ermöglicht, sich selbst auszuschalten, wenn sie zu stark sind. Falls Sie sich getriggert fühlen, sollten Sie tun, was Ihnen im betreffenden Moment hilft, jedes Ausagieren zu vermeiden. Gehen Sie zu dem, was Sie getriggert hat, möglichst auf Distanz. Auch in Kapitel 18, »Einen ruhigen Ort schaffen«, werden Möglichkeiten, mit Triggern fertig zu werden, beschrieben.

ANMERKUNG: »Die Dinge entwickeln sich gut – Davids Erfahrungen« (Kapitel 3), ist eine inspirierende Geschichte über die Genesung eines Menschen von Trauma und Sucht. Obwohl die Beschreibung sehr detailliert ist, haben diejenigen, die mir Feedback zu den Texten in diesem Buch gegeben haben, bestätigt, daß die Geschichte auf sie keine Triggerwirkung habe.

Setzen Sie dieses Buch zu Ihrem Leben in Beziehung

Je intensiver Sie dieses Buch auf Ihr Leben anwenden, um so nützlicher ist es Ihnen. Markieren Sie während der Lektüre Abschnitte, die Ihnen als besonders wichtig erscheinen. Achten Sie beim Lesen auf Ihre Gefühle: Was bewegt Sie? Was weckt Hoffnung? Achten Sie auch auf Gelegenheiten, sich stärker zu engagieren:

- Wenn Sie ein Diamant-Symbol (✧) sehen, handelt es sich um eine Gelegenheit zur Reflexion. Dabei entsteht eine Art Dialog zwischen Ihnen und der Autorin, so wie er vielleicht auch entstehen würde, wenn Sie mit einem Berater oder einem hilfsbereiten Freund zusammensitzen.
- Wenn Sie ein Stern-Symbol (✶) und die Aufforderung »*Erforschen Sie*« sehen, handelt es sich um eine Übungsaktivität wie ein kurzes Quiz oder einen Test, mit dem Sie feststellen können, welchen Punkt Sie mit der Arbeit erreicht haben.

Außerdem werden Sie viele Zitate finden – ein inspirierendes Zitat am Anfang jedes Kapitels und die *Stimmen Genesender* jeweils am Ende. Bei letzteren handelt es sich um Berichte von Menschen im Genesungsprozeß, die eigene Erlebnisse zur Thematik des jeweiligen Kapitels schildern.

Das Buch verbindet verschiedene Arten zu lernen miteinander: Lernen mit Hilfe von *Emotionen* (beispielsweise in Form der Zitate), mit Hilfe des *Geistes* (durch die Vermittlung von Ideen und Wissen) sowie durch *Erleben* (mit Hilfe der Übungen und Reflexionen). Bei alldem geht es darum, Ihnen zu helfen, zu dem, was Sie lesen, in Verbindung zu treten. Wenn Sie wollen, können Sie zusätzlich eine Art Tagebuch über Ihre Erkenntnisse führen.

Konzentieren Sie sich auf Ihre Genesungsziele

Wahrscheinlich wollen Sie bestimmte Ziele erreichen, beispielsweise die traumabedingten Flashbacks verringern, Ihren Substanzmißbrauch oder anderes Suchtverhalten eingrenzen, Ihre Beziehungen verbessern, eine Wohnung oder eine Arbeit finden, besser für Ihren Körper sorgen, sich weniger depressiv fühlen, Ihre Impulse unter Kontrolle halten, mit Ihrer Vergangenheit ins Reine kommen usw. Sie können dieses Buch für die Arbeit an vielen Zielen dieser Art verwenden. Vielleicht ist Ihnen aber noch gar nicht klar, was Sie wollen: Traumata und Süchte können Ihre Fähigkeit, sich Ihre Zukunft vorzustellen, beeinträchtigen. Die Lektüre des Buches wird Ihnen Ihre Ziele allmählich klarer machen.

✧ Welche Genesungsziele haben Sie momentan?

Gehen Sie auf Ihre Bedürfnisse ein

Viele Menschen haben ein Trauma erlebt und mit Süchten zu tun, unterscheiden sich aber in anderer Hinsicht. Wie lange der Genesungsprozeß dauert und was Ihnen dabei hilft, kann abhängen von …

- Ihrem Alter und Geschlecht, Ihrer Kultur und Persönlichkeit,
- vom Schweregrad Ihrer Probleme; beispielsweise kann es bei Ihnen um leichte Suchtprobleme und schwere traumabasierte Probleme gehen oder umgekehrt. Ihre Probleme können erst seit kurzem oder schon lange bestehen und können sich ständig oder nur gelegentlich bemerkbar machen.
- zusätzlichen Erschwernissen: Abgesehen von Hilfe beim Umgang mit Ihrem Trauma und/oder Ihrer Sucht benötigen Sie eventuell auch Hilfe etwa bei der Erfüllung Ihrer Elternpflichten, bei juristischen Problemen, beim Umgang mit körperlichen Krankheiten wie chronischen Schmerzen oder HIV, mit psychischen Problemen wie Wut und Depression oder mit einer Behinderung.

Ganz gleich, welche speziellen Bedürfnisse Sie haben mögen, Sie sollten sich darum kümmern. Suchen Sie sich so viel Hilfe wie möglich. Und wenden Sie die in diesem

Buch beschriebenen Ideen auch auf Probleme an, die nicht unmittelbar etwas mit Traumata und Suchtverhalten zu tun haben. Je aktiver Sie an der Lösung Ihrer Probleme arbeiten, um so bessere Resultate erzielen Sie.

✧ Bezüglich welcher aktueller Bedürfnisse benötigen Sie Hilfe?

Entwickeln Sie ein bestimmtes Verfahren für die Arbeit mit diesem Buch

Chaos und Verwirrung sind charakteristisch für Sucht- und Traumaprobleme. Wirken Sie ihnen entgegen, indem Sie eine bestimmte Vorgehensweise für die Genesungsarbeit entwickeln, um Chaos und Verwirrung entgegenzuarbeiten. Es geht darum, daß Sie aktiv arbeiten, planvoll vorgehen, Ihr persönliches Tempo finden und stetige Fortschritte machen. Probieren Sie folgendes aus.

Setzen Sie sich für das Lesen ein konkretes Ziel. Eine Seite pro Tag oder ein Kapitel pro Woche? Ganz gleich, was Sie sich vornehmen, entscheidend ist, daß es ein konkretes Ziel ist.

Versuchen Sie, jeden Tag zur gleichen Zeit an Ihrem Vorhaben zu arbeiten. Soweit möglich, sollten Sie jeden Tag zur gleichen Zeit in diesem Buch lesen, immer am gleichen Platz und immer in Anwesenheit der gleichen Menschen, falls Sie mit anderen zusammenarbeiten. Konsistenz erleichtert es Ihnen, diesen Weg zu gehen.

Denken Sie sich Erinnerungshilfen aus. Vermerken Sie Ihr Vorhaben in Ihrem Kalender wie jeden anderen festen Termin. Ihre Genesung ist so wichtig wie alles andere, was Sie in Ihrem Leben vorhaben.

Machen Sie Ihr Vorhaben sichtbar. Legen Sie das Buch an einen Ort, wo Sie es jeden Tag sehen können; mitten auf dem Boden, auf dem Küchentisch oder neben Ihren Schlüsseln.

Arbeiten Sie auch dann mit dem Buch, wenn Ihnen nicht danach ist. Einem der großen Mythen über die Genesung zufolge müssen Sie sich motiviert fühlen, um sich verändern zu können. Das stimmt nicht. Die Motivation zur Veränderung entsteht oft erst später. Sie müssen einfach nur in die richtige Richtung gehen. Machen Sie das Lesen in diesem Buch zu einem ebenso festen Bestandteil Ihres Lebens wie das Zähneputzen – tun Sie es unabhängig davon, ob Sie Lust dazu haben oder nicht.

Denken Sie stets daran, daß jeder Plan besser ist als kein Plan. Beginnen Sie mit *irgendeinem* Plan, von dem Sie annehmen, er könnte etwas bewirken, und verändern Sie ihn im Laufe Ihrer Arbeit mit ihm.

✧ Sind Sie bereit, einen Plan für die Nutzung dieses Buches zu entwickeln? Wie wird er aussehen?

Evaluieren Sie Ihre Fortschritte

Im Internet gibt es kostenlose validierte Tests, mit denen Sie Ihre Fortschritte messen können. Außerdem gibt es für Traumata und Süchte Handy-Apps, die für Sie von Nutzen sein können.*

✧ Wenn Sie sich das Inhaltsverzeichnis dieses Buches anschauen, welche Kapitel wecken dann am stärksten Ihr Interesse?

✧ Gibt es etwas, das Sie heute tun können, um sich zu helfen?

✧ Was verstärkt Ihre Motivation, an Ihrer Genesung zu arbeiten?

---

* Die Autorin bezieht sich hier vor allem auf entsprechende englischsprachige Angebote. [Anm. d. Übersetzers]

STIMMEN GENESENDER

Leigh – »Nimm dir Zeit, und sei geduldig.«

Leigh war als Kind körperlich und emotional mißhandelt worden und hatte später eine Alkoholabhängigkeit entwickelt. »Ich habe meine Reise allein begonnen, und heute, mehr als dreißig Jahre später, ist mein Leben besser, als ich es mir jemals hätte träumen lassen. Ich habe die Highschool abgebrochen, aber inzwischen habe ich meinen Doktor gemacht und ein eigenes Unternehmen aufgebaut. Ich bin seit dreißig Jahren trocken und habe wunderbare Freunde, die ich auf meinem Weg kennengelernt habe. Dieses Kapitel erinnert sehr überzeugend daran, daß es sehr wichtig ist, alles zu tun, was man tun kann, um die eigene Situation zu verbessern. Zur Genesung zu gelangen erfordert harte Arbeit. Ich rate jedem, der sich auf diesen Weg begeben will: Nimm deine Genesung ernst, aber vergiß nicht, jeden Tag zu atmen. Nimm dir die Zeit, die du brauchst, und sei geduldig. Wenn du dich dein ganzes weiteres Leben lang jede Woche ein wenig änderst, sind das in nur einem Jahr 52 Veränderungen. Ich empfehle dir, den Genesungsprozeß mit jemand anderem zu durchlaufen; das kann ein Zwölf-Schritte-Sponsor oder ein Freund sein, es können auch die Mitglieder einer Gruppe sein; entscheidend ist, daß du tapfer weitergehst. Du wirst unglaubliche Veränderungen erleben, und auch wenn nicht jeder Tag perfekt ist, ist es doch ein weiterer Tag auf dem Weg zur Genesung. Der Friede sei mit dir, mein Freund, und du weißt nie, wen du auf deiner Suche triffst.«

3 »Die Dinge entwickeln sich gut«

Davids Erfahrungen

Die folgende persönliche Geschichte hat sich wirklich zugetragen. David gibt sie hier wieder, um anderen zu helfen.

Die Dinge entwickeln sich gut:

Ich werde hier nicht sagen, daß ich ein Happy End erlebt habe, weil ich absolut nicht weiß, was mir das Leben noch bringen wird. Aber ich habe mich einmal selbst gehaßt, ich habe mich hoffnungslos und hilflos gefühlt (und außerdem wertlos und dumm, und ich war völlig abhängig von allen Substanzen und Verhaltensweisen, die mir auch nur für kurze Zeit halfen, mich gut zu fühlen). Aber die Dinge entwickeln sich recht positiv.

Meinen ersten Kontakt mit Drogen hatte ich, als ich vierzehn Jahre alt war. Damals ging es mir nicht darum, »high« zu werden, sondern ich wollte mich umbringen. Ich hatte aus dem Arzneischrank meiner Mutter eine ganze Packung Valium entwendet und fühlte mich sehr gut. Ich starb nicht, sondern empfand das erste Mal in meinem Leben keine Angst, keine Wut, fühlte mich nicht von Gefühlen der Hoffnungslosigkeit überwältigt, war nicht verzweifelt – ich empfand nichts als eine drogeninduzierte Euphorie und blieb die ganze Nacht auf dieser Welle des Behagens. Nicht nur waren all die unangenehmen negativen Gefühle, die mich ständig begleitet hatten, plötzlich verschwunden, sondern darüber hinaus fühlte ich mich auch ziemlich gut! Von diesem Moment an, bis ich vor etwa viereinhalb Jahren den Weg zur Genesung fand, konsumierte (trank, schnupfte, rauchte, schluckte, inhalierte und injizierte) ich alle erdenklichen Substanzen, von denen ich annahm, sie würden mir helfen zu verändern, wie ich mich fühlte. An dem Abend, an dem ich zum ersten Mal Valium eingenommen hatte, war ich so wütend und außer mir gewesen, daß es mir als das einzig Sinnvolle erschien, mich umzubringen. An diesem Gefühl änderte sich sehr lange nichts.

Bevor ich im Alter von vierzehn Jahren die zwar schädliche, aber Glückseligkeit verheißende Ausbruchsmöglichkeit entdeckte, die Drogen bieten können, war ich stark traumatisiert worden. Man hatte mich sexuell mißbraucht, bevor ich sechs Jahre alt geworden war, körperlich und emotional mißhandelt, und ich hatte ein paar ziemlich irre Szenen miterlebt, die mich zutiefst erschüttert hatten und bei mir jedes Gefühl eigener Sicherheit schneller vernichtet hatten, als der Hurricane Sandy die Küste von New Jersey hatte verwüsten können. Ich bin in einer wunderschönen, von der Mittelklasse dominierten Stadt im nördlichen New Jersey aufgewachsen und bis zum Alter von dreizehn Jahren von gebildeten Eltern aufgezogen worden, die sich dann scheiden ließen. Aber »mir ging es gut« – ich wußte nicht, was Mißbrauch war, und ich nahm einfach an, ich würde ein wenig »verrückt« denken, weil ich von Geburt an »nicht ganz in Ordnung« sei. Mir war nicht klar, daß es handfeste Gründe dafür gab, daß ich mich so schlecht und hoffnungslos fühlte und die meiste Zeit über Angst hatte. Klar war für mich nur, daß ich nicht normal war. Ich wußte, daß ich mich nirgendwo richtig einfügen konnte und daß ich nie etwas wirklich gut können würde; und ich glaubte, wenn mir etwas gelänge, dann wahrscheinlich, weil es leicht war oder weil diejenigen, gegen die ich mich durchsetzte, noch größere Versager waren. Auch war ich davon überzeugt, daß niemand mich jemals lieben können oder mit mir wirklich etwas zu tun haben wollen würde; und wenn jemand nett zu mir war, versprach er sich mit Sicherheit irgend etwas von mir. Als ich fünfzehn Jahre alt war, wurde der sexuelle Mißbrauch durch einen »Freund der Familie« fortgesetzt. Seit dieser Zeit war ich mir absolut sicher, daß jemand, der nett zu mir war, ein sexuelles Interesse an mir hatte (und mir war auch klar, daß ich nie, nie, nie »nein« sagen können würde). Ich wußte, daß ich viele Freunde hatte, und mir war klar, daß ich mich ihnen meist nicht nahe und mich nicht mit ihnen verbunden fühlte. Ich wußte, daß ich mich selbst haßte. Ich wußte auch, daß ich mich die meiste Zeit über taub fühlte. Dieses Gefühl der Taubheit nahm allmählich zu und beeinflußte im Laufe meines Lebens mein gesamtes Verhalten, allerdings so langsam, daß ich diesen Vorgang nicht bemerkte. Ich hatte schon an Selbstmord gedacht, als ich noch keine vierzehn Jahre alt gewesen war; diese Möglichkeit begleitete mich mehr als 25 Jahre lang und ließ mich viele fast erfolgreiche Suizidversuche unternehmen, den schwerwiegendsten im Alter von 18 Jahren: Damals erblindete ich, konnte nicht mehr gehen und reden und war kognitiv so beeinträchtigt, daß es mir nicht einmal mehr gelang, 1 + 1 zu addieren.

Mein Alkoholkonsum nahm während meiner gesamten Highschool-Zeit zu. Außerdem probierte ich damals alles, was mir in die Hände fiel, aus, sofern ich mir davon erhoffte, daß es mein Selbstempfinden verändern würde. Während der Highschool hatte ich hauptsächlich Zugang zu Alkohol, verschiedenen Pillen (Benzodiazepin und Schmerzmitteln), und gelegentlich rauchte ich Marihuana und schnüffelte Verdünner. Mir gefiel das Gefühl, das durch den Konsum dieser Stoffe hervorgerufen wurde – das sanfte weiße Glühen des durch Drogen induzierten Highs wurde zu meiner Obsession. Ich fühlte mich nur okay, wenn ich diesem Einfluß unterlag. Während meiner Highschool-Zeit habe ich in Zusammenhang mit meinen Suizidversuchen auch mehrmals Überdosen konsumiert, die ich meiner Familie und meinen Freunden verheimlichte.

Ich fühlte mich völlig allein. Tief innen war ich überzeugt, daß jeder andere besser sei als ich, und Scham und Furcht wegen des Mißbrauchs, der auch während der Highschool-Zeit und danach weiter stattfand, erfüllten mich. Ich fühlte mich gefangen, und das war einzig und allein meine Schuld. Ich glaubte wirklich, ich hätte das, was ich erlebte, einzig und allein mir zuzuschreiben. Ich wußte nicht, wie ich um Hilfe bitten könnte, ohne mich zu gefährden, und mein Verhalten wurde immer riskanter; die Folge waren zahlreiche Besuche in der Notaufnahme infolge von Autounfällen, Prügeleien, Überdosen und Suizidversuchen. Wenn ich etwas fühlte, so war es Schmerz, aber ich war nie in der Lage zu weinen. Und ich wollte, daß jemand mich sah, den entsetzlichen Schmerz sah, den ich empfand. Aber ich war nun einmal ein schüchterner Junge aus einer guten Stadt und einer guten Familie, was bedeutete, daß alles in bester Ordnung sein mußte.

Mein Drogen- und Alkoholkonsum nahmen während der College-Zeit noch zu, und ich lernte das Kokain neu kennen. Auch meine traumatischen Erlebnisse nahmen weiter zu. Ich fuhr immer wieder nach Harlem und an die Lower West Side von New York City, aber auch in sehr gefährliche Gegenden in Newark, New Jersey, um Drogen zu kaufen. Dadurch erlebte ich Schießereien und körperliche Angriffe mit und wurde Zeuge einiger entsetzlicher Vorfälle, unter anderem eines Mordes. Jedes Gefühl der Sicherheit war aus meinem Leben verschwunden, mein Verhalten war sehr leichtsinnig geworden, ich erlebte Flashbacks, dissoziative Episoden und Phasen der Depression, unternahm Suizidversuche und landete immer wieder in der Psychiatrie und in Suchtkliniken, weil ich hoffte, dort zu genesen. Tatsächlich gelang es mir gelegentlich, für einen Tag bis zu mehreren Monaten (einmal sogar fast eineinhalb Jahre lang) »clean« zu bleiben, doch ich schaffte es nie, eine stabile Grundlage für ein einigermaßen normales Leben zu entwickeln. Manchmal war ich zwar »trocken«, aber dafür überfraß und entleerte ich mich. Oder ich schnitt mich und schaute mir ständig Pornos an. Wenn ich nicht trocken war, war alles möglich, und die Wut, die ich mir selbst und der Welt gegenüber empfand, initiierte so entsetzliche Exzesse der Zerstörung, daß ich mir schwor, mit alldem auf der Stelle aufzuhören, wieder mit einer Therapie zu beginnen, zu den AA zu gehen oder ein Entziehungszentrum oder ein psychiatrisches Krankenhaus aufzusuchen.

Ich war auch nicht in der Lage, längerfristige Liebesbeziehungen aufrechtzuerhalten, und obwohl ich im College fast drei Jahre lang eine Freundin hatte, kam ich irgendwann an den Punkt, an dem mir schon drei Monate als lange Zeit für meine Beziehungen erschienen. Natürlich ist das eigentlich nicht überraschend –

ein arbeitsloser drogenabhängiger Alkoholiker, der von Sozialhilfe lebt und immer wieder in dissoziative Episoden verfällt, ist nicht gerade ein besonders attraktiver Partner. Trotzdem redete ich mir ein, ich sähe immer noch recht gut aus; und in dem Jahr, in dem ich mich mit Steroiden vollpumpte, war das wahrscheinlich auch so.

Ich hatte sehr lange (während meines ganzen bisherigen Lebens) versucht, der Welt zu zeigen, daß es mir gut ging, und hatte auch alles getan, um mich selbst davon zu überzeugen; schließlich gab ich auf und blieb mit meinen Suchtproblemen und meinen Trauma-Reinszenierungen fast fünf Jahre völlig allein. Das war die dunkelste Zeit in meinem Leben. Ich fühlte mich völlig verzweifelt, und wenn ich nicht gerade trank oder Drogen konsumierte, dachte ich an Selbstmord. Ich fühlte mich völlig leer. Durch meine Traumata und Abhängigkeiten war ich völlig ausgebrannt – alle Freude, alles Glück, jede Hoffnung und jede Energie war nach und nach aus mir verschwunden. Ich warf mir Willensschwäche vor und daß ich dabei sei, mein Leben völlig aufzugeben. Am Ende richtete ich mich mit Crystal Meth zugrunde und folterte meinen Körper und Geist mit Schmerzen erzeugenden Instrumenten, die mich an die abscheulichen Greuel des Mißbrauchs, die ich erlebt hatte, erinnerten. Tagelang durchlebte ich ununterbrochen, ohne Schlaf und Nahrung, nur mit genug Wasser versorgt, um die »Sitzungen« fortsetzen zu können, mein Trauma erneut, weil ich den Schmerz brauchte, um endlich Lust erleben zu können. Ich versetzte mich in einen Zustand chemisch induzierter Homöostase, bis die Anspannung mich überwältigte und ich eine Pause einlegen mußte. Dann bemühte ich mich verzweifelt wiederzuerlangen, was mir genommen worden war. Während sehr sehr kurzer Augenblicke, nach Tagen ohne Schlaf, aber mit Drogen und Trauma-Reinszenierungen, erlebte ich einen Schimmer von Frieden. Dann wurde ich ruhig, und in der schweren Stille meiner Seele tauchte ein Funke auf, und ich sagte zu mir selbst: »Siehst du, es ist gar nicht so schlecht.« Danach fühlte ich mich gereinigt; aber kurze Zeit später verging dieses Gefühl, und ich mußte mich wieder bemühen, high zu werden, weil ich mich absolut nicht in der Lage fühlte, auch nur dem geringsten Anflug von Wahrheit über mich selbst ins Auge zu schauen. Schon lange vorher hatte ich gelernt, wie ein Chamäleon zu sein, um überleben zu können; deshalb hatte ich nun nicht den blassesten Schimmer, wer zum Teufel ich war, abgesehen davon, daß ich nicht gut war.

Dies sind meine Erfahrungen mit Trauma und Sucht. Ich freue mich, Ihnen versichern zu können, daß es jedem Menschen möglich ist, davon zu genesen. Mein Leben ist heute glücklich und erfüllt. Vor einem Jahr habe ich geheiratet. Ich bin seit fünf Jahren trocken und arbeite schon drei Jahre in einer Vollzeitstelle. Ich habe Freunde, mit denen ich mich verbunden fühle, und ich kann jetzt auch weinen, wenn ich Schmerz empfinde, und das Leben jedes Menschen ist nun einmal mit Schmerz verbunden. Aber ich empfinde auch Freude und Glück und bin in der Lage, mit mir selbst und anderen gütig und mitfühlend umzugehen. Ich weiß immer besser, wer ich bin, und liebe mich als der, der ich heute bin, so unvollkommen ich auch sein mag. Was mir geholfen hat, diesen Zustand zu erreichen, hilft wahrscheinlich nicht jedem, aber das finde ich in Ordnung, denn meine Genesung ist eben *meine* Genesung. Andererseits bin ich weit davon entfernt, einzigartig zu sein, und ich habe festgestellt, daß eine Kombination aus kognitiv-behavioralen Methoden, der Suche nach Sicherheit und eine Einzeltherapie, ergänzt durch die AA, reichlich Mitgefühl und den starken Wunsch, mich zu verändern, mich nach dem Augenblick, in dem ich gedacht habe: »Ach du Sch…, ich hasse mich wirklich, aber es sieht nicht danach aus, als würde ich mich (jemals) umbringen, und das bedeutet, daß ich hier festsitze; deshalb verändere ich mich besser«, in die Knie gezwungen und dazu gebracht hat, das Universum um Hilfe zu bitten. Ich verstärke diese spirituelle Beziehung täglich, indem ich Qigong übe, bete und versuche, anderen Menschen zu helfen. Ich werde irgendwann wieder völlig okay sein. Das gleiche gilt auch für Sie. Menschen, die selbst kein Trauma und keine Sucht erlebt haben, werden wohl nur schwer begreifen, wie anfällig das Leben sein kann und wie unglaublich schwer es ist, eine Veränderung aufrechtzuerhalten. Doch ganz bestimmt sind Sie mit diesem Problem nicht allein (auch wenn Sie manchmal das Gefühl haben mögen, daß es so ist). Es gibt Hoffnung, und Genesung ist möglich (für jeden).«

✧ Was an Davids Geschichte empfinden Sie als besonders inspirierend?

✧ Welche Teile seiner Geschichte erscheinen Ihnen als bedeutsam?

✧ Was würden Sie zu ihm sagen, wenn Sie könnten?

✧ Glauben Sie, daß die Genesung für jeden möglich ist – auch für Sie?

4 Es ist ein medizinisches Problem Sie sind weder verrückt noch faul noch schlecht

Es ist eine gesunde Sache, hin und wieder ein Fragezeichen hinter Dinge zu setzen, die man lange als selbstverständlich angesehen hat.

— Bertrand Russell

Verborgene Probleme

Traumata und Suchterkrankungen kommen sehr häufig vor, treten aber oft nicht zutage. Das passiert in Gruppen, wenn z. B. eine Familie nicht sieht, daß eines ihrer Mitglieder unter einem Trauma oder einer Sucht leidet, und bei einzelnen Menschen, die abstreiten, unter solchen Problemen zu leiden, obwohl es dafür klar erkennbare Anzeichen gibt, beispielsweise daß die Betroffenen ihre Arbeit verloren haben oder daß ihre Beziehung gescheitert ist. Menschen schämen sich in solchen Fällen, fühlen sich schuldig oder leugnen die Realität und haben das Gefühl, daß es nur wenige oder keine anderen Menschen gibt, denen gegenüber sie offen über das, was sie erleben, reden können. Sogar in manchen Behandlungsprogrammen werden die Teilnehmer nie gefragt, ob sie Traumata erlebt haben oder unter Abhängigkeiten leiden.

✧ Kommen Ihnen einige der folgenden Aussagen bekannt vor?

Trauma

- »Ich will einfach nicht darüber nachdenken.«
- »Von außen wirke ich stark, aber innen leide ich unter großen Schmerzen.«
- »In meiner Familie hat niemand über das, was geschah, gesprochen.«
- »Vielleicht war es gar nicht so schlimm.«
- »Wenn die Menschen mich wirklich kennen würden, würden sie mich nicht akzeptieren.«
- »Ich habe nie jemandem erzählt, was passiert ist.«
- »Ich schäme mich so.«

Sucht

- »Ich tue es viel häufiger, als irgend jemand weiß (Spiel / Sex / Einkaufen / Drogen).«
- »Wenn die Leute mich wegen meines Trinkens in Ruhe lassen würden, bräuchte ich es nicht zu verbergen.«
- »Ich kann morgen damit aufhören.«
- »Andere sind schuld, daß ich Drogen konsumiere.«
- »Meine Sucht tut niemandem weh.«
- »Natürlich trinke ich viel, aber das tun alle anderen in meiner Umgebung auch.«
- »Wenn Sie das gleiche wie ich durchgemacht hätten, würden Sie auch lieber high durchs Leben gehen.«

Ein neues Verständnis

Erst seit kurzem gelten Trauma und Sucht als medizinische Probleme, und, was besonders wichtig ist, es wird anerkannt, daß zwischen ihnen eine Beziehung besteht. Vor Jahrzehnten blieben beide Arten von Problemen weitgehend im Verborgenen, und teilweise ist das bis heute so. Sie wurden »unter den Teppich gekehrt« und totgeschwiegen. Daß diese Dinge nun ans Licht kommen, ist ein wichtiger Fortschritt.

Sucht und Trauma sind Bezeichnungen für spezifische medizinische Probleme. Sie zu erkennen ist ebenso wichtig, wie physische Krankheiten, etwa Diabetes oder Krebs, richtig zu diagnostizieren. Sie müssen begreifen, daß Sie nicht »verrückt« sind, sondern an einer Krankheit leiden und entsprechende Hilfe brauchen. Suchtprobleme und traumabedingte Probleme haben biologische Wurzeln, und zu ihrer Behandlung eignen sich verschiedene Formen von Hilfe, darunter psychotherapeutische Beratung, medikamentöse Behandlung und die Unterstützung durch Selbsthilfegruppen.

Es ist wichtig, Trauma und Sucht als echte gesundheitliche Probleme statt als persönliches Versagen zu sehen. Sie glauben vielleicht, Sie seien zu schwach, gäben sich nicht genug Mühe oder seien nicht gut genug. Oder Sie versuchen, sich gegen solche unterschwelligen Gefühle abzuschotten, indem Sie das Gegenteil glauben – daß Sie völlig in Ordnung sind und alle anderen das Problem provozieren, wenn sie Ihnen Feedback über Ihr Verhalten geben. Vielleicht wollen Sie Ihre Situation verbessern, kommen aber einfach nicht weiter: »Ein Schritt vor, zwei zurück.« Andere geben Ihnen die Schuld an Ihren Problemen, weil sie nicht wissen, was es mit Trauma und Sucht auf sich hat. Sie selbst spielen bei alldem zwar eine Rolle, aber oft nicht in einem so starken Maße oder auf die Art, wie Sie denken. Zu genesen kostet Mühe, aber diese Mühe kann nur fruchten, wenn sie auf adäquaten Kenntnissen basiert.

Trauma

»Als sie eines Abends nach Hause fuhr, sah sie sich an einer roten Ampel plötzlich einem Drogensüchtigen gegenüber, der gegen ihren Willen in ihr Auto stieg. … ›Mindestens acht Monate lang mußte ich jeden Abend, bevor ich mich Schlafen legte, an diesen Vorfall denken‹, sagte sie. ›Weil ich nicht schlafen konnte, stand ich wieder auf, machte mir eine Tasse teeinfreien Tee und schaute mir irgendwas Unbelastendes im Fernsehen an, um mich abzulenken. Und jeden Morgen hatte ich beim Aufwachen das Gefühl, jemand hielte mir einen Revolver an den Kopf.‹« (*The Quest to Forget* in: New York Times 2004)

»Ich erinnere mich noch genau an den Augenblick, in dem ich beschloß zu vergessen – ich war sechs Jahre alt, und ich sagte: ›Mein Großvater ist ein guter Mensch, der mich niemals verletzen würde. Ich muß mir das ausgedacht haben.‹ Ich kam zu der Überzeugung, daß ich, nicht er, das Problem war.« (Bericht einer Überlebenden von Kindesmißbrauch)

»Wenn man eine lebensbedrohliche Situation überlebt, wird man einfach so ein neuer Mensch … Ich wußte, daß ich körperlich völlig genesen würde, aber ich lebte nun in einer Welt gesundheitlicher Mängel, fühlte mich von meinem Körper verraten und wurde ständig mit lebensbedrohlichen Überraschungen konfrontiert. Die Gegenwart fühlte sich nicht mehr sicher an.« (Michele Rosenthal: *Before the World Intruded. Conquering the Past and Creating the Future)*

Traumata werden mittlerweile stärker wahrgenommen als jemals vorher. Die verschiedensten Arten von Geschehnissen werden heute als Trauma anerkannt, darunter Kindesmißbrauch, Naturkatastrophen wie Orkane, Terrorismus, Krieg, Gewalt, durch militärische Kampfeinsätze verursachter Streß und Industrieunfälle. Sexueller Mißbrauch im Sport, in Kirchen, beim Militär und im Strafvollzug haben die Aufmerksamkeit auf diese lange verborgenen Tragödien gelenkt. Inzwischen wird anerkannt, daß Traumata alle Altergruppen, beide Geschlechter und alle ethnischen Gruppen betreffen können. In früheren Zeiten wurden Traumatisierungen nur bei Männern gesehen, die aus einem Krieg zurückkehrten, und diese Probleme wurden als *Granatschock*, *Kriegsneurose* und *Kriegsmüdigkeit* bezeichnet.

»Eine normale Reaktion auf abnorme Ereignisse«

Ein Trauma kann unmittelbare und auch dauerhafte Auswirkungen darauf haben, wie Menschen sich fühlen. Zu den durch Traumata verursachten Problemen zählen:

- Depression und Traurigkeit
- Flashbacks (Bilder von traumatischen Geschehnissen, die sich nicht aus dem Geist vertreiben lassen)
- Vertrauensprobleme
- Angst vor Angriffen, selbst wenn keine reale Gefahr besteht
- Wut
- Schwierigkeiten mit der Konzentration auf die Arbeit oder auf konkrete Vorhaben
- Albträume
- Probleme in Beziehungen
- Benommenheit
- Körperliche Probleme, die ein Arzt nicht erklären kann, beispielsweise Herzrasen oder Übelkeit
- Panik oder starke Nervosität
- Impulse, sich selbst oder andere Menschen zu verletzen
- Der Wunsch zu sterben
- Chronische Schmerzen
- Paranoia
- Hoffnungslosigkeit, Aufgeben
- Scham, Schuldgefühle
- Schwierigkeiten, sich an Teile eines traumatischen Erlebnisses zu erinnern
- Vermeiden von Dingen, die an ein erlebtes Trauma erinnern
- Gedanken über ein Trauma, die sich nicht vertreiben lassen
- Dissoziation – der Geist verschließt sich in Reaktion auf Streß

Wenn Sie traumabedingte Probleme haben, ist es wichtig, sie ohne Scham oder Schuldzuschreibungen zu identifizieren. In früheren Zeiten, aber leider manchmal auch heute noch, wurden Menschen, die traumabedingte Probleme hatten, als schwächlich angesehen. Mittlerweile ist das Verständnis verbreiteter, daß emotionale Belastungszustände nach einem traumatischen Erlebnis nicht verwunderlich sind – manchmal wird dies als »normale Reaktion auf abnorme Ereignisse« bezeichnet. Sie sind also in solch einem Fall weder »nicht richtig« noch schwach und auch nicht verrückt.

Einige Menschen haben aufgrund von traumatischen Erlebnissen permanent Probleme, andere nicht. Viele fühlen sich während oder nach einem Trauma stark belastet, aber wenn das Trauma nicht besonders schwer war, geht es ihnen meist innerhalb von einem bis zu drei Monaten danach wieder besser. Allerdings hängt das vom Kontext ab:

- *Wie ernst war das Trauma?* Ein stärkeres Trauma führt zu einer stärkeren Belastung. Vergewaltigungen und Überfälle haben meist eine stärkere emotionale Wirkung als Erlebnisse wie das passive Beobachten einer Prügelei, obwohl beide Arten von Ereignissen ein Trauma hervorrufen können.
- *Wie haben andere reagiert?* War während oder nach dem traumatischen Erlebnis Unterstützung verfügbar? Einige Menschen werden von ihren Familien, von der Gemeinde, in der sie wohnen, oder von professionellen Helfern mitfühlend unterstützt, andere bleiben isoliert, werden beschuldigt oder beschämt.
- *Wie gut ging es Ihnen vor dem Trauma?* Wenn Sie vor dem traumatischen Erlebnis ohnehin Schwierigkeiten hatten, kann ein Trauma eine verheerendere Wirkung haben, als wenn Sie sich vorher stark und glücklich fühlten.
- *Ihre Familiengeschichte.* Wenn es in Ihrer Familie Suchterkrankungen oder psychische Störungen gab, können auch bei Ihnen eher Traumata und Suchtprobleme entstehen. Auch die Kultur, in der Sie aufgewachsen sind, kann eine Rolle spielen (siehe hierzu Kapitel 22, »Jedes Kind ist ein Detektiv«).

Sogar ein und dasselbe Trauma kann bei verschiedenen Menschen unterschiedlich wirken. Stellen Sie sich zwei Menschen vor, die einen Autounfall überleben: der eine hat sich zwar sehr erschrocken, ist aber froh, überlebt zu haben, und behält keine dauerhaften Probleme zurück, wohingegen der andere noch Monate nach dem Unfall darunter leidet.

Doch wie auch immer Sie auf ein Trauma reagieren, Ihr Zustand kann sich bessern.

Psychische Störungen

Verschiedene psychische Störungen sind unmittelbar auf traumatische Erlebnisse zurückzuführen:

Akute Belastungsreaktion (ASD): Unmittelbar nach einem traumatischen Erlebnis auftretende Probleme, die bis zu einem Monat danach anhalten.

Posttraumatische Belastungsstörung (PTBS): Emotionale Belastungen infolge eines Traumas, die länger als einen Monat und manchmal sogar mehrere Jahre bestehen bleiben. Bei etwa 20 Prozent der Menschen, die ein Trauma erlebt haben, entsteht eine PTBS. Bei den Überlebenden eines schweren Traumas wie einer Vergewaltigung, sexuellen Mißbrauchs, eines Überfalls und massiver Gewalt liegt die Zahl der PTBS-Erkrankungen bei 60 bis 80 Prozent.

Anpassungsstörung: Probleme hinsichtlich der Bewältigung eines belastenden Ereignisses in Form einer depressiven Stimmung sowie von Angst und Verhaltensproblemen. Anpassungsstörungen heilen gewöhnlich sehr schnell.

Komplexe Traumareaktionen: Dieser Begriff wird zwar häufig benutzt, er bezeichnet aber keine formell anerkannte psychische Störung. Manchmal ist auch von *Komplexer PTBS* die Rede, einer Bezeichnung für Probleme, die bei Menschen entstehen können, wenn sie ein längeres Trauma erlebt haben, beispielsweise Kindesmißbrauch, häusliche Gewalt oder Folter. Solche Erlebnisse beeinträchtigen den normalen Entwicklungsverlauf, was zu einer Schwächung des Selbstempfindens, Gefühlen der inneren Zersplitterung, Problemen beim Aufbau einer normalen Beziehung, einer Neigung zur physischen Schädigung der eigenen Person oder anderer Menschen, psychischen Erkrankungen, Gedächtnisproblemen, starken und instabilen Gefühlen und Zweifeln an den eigenen Wahrnehmungen führen kann.

Dissoziative Identitätsstörung: Dieses Problem wurde früher *Multiple Persönlichkeitsstörung* genannt. Es kommt zwar eher selten vor, kann aber durch ein extremes, wiederholtes und schweres Kindheitstrauma entstehen. Die Betroffenen haben starke Erinnerungslücken und eine in verschiedene Teilpersönlichkeiten aufgespaltene Identität, die unterschiedliche Altersstufen und Geschlechter repräsentieren können und einander manchmal nicht wahrnehmen.

ANMERKUNG: Bei Kindern können traumabedingte Probleme im Spiel statt in Worten zum Ausdruck kommen. Sind Kinder noch keine sechs Jahre alt sind, kann man eine PTBS anhand anderer Kriterien erkennen.

✶ Erforschen Sie ... *Haben Sie traumabedingte Probleme?*

Falls Sie sich unsicher sind, ob Sie traumabedingte Probleme haben, können Sie dieser Frage mit einer der folgenden Empfehlungen auf den Grund gehen.

- *Machen Sie einen Screening-Test.* Beantworten Sie eine Anzahl offener, kurzer anonymer Fragen, die sich auf Sie selbst beziehen.
- *Lassen Sie eine formelle Evaluation von einem Fachmann durchführen.* Der Betreffende sollte eine Ausbildung in Traumatherapie haben und über geeignete Meßinstrumente für die Beurteilung traumabedingter Probleme verfügen.
- *Lesen Sie mehr über Traumata.* Informieren Sie sich in diesem Buch und anderswo. Manchmal hilft es schon, sich selbst mit offenem Herzen zuzuhören, wenn Sie herausfinden wollen, woran Sie sind und was Sie brauchen.

Sucht

»Die Sucht war ein ›Waldbrand, der alles versengte, was auf seinem Weg lag, und nur verkohlte Reste zurückließ‹; sie begann mit Hustensaft und endete mit Heroin und Alkohol.« (Chuck Negron in *The Harder They Fall. Celebrities Tell Their Real-Life Stories of Addiction and Recovery)*

»Ich sagte mir, ›Ich brauche Wein für dieses Kochrezept‹, und glaubte tatsächlich, daß ich den Wein deshalb kaufte.« (Karin, Hausfrau und Alkoholikerin)

»Das Glücksspiel verschafft mir ein starkes Adrenalin-High, so wie ich es im Krieg erlebt habe. Ich brauche das. Das Leben als Zivilist ist langweilig, als sähe man statt eines Farbfilms einen Schwarzweißfilm.« (Luis, Kriegsveteran)

»Es geht um Leidenschaft, sinnlichen Genuß, einen tiefen Sog, Begierde, Ängste, schmachtenden Hunger. Es geht um Bedürfnisse, die so stark sind, daß sie lähmend wirken.« (Carolyn Knapp: *Drinking: A Love Story)*

Menschen können süchtig werden nach allem, was ihnen Genuß bereitet und ihre Belastungen verringert. Jeder möchte das Leben genießen, aber wenn Sie nicht in der Lage sind, ein Verhalten zu zügeln, oder wenn dieses Verhalten Probleme verursacht, ist es an der Zeit, sich gründlich damit zu beschäftigen. Eine Sucht ist eine echte Krankheit; es geht nicht nur darum, daß man es sich gut gehen lassen möchte oder daß es einem an Willenskraft fehlt. In früheren Zeiten wurden Süchte als Schwächen oder sogar als Besessensein vom Teufel verstanden; heute ist klar, daß sie biologische und soziale Ursachen (»Natur« und »Prägung«) haben. Außerdem wissen wir mittlerweile mehr über Verhaltensabhängigkeiten wie Spielsucht, Sexsucht, Eßsucht und Kaufsucht.

Grundsätzlich können Suchtprobleme sich beziehen auf:

- *Quantität*: zu viel von einem Verhalten
- *Kontrollverlust*: das Gefühl, nicht aufhören zu können, selbst wenn man es will
- *Schädlichen Einfluß auf das eigene Leben*: größere finanzielle, gesundheitliche, emotionale, juristische, familiäre oder soziale Probleme
- *Feedback von anderen*: Manchmal erkennen diese ein Problem vor dem Betroffenen selbst.
- *Impulsivität*: Trigger bringen Sie immer wieder dazu, das Verhalten zu wiederholen.

Vielleicht ist Ihnen auch schon klar, daß Sie eine bestimmte Sucht haben, aber Sie fragen sich, ob möglicherweise auch noch andere Süchte vorliegen. Vielleicht erkennen Sie auch gewisse Probleme, sind sich aber nicht sicher, ob die Gefahr besteht, daß Sie eine voll ausgeprägte Sucht entwickeln. Später in diesem Kapitel sind ein paar Fragen aufgeführt, die Ihnen helfen sollen, Ihre eigene Situation besser zu verstehen.

Suchtprobleme können leicht, mäßig oder stark sein

Möglicherweise glauben Sie nicht, daß Sie süchtig sind, solange Sie nicht betrunken hinfallen, obdachlos, kriminell oder arbeitslos werden oder eine Überdosis konsumiert haben. Sie können solch ein Problem aber auch dann haben, wenn niemand es bemerkt oder wenn Sie selbst es noch nicht erkennen, wenn Sie in anderen Lebensbereichen Erfolg haben, wenn Sie ein gütiger und ehrbarer Mensch sind und sogar wenn sie grundsätzlich gut für sich sorgen. Menschen, die auf andere einen guten Eindruck machen, werden zumindest als Menschen mit einem Suchtproblem beachtet, beispielsweise kompetente Eltern, Selbständige und gute Studenten. Manchmal werden sie »funktionierende Süchtige« genannt – sie erfüllen in ihrem Beruf und zu Hause ihre Pflichten, obwohl sie süchtig sind.

Suchtprobleme können im übrigen *leicht*, *mäßig* oder *stark* sein. Suchterkrankungen sollte man möglichst früh behandeln, um eine Verschlimmerung zu verhindern. »Höre das Flüstern, bevor es zu einem Schrei geworden ist.« *Rethinking Drinking* beispielsweise ist eine frei zugängliche Website der US-amerikanischen Regierung, die dazu beitragen soll, daß aus Menschen mit einem leichten Alkoholproblem keine voll entwickelten Alkoholiker werden. Sie können auch an der Verringerung leichterer Formen von *Spielsucht* arbeiten, damit daraus keine ausgeprägte Störung wird, also die starke Form der Sucht.

Sie können eine leichte Sucht haben, die (in frühen Stadien) *abnimmt* oder, wenn Sie von einer voll ausgeprägten Sucht genesen, *wieder zunimmt*. Ganz gleich, an welchem Punkt Sie sich befinden, gehen Sie ehrlich mit Ihren Problemen um, damit Sie eindeutig feststellen können, ob es Ihnen im Laufe der Zeit besser oder schlechter geht.

Doch ganz gleich, wie schwer eine Sucht ist, es ist nie zu spät, von ihr zu genesen. In diesem Zusammenhang sollten Sie lesen »Die Dinge entwickeln sich gut – Davids Erfahrungen« (in Kapitel 3), wo ein Patient, der eine dauerhafte Genesung erreichte, seine wahre Geschichte erzählt.

Viele Arten von Abhängigkeiten

Substanzabhängigkeiten

Substanzabhängigkeiten sind sehr verbreitet, und sie beinhalten, woran die meisten Menschen denken, wenn sie die Begriffe *Sucht* und *Abhängigkeit* hören. Es gibt viele verschiedene Substanzen, von denen man abhängig werden kann, und die Liste wird immer länger, weil ständig neue hinzukommen. Alkohol gab es in der gesamten bekannten Menschheitsgeschichte. Die am häufigsten mißbrauchten Drogen sind jedoch moderne Erfindungen, die Chemiker seit Mitte des 19. Jahrhunderts entwickelten: Mittel wie Kokain, Heroin und Opiate, die gegen Ende des 19. Jahrhunderts populär wurden.

Alkoholsucht ist die häufigste Substanzabhängigkeit, weil Alkohol der einzige suchterzeugende Stoff ist, den man fast überall legal erwerben kann.Marihuana ist die am häufigsten benutzte illegale Droge, und seit die Legalisierung von Marihuana Fortschritte macht, sind Abhängigkeiten von dieser Droge im Vormarsch. Abgesehen von der Frage der legalen Erhältlichkeit dieser Substanzen ist die Beliebtheit verschiedener Drogen natürlich auch Schwankungen unterworfen. Kokain war in den 1980er Jahren sehr beliebt, sein Konsum nahm in den 1990er Jahren ab, und jetzt ist er wieder im Vormarsch.

Die vielen verschiedenen Substanzen, die Süchtige mißbrauchen können, lassen sich zu vier Grundtypen zusammenfassen: *Opioide* (wie Heroin und Oxycodon); *Stimulanzien* (wie Kokain, Ecstasy, Speed und Methamphetamine); *Halluzinogene* (wie LSD, Peyote und halluzinogene Pilze); und *Sedativa* (»Downer«) (wie Alkohol, Valium und Secobarbital). Darüber hinaus gibt es einige Mischformen (z. B. Marihuana).

Verhaltensabhängigkeiten

Die sogenannten *Verhaltensabhängigkeiten* werden meist von der Psychiatrie noch nicht offiziell als solche anerkannt. Spielsucht ist die am besten untersuchte unter ihnen, die auch als psychische Störung anerkannt wird. Andere potentielle Abhängigkeiten, die zur Zeit erforscht werden, sind Kaufsucht, Geldausgebesucht, Sexsucht, Pornographiesucht, Sucht nach der Beschäftigung mit elektronischen Medien (wie Internet, SMS, Spielen, Fernsehen), Arbeitssucht, Trainingssucht und suchtmäßige Beschäftigung mit einem Hobby. Auch über weniger verbreitete Verhaltensabhängigkeiten liegen Berichte vor, etwa über die Sucht, sich zu bräunen, nach Schönheitsoperationen, Tattoos und die Beratung durch Hellseher. Auch Eßsucht wird manchmal als Verhaltensabhängigkeit verstanden, in der psychiatrischen Fachsprache aber als *Binge-Eating-Störung* oder, wenn die Betroffenen das übermäßig Gegessene anschließend gleich wieder von sich geben – etwa durch Erbrechen –, *Bulimie* genannt.

Zwar wurden Verhaltensabhängigkeiten bisher weniger gründlich untersucht als Substanzabhängigkeiten, doch werden auch sie vermehrt als problematisch anerkannt. Sie scheinen im Gehirn die gleichen Veränderungen hervorzurufen wie Substanzabhängigkeiten, was aber noch eingehender untersucht werden muß. Außerdem werden sie von den Betroffenen ähnlich erlebt wie Substanzabhängigkeiten, einschließlich des Drangs (Craving), das Verhalten zu praktizieren, der Schwierigkeiten, es zu unterlassen, der damit verbundenen Schuld- und Schamgefühle und der Neigung zu zwanghaftem Wiederholen des Verhaltens. (Siehe hierzu in Anhang B die *Excessive Behavior Scale.*)

Anzeichen für ein Suchtproblem

Mit Hilfe der nachfolgenden Fragen sollen Sie herausfinden, ob bei Ihnen eine Sucht oder eine Abhängigkeit besteht. Nicht nur wenn Sie alle diese Fragen mit »ja« beantworten, liegt bei Ihnen ein Problem vor. Denken Sie auch daran, daß Sie das Wort »Sucht« nicht zu benutzen brauchen, wenn Sie einen anderen Begriff, etwa »Problem« oder »Abhängigkeit«, bevorzugen.

✧ Lesen Sie jede Frage, und versuchen Sie, wirklich zu spüren, ohne sich zu verurteilen oder zu beschuldigen, ob ihr Inhalt auf Sie zutrifft. Sie können die Fragen für eine bestimmte Substanz beantworten, beispielsweise für Alkohol oder eine bestimmte Droge; Sie können sie aber auch auf ein Verhalten wie Spielsucht, suchtartigen Internetgebrauch, Sexsucht, Arbeitssucht, Computerspielsucht usw. beantworten. Gehen Sie die Liste mehr als einmal durch, wenn mehrere Ihrer Verhaltensweisen problematisch sein könnten.

1. Fahren Sie mit dem Verhalten selbst dann fort, wenn Ihre Beziehung darunter leidet? ja | vielleicht | nein
2. Wollen Sie das Verhalten reduzieren, sind dazu aber nicht in der Lage? ja | vielleicht | nein
3. Verspüren Sie einen Drang, das Verhalten zu praktizieren? ja | vielleicht | nein
4. Widmen Sie sich dem Verhalten häufiger oder länger, als Sie eigentlich beabsichtigen? ja | vielleicht | nein
5. Verbringen Sie viel Zeit damit, das Mittel zu bekommen (bzw. das Verhalten zu ermöglichen), zu nutzen und sich davon zu erholen? ja | vielleicht | nein
6. Schaffen Sie es wegen der Abhängigkeit nicht, Ihre Pflichten im Beruf, zu Hause oder in der Schule zu erfüllen? ja | vielleicht | nein

7. Geben Sie deswegen wichtige soziale, berufliche oder der Erholung dienende Aktivitäten auf? ja | vielleicht | nein
8. Wiederholen Sie das Verhalten immer wieder, selbst wenn Sie sich dadurch in Gefahr bringen? ja | vielleicht | nein
9. Fahren Sie damit fort, obwohl Sie wissen, daß Sie ein körperliches oder emotionales Problem haben, das dadurch verschlimmert wird? ja | vielleicht | nein
10. Müssen Sie der Sucht/dem Verhalten immer mehr Zeit und Energie widmen, um die erhoffte Wirkung zu erzielen? ja | vielleicht | nein
11. Erleben Sie Entzugssymptome (Nervosität, Gereiztheit, Kopfschmerzen, Depression, Schwitzen, Herzrasen oder Anspannung), wenn Sie das Verhalten eine Weile unterlassen, und verschwinden diese Symptome, wenn Sie die Substanz wieder konsumieren / das Verhalten erneut praktizieren? ja | vielleicht | nein

✧ Wie viele der Fragen haben Sie mit »ja« oder »vielleicht« beantwortet? Ihr Problem ist wahrscheinlich eher ein *leichtes*, wenn Sie nur zwei oder drei Fragen mit »ja« oder »vielleicht« beantwortet haben, *mäßig stark* wenn es vier oder fünf waren, und *schwer* bei sechs oder mehr. Um dies noch zuverlässiger festzustellen, sollten Sie sich dem nächsten Abschnitt zuwenden.

✶ Erforschen Sie ... *Haben Sie ein Abhängigkeitsproblem?*

Wenn Ihnen nicht völlig klar ist, ob Sie Probleme haben, die auf einer Sucht oder Abhängigkeit basieren, können Sie eine der folgenden Empfehlungen ausprobieren.

- *Machen Sie einen Screening-Test.* Beantworten Sie eine Anzahl kurzer offener Fragen anonym und nur für sich selbst. Es gibt Screening-Tests für Alkohol-, Drogen- und Verhaltensabhängigkeiten.
- *Bitten Sie einen Fachkundigen um eine formelle Beurteilung.* Die betreffende Person sollte aber unbedingt eine Ausbildung im Umgang mit Abhängigkeiten haben und bei der Untersuchung geeignete Tests benutzen.

- *Lesen Sie mehr über Sucht und Abhängigkeit.* Informieren Sie sich über Websites und Bücher, die Ihnen weiterhelfen könnten. Manchmal reicht es schon, genau zuzuhören, um die Wahrheit über sich selbst herauszufinden.

Festzustellen, ob eine Sucht oder Abhängigkeit vorliegt, kann auch sehr schwierig sein. Manchmal fällt es Menschen schwer, ein Problem klar zu sehen, weil das Leugnen ein fester Bestandteil ihrer Krankheit ist. Außerdem gibt es in der Psychotherapie und Psychiatrie mittlerweile unterschiedliche Definitionen, die einige Abhängigkeiten besser zu identifizieren vermögen als andere. Für Spielsucht, Arbeitssucht, Sexsucht, Eßsucht und Kaufsucht gibt es sogenannte Zwölf-Schritte-Gruppen, die sich alle an dem Genesungsmodell orientieren, das heute am weitesten verbreitet ist: Es wurde im Jahre 1935 von den Anonymen Alkoholikern vorgestellt und später auf andere Abhängigkeiten übertragen. Da das Wissen über Sucht und Abhängigkeiten ständig zunimmt, sollten Sie sich so viele Informationen wie möglich aneignen.

»Wie ein Tintenfisch«: Trauma und Sucht wirken sich auf viele andere Probleme aus

Trauma und Sucht sind nur ein Teil des Gesamtbildes; beide sind auch mit anderen Problemen verbunden. Sie gleichen einem Tintenfisch mit seinen vielen Armen, weil sie viele Aspekte des Lebens berühren und beeinflussen.

✧ Stellen Sie fest, welche der im folgenden aufgeführten Probleme in Ihrem Leben eine Rolle spielen.

- *Soziale Probleme* wie Isolation, Einsamkeit und Schwierigkeiten, mit anderen Menschen zurechtzukommen
- *Wutprobleme*: zuviel oder zu wenig Wut
- *Finanzielle Probleme*
- *Probleme der körperlichen Gesundheit*
- *Probleme mit der adäquaten Ausführung von Aufgaben*, beispielsweise mit dem Behalten einer beruflichen Position und mit der Sorge für die eigenen Kinder
- *Juristische Probleme*, beispielsweise wegen Fahrens unter (Alkohol-)Einfluß, Verlust des Sorgerechts über die eigenen Kinder, Strafen wegen Drogenkonsums oder -besitzes sowie wegen anderer krimineller Handlungen

- *Gefahr einer HIV-Infektion und/oder Aids-Erkrankung*
- *Schädigung der eigenen Person oder anderer Menschen*, beispielsweise in Form von suizidalen oder gewalttätigen Impulsen
- *Obdachlosigkeit*
- *Häusliche Gewalt*

Viele Menschen haben solche Probleme, bringen sie aber nie mit einem Trauma oder einer Sucht in Verbindung. Solche Zusammenhänge zu erkennen kann Ihnen helfen, sich selbst und andere mitfühlender zu sehen, insbesondere wenn Sie unter schweren traumabedingten Problemen oder Sucht-/Abhängigkeitsproblemen leiden.

Genesung ist möglich

Wenn Sie schon lange mit einem Trauma und einer Sucht ringen, haben Sie möglicherweise jede Hoffnung auf eine Besserung verloren: »Nichts hilft mir.« – »Ich bin einfach nicht stark genug.« – »Ich bin schon so lange abhängig, ich kann nicht damit aufhören.« Vielleicht haben Sie auch schon eine Behandlung hinter sich, aber es gibt immer noch Probleme. Dazu ist zunächst einmal zu sagen, daß eine Genesung sowohl von einer Traumatisierung als auch von einer Sucht oder Abhängigkeit *grundsätzlich möglich ist.* Die medizinische Forschung hat bewiesen, daß sich in beiden Fällen Besserungen erreichen lassen, auch wenn jemand schon seit vielen Jahren mit diesen Problemen zu kämpfen hat. Die meisten Menschen erhalten allerdings nie Hilfe, die gleichzeitig gegen ein Trauma und eine Sucht wirkt. Es geht aber nicht darum, daß Sie *noch mehr* Hilfe erhalten, sondern Sie brauchen *eine andere Art* von Hilfe.

✧ Wie empfinden Sie es, traumabedingte Probleme als physische Krankheit zu sehen?

✧ Wie empfinden Sie es, Sucht und Abhängigkeit als physische Krankheit zu sehen?

Stimmen Genesender

Jasmin – »Teil des Menschengeschlechts«

»Ich erinnere mich noch daran, wie es war, als ich entdeckte, daß ich an einer PTBS erkrankt war. Ich war wegen Kokainsucht in Behandlung, und meine Therapeutin kam darauf, nachdem wir über meinen in der Kindheit erlebten Mißbrauch geredet hatten. Sie erklärte mir, ich hätte eine PTBS, also nicht nur ein Problem wegen des Kokainkonsums. Zuerst war ich drauf und dran zu sagen: ›Ach komm schon, du machst wohl Witze. Ich kann doch nicht alle diese Probleme gleichzeitig haben.‹ Aber dann fühlte ich mich doch erleichtert, weil ich nun etwas mit einem Namen hatte. Lange hatte ich geglaubt, mit mir stimme einfach irgend etwas nicht, und es sei nun einmal unmöglich, daran etwas zu ändern. Jetzt kann ich mit meiner Situation besser umgehen. Wenn man nicht weiß, was los ist, ist es völlig anders. Aber wenn man weiß, was man hat, geht es einem ähnlich wie Menschen, bei denen Krebs diagnostiziert wurde: Wenn sie wissen, woher ihre Krankheit kommt, können sie etwas dagegen unternehmen. Dieses Kapitel erinnert mich daran, daß ich mich völlig anders sehen konnte, nachdem mir dies alles klar geworden war – als ob ich ein vollgültiges Mitglied des Menschengeschlechts geworden wäre, auch wenn ich diese Probleme habe. Vorher fühlte ich mich ständig beschämt, nicht normal, als könnte ich nichts richtig machen. Dies hat in mir die Hoffnung geweckt – ich weiß jetzt, woran ich arbeiten muß.«

5 Wie verändern sich Menschen?

Diese Zeit ist wie jede Zeit eine sehr gute, sofern wir wissen, was wir damit anfangen können.

— Ralph Waldo Emerson

Es gibt so viele unterschiedliche Arten von psychologischer Beratung, Selbsthilfe, medikamentöser Behandlung und spirituellen Heilmethoden, daß es schwierig sein kann, die entscheidende Frage zu beantworten: Wie verändern sich Menschen?

Im vorliegenden Kapitel wird sehr umfassend beschrieben, wie Veränderungen zustande kommen, wobei acht besonders wichtige Möglichkeiten erörtert werden. Trotz der vielen verschiedenen »Markennamen« für Methoden der Veränderung basieren alle letztlich auf einem oder mehreren der beschriebenen acht Prozesse.

✧ Markieren Sie, welche der acht beschriebenen Methoden Ihnen besonders zusagen.

1. Neue Coping-Strategien erlernen

Der Begriff *Coping* bezeichnet die Art, auf die Menschen mit ihren Problemen umgehen. In gesunden Familien und Gemeinschaften ist gutes Coping ein Teil der »Luft, die Sie atmen« – die Menschen in Ihrer Umgebung zeigen in ihrem Handeln genau dies, auch wenn sie nicht darüber sprechen. Sie verhalten sich verantwortlich und bewältigen Herausforderungen auf positive Arten. Aber Traumata und Suchterkrankungen verringern manchmal die Fähigkeit, mit Herausforderungen fertig zu werden, sehr stark. Möglicherweise müssen Sie dann einige Grundfähigkeiten der Lebensführung erlernen oder wiedererlernen, beispielsweise sich zu beruhigen, wenn Sie aufgebracht sind, mit Triggern fertig zu werden, Situationen neu zu überdenken, in Beziehungen Grenzen zu setzen, besser für den eigenen Körper zu

---

Dieses Kapitel wurde mit Genehmigung des Verlags dem Buch *Creating Change* von Lisa M. Najavits (Guilford Press – in Vorbereitung) entnommen.

sorgen, sich auch ohne Suchtverhalten wohl zu fühlen usw. Siehe hierzu auch Kapitel 12, »Sicheres Coping«.

Wie es sich anfühlt, neue Coping-Fertigkeiten zu erlernen

Dylan war 28 Jahre alt, als er erfuhr, daß er an Hodgkin-Lymphom erkrankt war. Er hatte seit seinem fünfzehnten Lebensjahr mehrmals wöchentlich Alkohol und Marihuana konsumiert. »Der Krebs hat bei mir alles erschüttert. Ich war jemand gewesen, der hart arbeitete und ordentlich feierte. Als der Arzt mir mitteilte, ich müsse mit dem Trinken und dem Gras aufhören, traf mich das härter als die Aussicht auf eine Chemotherapie. Ich versuchte mir einzureden, daß ich nicht abhängig sei, weil ich keine Probleme mit meinem Job hätte. Aber als ich versuchte, mit dem Konsum aufzuhören, bekam ich es mit der Angst zu tun; mir wurde klar, daß ich das nicht durchhalten würde. Deshalb ließ ich mich auf eine Entziehungskur ein. Der wichtigste Teil der Therapie war neben den AA-Meetings das Erlernen von Coping-Skills – Stunde um Stunde haben wir das gemacht: Wutmanagement, Stimmungsmanagement, kognitiv-behaviorale Fertigkeiten, Rückfallprävention. Es war, als würde ich auf einen Magisterabschluß in Coping hinarbeiten. Zuerst sagte ich mir: ›Das funktioniert sowieso nicht, wenn ich wieder zu Hause bin.‹ Aber mir kamen immer wieder die Worte *Krebs* und *Tod* in den Sinn, und ich wußte, daß ich es versuchen mußte. Als ich merkte, daß die Fertigkeiten, die ich erlernt hatte, mir halfen, war ich überrascht. Ich konnte nun plötzlich aufkommenden Impulsen begegnen, mit Menschen umgehen und meinen Spaß haben, ohne Alkohol und Gras zu konsumieren. Das war nicht leicht, aber schließlich merkte ich, daß ich selbst entscheiden kann, wie ich mich in einer bestimmten Situation verhalte, ganz gleich, ob es um einen Impuls zu konsumieren geht, ob mich jemand auf die Palme bringt oder was auch immer. Ich hätte mir sicher niemals gewünscht, an Krebs zu erkranken, aber ich bin dankbar für das, was ich dadurch gelernt habe. Die Krebsbehandlung habe ich inzwischen hinter mir, und ich habe jetzt seit zwei Jahren weder Alkohol noch andere Substanzen konsumiert.«

✧ Möchten Sie irgendwelche neuen Coping-Skills erlernen?

2. Trauern

Traumata und Verlusterlebnisse kann man betrauern. Sie können zulassen, den damit verbundenen emotionalen Schmerz zu spüren, durch ihn hindurchgehen und mit neuem Verständnis und einem Gefühl des Friedens daraus auftauchen. Das Vergangene können Sie nicht verändern, aber Sie können Ihre diesbezüglichen Empfindungen beeinflussen. Zu trauern ist insbesondere bei Verlusten sehr nützlich – Sie können den Verlust von Zeit, der körperlichen Gesundheit oder der Unschuld betrauern. Trauern kann auch helfen, damit zurechtzukommen, daß Sie bestimmte Dinge eigentlich gebraucht hätten, aber nicht bekommen haben, z. B. Liebe und Mitgefühl. Wenn es um ein schweres Trauma oder eine starke Abhängigkeit geht, kann sich das Gefühl einstellen, Ihr ganzes Leben sei aus der Bahn geworfen worden; auch dies kann man betrauern. Vielleicht haben Sie auch Menschen und Orte verloren, an denen Sie sehr hingen. Wenn Sie sich zur Trauerarbeit entschließen, sollten Sie »Zwei Arten von Beratung bei Traumata« (Kapitel 33) lesen, weil Trauer emotional überwältigend wirken kann. Sie kann einen Rückfall in Suchtverhalten initiieren, wenn man nicht entsprechend vorbereitet ist und nicht vorsichtig damit umgeht.

Wie sich Trauer anfühlt

Die Schriftstellerin Anne Lamott, die sich offen über ihr Trauma und ihre Sucht geäußert hat, beschreibt das Trauern wie folgt: »Nachdem mein Vater gestorben war … mußte ich mich fast völlig verschließen und einige Monate lang im Schlamm suhlen. Ich fühlte mich in der Welt nicht mehr sicher, in der mein junger attraktiver Vater plötzlich tot war. Ich hatte das Gefühl, da draußen gehe es wie auf einem Schießstand zu. Mein Herz war so restlos und irreparabel gebrochen, daß ich keine echte Freude mehr empfinden und mir bestenfalls irgendwann ein wenig Zufriedenheit erhoffen konnte. Alle wollten, daß ich mich um Hilfe bemühte und wieder am Leben teilnähme, mich zusammenrisse und meinen Weg ginge; das versuchte ich auch, ich wollte es, aber ich konnte einfach nicht anders, als weiter im Schlamm liegen zu bleiben, die Arme um den eigenen Körper geschlungen, die Augen geschlossen, trauernd, bis ich es nicht mehr brauchte. Danach normalisierte sich mein Zustand allmählich: Ich empfand wieder Freude, und manchmal fühlte ich mich jetzt größer, als ich jemals für möglich gehalten hätte. In meinem Inneren ist es so groß … es ist wie ein Geheimnis, durch das ich zerplatzen könnte, wie wenn man verliebt ist.« (*Operating Instructions*)

✧ Würde das Betrauern von Verlusten Ihnen zu genesen helfen? Wenn ja, wie können Sie dies dann umsichtig in die Wege leiten?

✧ Würde es Ihnen helfen, von einem Therapeuten, einer Gruppe oder einem vertrauenswürdigen Freund unterstützt zu werden?

3. Quantensprung-Veränderung (Konversion)

Eine *Quantensprung-Veränderung*, auch *Konversion* genannt, erfolgt plötzlich und ist dramatisch und dauerhaft. Manchmal ist auch die Rede von »das Licht sehen«, oder es wird von einem »Blitz aus heiterem Himmel« gesprochen. Dies ist etwas völlig anderes als die häufiger vorkommende langsame und stetige Genesung mit ihren ständigen Schwankungen (die *edukative* oder *inkrementelle Veränderung* genannt wird). Im Gegensatz dazu erfolgt eine Quantensprung-Veränderung »plötzlich und unerwartet, ist tiefreichend, positiv und dauerhaft – ein Konversionserlebnis der Genesung, bei dem das eigene Leben innerhalb weniger Sekunden in die Kategorien ›vorher‹ und ›nachher‹ aufgeteilt wird«, wie William White über den Prozeß der Genesung von einer Sucht schreibt. Im Falle einer Abhängigkeit führt das Erreichen des absoluten Tiefpunktes manchmal zu einer Quantensprung-Veränderung. Die Arbeit zu verlieren, eine Gefängnisstrafe antreten zu müssen, in einen Autounfall verwickelt zu werden wie auch jede andere schwerwiegende Folge einer Abhängigkeit kann einen Menschen dazu bringen, endlich zu sehen, daß er in seinem Zustand sein Leben ganz und gar nicht im Griff hat, und sich aufgrund dessen dazu durchzuringen, vom Substanzkonsum dauerhaft abzusehen. Dieser Punkt wird auch »Augenblick der Verzweiflung« genannt. Eine Quantensprung-Veränderung ist oft mit einer spirituellen Komponente verbunden und wird wie eine Wiedergeburt beschrieben: »Die Abhängigkeiten waren in ein geschädigtes Selbst eingebettet, das sterben mußte, bevor ein neues Selbst geboren werden konnte« (White 2014). Meist wird eine Quantensprung-Veränderung in Zusammenhang mit der Genesung von einer Sucht, nicht in Verbindung mit einem Trauma, beschrieben.*

Wie sich eine Quantensprung-Veränderung (Konversion) anfühlt

Eine Beschreibung der Konversion stammt aus einem Buch von William James aus dem Jahre 1902 mit dem Titel *Die Vielfalt religiöser Erfahrungen*. Die Anonymen Alkoholiker entstanden aufgrund der Konversionserlebnisse, die James in diesem Buch beschrieben hat. Dies führte sogar dazu, daß Bill Wilson, einer der Gründer der AA, sagte, man solle William James als einen der Mitbegründer der AA ansehen. Die Beschreibung, um die es hier geht, ist religiöser Art; eine Kon-

* In Zusammenhang mit einer PTBS hat der Begriff *Konversion* eine Bedeutung, die derjenigen, die Konversion bezogen auf Sucht und Abhängigkeit hat, entgegengesetzt ist. Ein Mensch leidet unter einem extrem starken Trauma, unterdrückt dies (indem er das Trauma oder die durch dieses hervorgerufenen Empfindungen nicht anerkennt), und es entsteht eine physische Beeinträchtigung wie Erblinden, Ertauben oder Lähmung. Es gibt zahlreiche Berichte über solche Konversionen, darunter einige von Soldaten aus der Zeit des Ersten Weltkriegs sowie aus neuerer Zeit.

version kann aber auch in nichtreligiösen Zusammenhängen stattfinden: »Eines Dienstags Abends saß ich in einer Kneipe in Harlem, ein heimatloser, freundeloser, sterbender Trunkenbold. Alles, was einen Drink bringen konnte, hatte ich verpfändet oder verkauft. Ich konnte nicht schlafen, wenn ich nicht völlig betrunken war. Seit Tagen hatte ich nichts gegessen ... [Plötzlich] kam es mir in den Kopf, in Jerry M'Auleys Mission zu gehen. ... Ich hörte das Zeugnis von fünfundzwanzig oder dreißig Leuten an, die vom Rum gerettet worden waren, und ich faßte Zuversicht, daß ich gerettet werden oder auf der Stelle sterben würde. ... Ich kniete mit einem Haufen von Trunkenbolden nieder ... und dann sagte ich, mit brechendem Herzen: ›Lieber Jesus, kannst Du mir helfen?‹ Niemals werde ich diesen Augenblick in sterblicher Zunge beschreiben. Obwohl mein Herz bis zu diesem Augenblick von unbeschreiblicher Düsterkeit erfüllt war, fühlte ich die prächtigen Strahlen der Nachmittagssonne in mein Herz scheinen. Ich fühlte: Ich war ein freier Mann. ... Von jenem Augenblick an bis jetzt habe ich nie wieder einen Schluck Whisky begehrt.« (Dt. Ausg.: Walter, Olten 1979, S. 196–198)

✧ Wollen Sie mehr über die Quantensprung-Veränderung herausfinden? Dann reden Sie mit Menschen, die an Zwölf-Schritte-Treffen teilnehmen; lesen Sie das *Blaue Buch* der AA. Es gibt auch ein Selbsthilfebuch mit dem Titel *Quantum Change* [von William R. Miller] (siehe Literaturliste).

4. Beziehungsbasierte Veränderung

Beziehungen zählen zu den wirksamsten Möglichkeiten, eine Veränderung herbeizuführen. Dies können Beziehungen innerhalb einer Familie oder im Rahmen einer Selbsthilfegruppe oder Beziehungen zu Freunden bewirken, es kann sich aber auch um die Beziehung zu einem Psychotherapeuten oder zu einer spirituellen Quelle handeln. Liebevolle Beziehungen sind besonders wichtig, wenn es um die Genesung von einem Trauma oder einer Sucht geht, weil beide die Entwicklung gesunder Beziehungen zu anderen Menschen beeinträchtigen. Ein Trauma kann es Ihnen erschweren, anderen Menschen zu vertrauen, und eine Sucht kann es anderen Menschen erschweren, Ihnen zu vertrauen. Ihre Arbeit an Ihrer Genesung kann auch durch Beziehungen gestärkt werden, in denen Sie in der Rolle eines Vaters oder einer Mutter, als AA-Sponsor oder als Freund anderen helfen, ihre eigenen Traumata zu überwinden.

Wie sich eine beziehungsbasierte Veränderung anfühlt

Cassie verlor ihre Eltern, als sie sieben Jahre alt war. Sie wuchs in einer Pflegefamilie auf, in der sie vernachlässigt und mißhandelt wurde. Als Erwachsene wurde sie alkoholabhängig, als ihre eigene Tochter sieben Jahre alt wurde, was bei ihr schmerzhafte Erinnerungen weckte. »Mein Mann setzte sich mit mir hin und redete mit mir. Er sagte, ich tränke zuviel. Ich war im betrunkenen Zustand mit dem Auto gefahren. Er liebt mich sehr und machte sich große Sorgen um mich. Was er mir sagte, drang zu mir durch, und auf diese Weise kam ich zu den AA. Wenn ich darauf zurückblicke, wie ich vor acht Monaten war, als ich dort anfing und daran zu arbeiten begann, trocken zu werden, und das mit meiner jetzigen Situation vergleiche, bin ich erstaunt, wie sehr ich mich verändert habe. Am Anfang hatte ich das Gefühl, ich würde es nie schaffen – aber ein Treffen nach dem anderen, die Arbeit an den zwölf Schritten, der Kontakt zu meinem Sponsor – all das hat mich durch einen Sturm der Emotionen, des Zweifels und der Furcht zu dem sicheren Ort geführt, wo ich jetzt bin. Ich weiß, daß dies immer noch nur der Anfang der Genesung ist, und ich frage mich, wie ich mich an meinem ersten Jahrestag, in fünf Jahren und in zehn Jahren fühlen werde. Außerdem ist mir jetzt klar, daß ich wegen meines Kindheitstraumas Unterstützung brauche. Seit ich mehr darüber herausfinde, dämmert mir allmählich, warum ich zu trinken angefangen habe. Ich staune über die Liebe meines Mannes und darüber, wie er mir die Wahrheit über das, was er sieht, gesagt und mich so dazu gebracht hat, mich zu verändern.«

✧ Haben Sie Beziehungen, die Ihnen helfen zu genesen? Wenn nicht, gibt es zumindest eine Möglichkeit, eine solche Beziehung aufzubauen?

5. Veränderungen durch physische Einflüsse

Zu dieser Art von Veränderung kommt es durch Medikamente, Körpertherapien oder starke physische Erlebnisse. Heute besteht in weiten Kreisen Einigkeit darüber, daß Verbindungen zwischen Geist und Körper die Heilung fördern. Einige halten physische Möglichkeiten der Einflußnahme sogar für wirksamer als die traditionellen verbalen Hilfsangebote, wie sie im Rahmen einer psychologischen Beratung angeboten werden. Traumabedingte Probleme und Suchtprobleme können durch physische Behandlungsmöglichkeiten wie Yoga, Körpertraining, Massage und Qigong positiv beeinflußt werden. Psychopharmaka zählen zu den gebräuchlichsten Mitteln physischer Veränderung von traumabedingten Problemen (z. B. Antidepressiva) sowie von Suchtproblemen (zur Verringerung des Verlangens nach dem Suchtstoff, als Ersatz für Opiate usw.).

Wie sich Veränderungen durch physische Einflüsse anfühlen

Michele litt infolge einer lebensbedrohlichen körperlichen Krankheit, die sie im Alter von 13 Jahren gehabt hatte, seit über zehn Jahren an PTBS. »[Mein Therapeut] hat mir erklärt, daß das Gehirn Erlebnisse in neuronalen Pfaden enkodiert und daß diese neuronalen Pfade im Falle eines bedrohlichen Erlebnisses übermäßig aktiviert werden können. Unser Ziel ist, das Erlebnis meiner Krankheit ›herauszuverarbeiten‹. … Wir benutzen dazu Informationsverarbeitungstechniken: EMDR (Eye Movement Desensitization and Reprocessing), Thought-field-Therapie, Emotional Freedom Therapy und Tapas-Akupressurtechnik. … Ganz allmählich fängt die knarrende Maschinerie der Geist-Körper-Verbindung, die so viele Jahre abgeschaltet und außer Betrieb gesetzt war, wieder an, sich um ihre gut geschmierte Achse zu drehen. Ich erkenne nach und nach meine Instinkte und wo und wie sie in den Reaktionen meines Körpers zum Ausdruck kommen. Ich übe mich darin, die Stärke dieser inneren Stimme zu hören und einzuschätzen. … Und ich übe, Impulse zu spüren und darauf zu reagieren, ohne Fragen zu stellen. Bald wird diese Art von Verhalten automatisiert, und ich gehe umher und spüre ein wohlig-warmes Gefühl, wobei ich denke, daß es vielleicht doch eine Möglichkeit gibt, mich wieder mit meinem Ich, wie es vorher und nachher war, zu verbinden, mit meiner Furcht und meiner Kraft.« (Michele Rosenthal: *Before the World Intruded. Conquering the Past and Creating the Future)*

✧ Würde es Ihnen helfen, eine der physischen Möglichkeiten der Genesungsförderung auszuprobieren?

6. Zwang

Mit Zwang ist hier eine erzwungene Veränderung gemeint, z. B. wenn ein Gericht jemanden zu einer Behandlung zwingt. Dies kann bei Suchtbehandlungen der Fall sein, ist jedoch bei Traumatisierungen eher unwahrscheinlich. Vielleicht überrascht es Sie zu hören, daß Menschen, die zu einer solchen Behandlung gezwungen werden, genauso gute oder sogar noch bessere Ergebnisse erzielen wie diejenigen, die sich freiwillig auf eine Entzugsbehandlung einlassen. Einige sagen sogar, daß sie zu einer Behandlung gezwungen worden seien, sei das Beste, was ihnen jemals passiert sei. Kathleen Brady, eine Psychiaterin, schreibt, daß viele Menschen einen solchen Anstoß brauchen, auch wenn es nicht immer ein formeller Zwang sein muß: »Kein einziger meiner Patienten ist zu mir gekommen, weil er eines Tages aufwachte und sich sagte: ›Ich bin süchtig und muß dafür sorgen, daß ich clean werde.‹ … Fast alle sind auf irgendeine Weise zu diesem Schritt gezwungen worden. Entweder waren die Patienten in ihrem Beruf in Schwierigkeiten, oder ihre Frau bestand auf einer Behandlung oder ihre Kinder stellten sie zur Rede. Es ist Aufgabe der Behandler, dafür zu sorgen, daß ihre Patienten in der Lage sind, sich für die Behandlung zu engagieren.«

Renées Geschichte: Wie sich Zwang anfühlt

»Ich habe immer gedacht, ein Drogensüchtiger sei jemand, der am äußersten Rand der Gesellschaft lebt, jemand, der mit wilden Blicken um sich schaut, einen rasierten Schädel hat und in der Gosse lebt. Das hat sich geändert, als ich selbst so jemand wurde. Wissen Sie, ich habe nie geglaubt, daß ich süchtig war. Ich glaubte, mit mir sei alles in bester Ordnung. Ich lebte in einem wunderschönen Haus, fuhr ein schönes Auto, war Mutter, Ehefrau und hatte eine gute berufliche Position. Man könnte wohl sagen, daß ich den Amerikanischen Traum lebte. Das war, bevor meine Sucht nach verschreibungspflichtigen Schmerzmitteln mein Leben auf den Kopf stellte. Meine Sucht machte mich mit der Justiz bekannt und zwang mich zu einer Behandlung. Damals hielt ich das für eine Strafe, aber tatsächlich hat es mir das Leben gerettet! … Ganz allmählich fielen meine Schutzmauern in sich zusammen. Meine Therapeutin half mir zu verstehen, daß emotionaler Schmerz mindestens so starkes Leiden verursacht wie physischer Schmerz, wenn nicht sogar stärkeren. Ich habe nie geglaubt, daß es mir gelingen würde, den Schmerz und die Kette der Sucht zu durchbrechen, die so fest um mich geschlungen war, aber es gelang mir. … Heute bin ich auf dem besten Weg, von dieser lebensbedrohlichen Krankheit zu genesen. Ich fühle mich glücklich, froh und frei, bin eine bessere Ehefrau und Mutter … und bereite mich auf meinen neuen Beruf als Suchtberaterin vor, um auch anderen helfen zu können.«

✧ Brauchen Sie einen Anstoß, um den Weg zur Genesung anzutreten? Wie könnte dieser Anstoß erfolgen?

7. Konsequenzen

»Früher oder später nimmt jeder an einem Festmahl der Konsequenzen teil« hat der Schriftsteller Robert Louis Stevenson gesagt. Manche Konsequenzen fühlen sich gut an wie Lob, Beifall oder eine gute Zensur in der Schule. Andere Konsequenzen fühlen sich schlecht an, beispielsweise wenn man gescholten wird oder sich verschuldet. Es gibt auch formelle Methoden für Konsequenzen, beispielsweise eine *Intervention*, die darin besteht, daß Mitglieder der Familie und Freunde ein Treffen organisieren, um jemanden mit seiner Sucht zu konfrontieren (»Du bekommst keine finanzielle Unterstützung mehr, bis du an einer Entzugsbehandlung teilnimmst«). Ein AA-Abzeichen zu bekommen ist eine Konsequenz. Ein Urintest auf Drogen ist mit verschiedenen Konsequenzen verbunden. Aber Konsequenzen sind im Leben nicht immer klar. Manchmal werden Sie von anderen Menschen abgelehnt, ohne zu wissen warum. Konsequenzen können auch unfair sein, beispielsweise wenn Sie diskriminiert werden oder wenn man Ihnen Chancen verweigert, die Sie eigentlich verdient haben. Trauma und Sucht ziehen alle möglichen Konsequenzen nach sich – von denen einige fair und andere unfair sind. Die besten Resultate im Genesungsprozeß erzielen diejenigen, die den Konsequenzen Beachtung schenken. Sie beobachten, wie ihr Verhalten wirkt, und versuchen, so weit wie möglich auf positive Konsequenzen hinzuarbeiten. Sie hören das Feedback, das das Leben ihnen zu bieten hat.

Wie sich Konsequenzen anfühlen

Anna war süchtig nach Cybersex: »Sobald ich online war, hatte ich plötzlich Zugang zur größten Bar der Welt für Singles. ... In der digitalen Welt war es leicht, sich den Menschen zu nähern, an denen ich interessiert war, und sich von denjenigen zu entfernen, mit denen ich nichts zu tun haben wollte. ... Das Problem war, daß ich darüber mein reales Leben vergaß. Die Verlockungen, die Online-Romanzen zu bieten hatten, und die Erregung, die sie hervorriefen, waren einfach stärker als die Notwendigkeit, zur Arbeit zu gehen, die Miete zu bezahlen, etwas zu essen einzukaufen und für mich selbst zu sorgen. Im Laufe der Zeit brach mein reales Leben allmählich zusammen, bis ich völlig allein und verzweifelt war. Schließlich griffen meine Geschwister ein. ... Ich bin sehr froh, daß sie das getan haben. Jetzt habe ich eine Arbeit, die mir gefällt, eine schöne Wohnung, und ich habe sogar angefangen, mit Männern auszugehen. Ich habe zwar noch nicht den Richtigen gefunden, aber das ist okay. Wahrscheinlich bin ich sowieso noch nicht bereit für eine ernste Liebesbeziehung. Aber eines Tages werde ich es sein, dank meiner Genesung.« (Robert Weiss & Jennifer P. Schneider: *Always Turned On. Sex Addiction in the Digital Age)*

✧ Welche Konsequenzen könnten Ihre Genesung fördern?

8. Kreativität

Kreativität und Heilung stehen in direkter Beziehung zueinander. Kreativität hilft Ihnen, zu Teilen Ihrer Person in Kontakt zu treten, die Sie andernfalls nicht erreichen. Sie ermöglicht Ihnen, emotionalen Schmerz in einen authentischen Ausdruck Ihrer persönlichen Wahrheit zu verwandeln, der andere Menschen inspiriert oder in der Welt etwas bewirkt. Kreativität kann sich in Form der traditionellen Künste wie Malen, Schreiben und Theaterspiel äußern, aber auch ganz generell in intellektueller Arbeit, spirituellen Bestrebungen oder einer mit sozialer Gerechtigkeit verbundenen Zielsetzung. Sie kann sich auch in Form von Galerie- und Konzertbesuchen, als Interesse an der kreativen Arbeit anderer Menschen, äußern. Alle diese Möglichkeiten öffnen Ihre innere Welt und lassen Sie mit Möglichkeiten spielen, indem Sie sich unterschiedliche Perspektiven und verschiedene Arten des Ausdrucks erschließen.

Wie sich Kreativität anfühlt

Eine Frau, die als Kind mißbraucht worden und später Alkoholikerin geworden war, sagte: »Die Kunst ermöglichte mir eine wunderbare Befreiung. Wenn ich mich ihr widmete, war es, als würde ich von all den traumatischen Erlebnissen und all der Verrücktheit, die mein Leben bestimmt hatten, in einen Bereich versetzt, der sicherer war, wo ich mich einfach ausdrücken und wo ich kreativ sein und tun konnte, was ich wollte. Ich allein konnte entscheiden, was auf der Leinwand erscheinen würde. Die Nackte, die ich malte, als ich zwanzig Jahre alt war ... Ich glaube, die Geschichte hinter ihr ist, daß der weibliche Körper etwas Schönes ist und deshalb gewürdigt und respektiert werden sollte.« (aus dem Video *Trauma: No More Secrets!*)

✧ Welche kreativen Aktivitäten könnten Ihre Genesung fördern?

Probieren Sie so viele unterschiedliche Methoden der Veränderung wie möglich aus

Je mehr Möglichkeiten Sie ausprobieren, um so größer ist Ihre Chance, eine dauerhafte Veränderung zu erreichen. Sie brauchen sich nicht motiviert zu fühlen, und Sie brauchen nicht zu glauben, daß eine bestimmte Methode ihren Zweck erfüllen wird. Es reicht, wenn Sie ausprobieren, was Sie ausprobieren können, und wenn Sie es dabei belassen. Setzen Sie einfach immer wieder einen Fuß vor den anderen. Entwickeln Sie jetzt einen Plan. Gestehen Sie sich eine angemessene Zeitspanne für Ihren Versuch zu, z. B. zwei Monate, und stellen Sie dann fest, ob eine Veränderung eingetreten ist. Nehmen Sie nötigenfalls Anpassungen vor, und bleiben Sie bei der Sache. Lassen Sie sich danach nochmals fünf Monate Zeit, und so weiter. Geben Sie nicht auf, wenn etwas nicht gut läuft; sondern probieren Sie andere Möglichkeiten aus.

Debbie kämpft mit ihrer Eßsucht und mit traumabedingten Erinnerungen. Sie nutzt viele Methoden, um sich zu verändern: »Ich lerne, mit überwältigenden Gefühlen, Flashbacks und Albträumen fertig zu werden. Wenn ich leise vor mich hin summe, kann ich die Panik verringern, die in mir aufkommt. Und mir ist aufgefallen, daß ich besser mit meiner Migräne zurechtkomme, wenn ich weniger intensiv arbeite und mich besser ernähre. Ich versuche mit meinem Psychiater und meinem Neurologen zusammen, die richtigen Medikamente für alle meine Symptome zu finden. Mit einem Therapeuten arbeite ich an meiner PTBS und Dissoziation. Ich habe angefangen, regelmäßig zu laufen und zu trainieren. Und ich fange an, mich lebendig zu fühlen!«

Experimentieren Sie mit unterschiedlichen Formen der Umsetzung

Jede der acht in diesem Kapitel beschriebenen Methoden ist ein zentraler *Prozeß* der Veränderung, und jede läßt sich auf verschiedene Arten umsetzen. Beispielsweise haben Sie bei der Arbeit am Veränderungsprozeß mit Namen »Neue Coping-Strategien erlernen« folgende Möglichkeiten:

- Lesen Sie etwas darüber.
- Gehen Sie zu einer Beratung.
- Nehmen Sie an einem Kurs teil.
- Schließen Sie sich einer Selbsthilfegruppe an.
- Beobachten Sie, wie andere mit Problemen umgehen.

✧ Welche Methoden der Veränderung könnten bei Ihnen zum Ziel führen?

✧ Wer oder was könnte Ihnen helfen, neue Arten der Veränderung zu nutzen? Online-Ressourcen? Ein Freund? Ein Arzt oder ein anderer Helfer?

Stimmen Genesender

Curtis – »Ich wurde stolz darauf, wer ich war.«

»Ich wurde 1968 während meines Militärdienstes in Vietnam verwundet. Seitdem kann ich eine Hand nicht mehr benutzen und wurde deshalb im Walter Reed Army Hospital zwölfmal operiert. Ich war dort 18 Monate lang und wurde anschließend ins Zivilleben entlassen. Mich wieder an das Leben als Zivilist zu gewöhnen fiel mir sehr schwer. In den ersten beiden Jahren zu Hause habe ich ziemlich genau das getan, was ich in Vietnam getan hatte. Ich blieb die ganze Nacht über auf und schlief am Tag. Ich lief umher und reinszenierte ständig mein Trauma, ließ mich auf viele widerliche Leute ein, hielt mich an Orten auf, wo ich nicht hätte sein sollen, trank dort und hatte auch sonst nicht viel Gutes im Sinn. Wie ist es mir gelungen, mich zu verändern? Dazu haben verschiedene Dinge beigetragen, ähnlich wie es in diesem Kapitel beschrieben wurde. Zu trauern war ein Teil davon – ich ließ den emotionalen Schmerz zu und kam so darüber hinweg. Dies gelang mir im Rahmen eines langfristigen stationären Behandlungsprogramms, an dem ich zu Beginn meines Genesungsprozesses teilnahm. Glücklicherweise fand ich, während ich durch die Wildnis irrte, die Anonymen Alkoholiker, und das ist für mich seither ein wundervolles Erlebnis. Ich bin mittlerweile über zwanzig Jahre trocken. Ich habe in Behandlungen auch verschiedene Arten neuer Bewältigungsstrategien erlernt, und ganz sicher habe ich meinen Anteil an Konsequenzen, die das Leben für mich bereit hielt, zu spüren bekommen. Ich bin von diesem Kapitel sehr angetan. Es ist eines meiner Lieblingskapitel in diesem Buch, weil es darin um Veränderung geht – aber im Ernst, wie verändert man sich? Es ist leicht, darüber zu reden, aber wie erreicht man es tatsächlich? Das Kapitel ist ein Schritt-für-Schritt-Führer zur Veränderung. Es ist wunderbar. Es hilft, die Angst vor Veränderung zu überwinden. Am Anfang hat man diese Angst – man macht sich selbst etwas vor, weil man Angst hat, sich dem zu stellen, was wirklich los ist, und man weiß absolut nicht, was man tun soll. Bei mir verschwand die Angst, als ich wirklich anfing, an der Veränderung zu arbeiten. Ich wurde stolz darauf, wer ich war. Ich bin ein dankbarer genesender Alkoholiker.«

6 Die Welt ist Ihre Schule

Die ganze Welt ist meine Schule und die ganze Menschheit mein Lehrer.

— George Whitman

Lassen Sie sich von anderen inspirieren. Auf verschiedenen Websites finden Sie Geschichten über die Genesung von Menschen in ihren eigenen Worten. Sie können auch im Internet nach Stichwörtern wie »persönliche Geschichten« in Verbindung mit »Trauma«, »PTBS«, »Sucht«, »Obdachlosigkeit« oder »häusliche Gewalt« suchen.

Stimmen Genesender

Simone – »Wende dein Gesicht dem Licht zu.«

»Ich arbeite wirklich gern mit diesen Geschichten. Ich befinde mich am Anfang der Genesung von einem Trauma und von Alkoholmißbrauch, und die Beschäftigung mit dem, was andere erlebt haben, hat mir geholfen, meiner Situation gegenüber positiver eingestellt zu sein. Wenn man auf eine negative Stimmung fixiert ist, ist es nicht leicht, die eigene Situation in einem positiven Licht zu sehen. Aber wenn man sieht, wie andere Menschen es geschafft haben, mit Problemen dieser Art fertig zu werden, kann man sich auch selbst besser bemühen, es zu schaffen. In besonders dunklen und schwierigen Phasen erinnere ich mich an etwas, das einmal jemand zu mir gesagt hat: ›Das Licht ist dort drüben – das einzige, was du in diesem Augenblick richtig machen mußt, ist, dem Licht dein Gesicht zuzuwenden. Mehr brauchst du momentan nicht zu tun; wirklich nichts weiter. Du brauchst nicht einmal auf das Licht zuzugehen. Wende dich einfach dem Licht zu, dann hast du getan, was nötig ist.‹ So war es mit der Genesung für mich bis jetzt tatsächlich. Es war die einzige Art, auf die ich es schaffen konnte – indem ich diesen kinderleichten Schritt tat, und dann tauchten Menschen auf, die mir halfen. Das gibt mir das Gefühl, daß ich es vielleicht doch schaffen werde. Ich bin noch auf der Reise, aber ich werde ankommen. Es ist ein großes Projekt für mich. Die Botschaft dieses Kapitels weist mir einen sehr klaren Weg, der mich dazu animiert, mich dem Licht zuzuwenden. Die Genesungsgeschichten anderer Menschen inspirieren mich, und wenn ich sie höre, habe ich das Gefühl, daß ich es auch schaffen kann.«

7 Lauschen Sie Ihrem Verhalten

Aufrichtigkeit ist das erste Kapitel im Buch der Weisheit.
— THOMAS JEFFERSON

Achten Sie auf Ihre Handlungen – und zwar mehr als auf Ihre Gefühle, Gedanken oder Worte

Im Laufe eines Tages fallen Ihnen alle möglichen Dinge auf – Gefühle, die Menschen in Ihrer Umgebung, die Dinge, die Sie erledigen müssen, das Wetter, die Farben des Raumes, in dem Sie sich aufhalten, Geräusche und vieles mehr, ein sich ständig wandelndes Gewirr von Erlebnissen, »eine blühende, schwirrende Verwirrung«, wie William James es in einem berühmten Ausspruch gesagt hat.

Doch wenn Sie von einem Trauma und einer Sucht genesen wollen, müssen Sie einem Aspekt absolute Priorität einräumen: Ihren eigenen Handlungen. Ihr Verhalten muß zu Ihrem Kompaß werden. Trauma und Sucht erzeugen einen Wirbelwind von Erlebnissen, die Ihre Fähigkeit zu sehen, was tatsächlich vor sich geht, beeinträchtigen. Es kann sein, daß Sie sich in einem bestimmten Augenblick gut und im nächsten miserabel fühlen.

Die meisten Menschen versuchen an der Art, wie sie sich fühlen, abzulesen, wie es ihnen geht. Doch das ist irreführend, wenn man es mit Problemen zu tun hat, die auf eine Sucht und ein Trauma zurückzuführen sind. Sie können sich dann nämlich schlecht fühlen, im Alltagsleben aber trotzdem gut zurechtkkommen, weil Sie tun können, was Sie tun müssen, beispielsweise für Ihre Kinder sorgen und in Ihrem Beruf zufriedenstellende Arbeit leisten. Es kann sich aber auch genau umgekehrt verhalten: Sie fühlen sich gut, kommen im Alltag aber nicht gut zurecht. Möglicherweise haben Sie dann die »rosarote Brille« aufgesetzt – was bedeutet, daß Sie Ihr Leben übertrieben zuversichtlich sehen und sich besser fühlen, als Ihre reale Situation es rechtfertigt, und daß Sie sich vielleicht sogar auf einen Rückfall zubewegen, statt in der Realität verwurzelt zu bleiben. Indem Sie Ihr Verhalten als Ihren zuverlässigen Führer nutzen, können Sie zentriert und auf das fokussiert bleiben, was am wichtigsten ist.

Achten Sie darauf, ob Ihr Verhalten sicher oder gefährlich ist

Es gibt viele Verhaltensweisen, denen Sie »lauschen« können, aber nur ein Grundprinzip: Achten Sie vor allem darauf, ob ein Verhalten sicher oder gefährlich ist. In diesem Zusammenhang können Sie auch andere Begriffe benutzen:

- *zuträgliches* im Gegensatz zu *unzuträglichem* Verhalten
- *positives* im Gegensatz zu *negativem* Verhalten
- *grünes Licht* (Gehe!) im Gegensatz zu *rotem Licht* (Stopp!)

✧ Welche Begriffe gefallen Ihnen am besten?

Bitte denken Sie daran, daß es um Ihr Verhalten geht, nicht um ein Urteil über Sie als Person. Möglicherweise handeln Sie angesichts Ihrer Situation und dessen, was Sie von anderen gelernt haben, nach bestem Wissen und Gewissen. Es geht hier um Verhaltensweisen und Entscheidungen, nicht um Lob und Tadel.

✶ Erforschen Sie ... *Ist das sicher oder gefährlich?*

Markieren Sie die folgenden Aussagen jeweils entweder als sicher (S) oder als gefährlich (G). Wenn Sie sich nicht entscheiden können, können Sie ein Fragezeichen (?) einfügen. Die als richtig empfohlenen Antworten finden Sie am Ende dieses Kapitels.

1. »Wenn ich deprimiert bin, stelle ich das Telefon ab und schlafe den ganzen Tag.« ______
2. »Ich gehe ins Fitness-Studio, um meinen Geist vom Drogenkonsum abzulenken.« ______
3. »Ich lüge meine Ärztin an, weil sie mich sowieso nicht verstehen würde.« ______
4. »Da ich sowieso schon Übergewicht habe, gönne ich mir die Donuts.« ______
5. »Ich beschränke meine Beschäftigung mit Computerspielen auf eine Stunde pro Tag.« ______
6. »Ich meide Veranstaltungen, bei denen getrunken wird.« ______
7. »Ich verheimliche, wieviel Geld ich ausgebe.« ______
8. »Wenn ich ausgehe, überlasse ich meine zehnjährige Tochter sich selbst.« ______
9. »Manchmal gehe ich tagelang nicht aus dem Haus.« ______
10. »Ich vereinbare einen Zahnarzttermin, den ich lange vermieden habe.« ______

11. »Ich habe jemandem, der mir gegenüber keinen Respekt gezeigt hat, angedroht, ihn umzulegen.« ______
12. »Ich berausche mich und schaue mir dann stundenlang Pornos an.« ______
13. »Ich bin in einer Therapie.« ______
14. »Ich mache mir einen Obstsalat statt eines Schokokuchens.« ______
15. »Ich benutze Kondome, wenn es gefährlich sein könnte, mit einer bestimmten Person sexuell zu verkehren.« ______
16. »Wenn ich aus Albträumen aufwache, schneide ich mich.« ______
17. »Ich stelle gerade einen Antrag, um den Schulabschluß nachzuholen.« ______
18. »Ich bin diese Woche zu einem SMART-Recovery-Treffen (Selbsthilfe für Abhängige) gegangen.« ______
19. »Ich besuche Bars, um Freundschaften zu schließen.« ______
20. »Ich habe mich für einen Elternkurs angemeldet.« ______
21. »Ich benutze Nikotinpflaster, um mir das Zigarettenrauchen abzugewöhnen.« ______

Wie können Sie herausfinden, ob Ihr Verhalten sicher oder gefährlich ist?

Fast jeder Mensch gefährdet sich durch sein Verhalten manchmal selbst – beispielsweise wenn er die Geschwindigkeitsbegrenzung ignoriert oder wenn er zuviel ißt oder trinkt. Zum Problem wird dies, wenn so etwas zu häufig passiert, wenn es aus einem Impuls heraus geschieht (was auf Mangel an Kontrolle hinweist) und wenn es eine starke oder anhaltende negative Wirkung hat.

Außerdem muß etwas, das für Sie persönlich sicher oder gefährlich ist, für einen anderen Menschen nicht die gleiche Bedeutung haben. Herauszufinden, was *für Sie persönlich* sicher oder gefährlich ist, erfordert absolute Ehrlichkeit und das Feedback von Menschen, die Sie gut kennen.

Darüber hinaus können Ihnen die folgenden allgemeinen Leitlinien helfen, Ihr Verhalten zu beurteilen.

gefährlich	**sicher**
passiv, sich treiben lassend	aktiv versuchen, die eigene Situation zu verbessern
brüllen, kämpfen	ruhig kommunizieren
unproduktiv (nicht viel schaffen)	Produktivität (im Beruf, in der Schule, bei der Hausarbeit usw.)

Zeit mit Menschen verbringen, die Ihnen wertvolle Energie rauben, Sie verletzen oder Sie zum Drogenkonsum verleiten	Zeit mit Menschen verbringen, die Sie unterstützen
der eigenen Verantwortung nicht gerecht werden	sich verantwortlich verhalten; sich um die Dinge, für die man verantwortlich ist, kümmern
sich selbst oder andere physisch schädigen	niemanden physisch schädigen
Planlosigkeit, Impulsivität	sorgfältig planen
auf gefährliche Weise seinen Spaß haben	auf zuträgliche Art seinen Spaß haben
unnötige Risiken eingehen (z. B. durch Autofahren in betrunkenem Zustand)	sich vor Gefahren schützen (z. B. indem man ein Taxi ruft)
Unehrlichkeit	Ehrlichkeit
Suchtverhalten	kein Suchtverhalten

✧ Haben Sie in der vergangenen Woche positive oder negative Verhaltensweisen bevorzugt?

✧ Können Sie Beispiele für beides nennen?

Sie können jede Art von Gefühlen haben – ob gut, böse oder häßlich –, solange Ihr Verhalten Ihre Sicherheit nicht gefährdet

> »Ich hasse es, Gefühle zu haben. Warum muß der Zustand des Trockenseins mit Gefühlen verbunden sein? In der einen Minute fühle ich mich enthusiastisch, in der nächsten entsetzt. In der einen Minute fühle ich mich frei, in der nächsten verloren.« (Augusten Burroughs: *Dry. A Memoir)*

Sie können alle möglichen Gefühle haben: Wut, Traurigkeit, Angst, Rachsucht und was auch immer. Jeder Mensch hat Gefühle, und Trauma und Sucht steigern deren Intensität. Ihre Gefühle brauchen aber nicht zu gefährlichen Verhaltensweisen zu führen. Sie können auch einfach kommen und gehen. Wenn Sie sich einreden, Sie sollten diese Gefühle nicht haben, wird alles nur noch schwieriger, als gäbe es in Ihnen eine »Gedankenpolizei« – noch etwas, weswegen Sie sich schlecht fühlen könnten. Es geht also immer um Ihr *Verhalten*, das Sie auf Kurs halten kann. Das folgende ist die entscheidende Frage, der Prüfstein, zu dem Sie immer wieder zurückkehren müssen: Ist Ihr Verhalten sicher oder gefährlich? Sie können sichere Verhaltensweisen praktizieren, die mit negativen Gefühlen verbunden sind. Und Sie können gefährliche Verhaltensweisen praktizieren, die mit positiven Gefühlen verbunden sind. Dies alles kann sehr verwirrend werden. Kehren Sie deshalb immer wieder zu dieser einen Schlüsselfrage zurück, so wie ein Hund zu seinem Knochen zurückkehrt.

Trauma und Sucht erschweren es, in einem Zustand der Sicherheit zu bleiben

Trauma und Sucht verursachen gefährliche Verhaltensweisen, selbst wenn Sie diese nicht beabsichtigen. Beispielsweise trinken Sie mehr, als Sie vorhatten. Sie lassen sich mit Menschen ein, denen Sie gleichgültig sind. Sie sorgen nicht für Ihren Körper. Sie isolieren sich. Oder Sie verschließen sich und kümmern sich nicht mehr darum, was geschieht.

Aber Sie können lernen, Ihr Leben sicherer zu gestalten, so wie Sie auch alles andere lernen können, beispielsweise Spanisch oder Mathematik. Und Sie brauchen kein überragender Schüler zu sein, um diese Dinge gut zu können. Sie müssen sich nur darauf konzentrieren und es üben.

Seien Sie bei der Arbeit daran gütig sich selbst gegenüber. Vielleicht haben Sie nicht gelernt, auf Ihre Sicherheit zu achten, weil Sie in einer Familie aufgewachsen sind, in der Vernachlässigung, Gefahr, Trauma und Sucht zum Alltag gehörten. Ihre Eltern konnten Ihnen nicht beibringen, was sie selbst nicht gelernt hatten. Sie können auch gefährliche Verhaltensmuster von Freunden, dem Gemeinwesen, aus dem Sie stammen, oder Ihrer Kultur spiegeln. Wie auch immer Ihr bisheriges Leben verlaufen ist, nutzen Sie das vorliegende Kapitel, um sich über Ihre momentane Situation klar zu werden, und entwickeln Sie aufgrund dessen einen Aktionsplan.

✶ Erforschen Sie ... *Die Skala für sicheres Verhalten*

Die folgende Skala ist leicht zu benutzen. Wenn Sie sie wöchentlich ausfüllen, können Sie verfolgen, wie sich die Werte über einen längeren Zeitraum verändern.

Seien Sie geduldig mit sich – es kann ein wenig dauern, bis Sie mehr Sicherheit entwickelt haben. Für den Augenblick gilt: *Sie brauchen kein Verhalten zu verringern, es sei denn, Sie entscheiden sich ganz bewußt dazu.* Der erste Schritt besteht darin, sich selbst gegenüber ehrlich zu sein und Selbstgewahrsein zu entwickeln. Spätere Kapitel werden Ihnen helfen, weitere Schritte einzuleiten.

Die Skala für sicheres Verhalten*

Heutiges Datum: ______________ Ihr Name oder Ihre Initialen: __________________

Dieser kurze Fragebogen soll Ihnen helfen, Ihrer eigenen sicheren und gefährlichen Verhaltensweisen gewahr zu werden. Falls Sie auf Traumata oder Abhängigkeiten zurückzuführende Probleme haben, können Sie sich gut fühlen, obwohl Ihr Verhalten gefährlich ist – und umgekehrt können Sie sich schlecht fühlen, obwohl Ihr Verhalten ungefährlich bzw. zuträglich ist. Ihr Verhalten »besiegt« Ihre Gefühle, insofern es Ihnen zutreffendes Feedback über Ihre Genesung gibt.

Denken Sie über die vergangene Woche nach, und markieren Sie in jeder Zeile der Tabelle entweder »gar nicht« oder »manchmal« oder »oft« (die Zahlen brauchen Sie momentan nicht zu interessieren). *Lauschen* Sie Ihrem Verhalten wirklich – manchmal ist es klar erkennbar, in anderen Fällen eher schwer, und gelegentlich sogar so unscheinbar, daß Sie es leicht abstreiten könnten.

Ihr Verhalten	**Beispiele**	**gar nicht**	**manch-mal**	**oft**	**Beschreiben Sie es kurz (freigestellt)**
1. Sichere Coping-Fertigkeiten	Positive Nutzung von Fertigkeiten wie das Bitten um Hilfe, das Lesen von für die Genesung wichtigen Informationen, Wut-Management, Verringerung von Streß usw. In Kapitel 12, »Sicheres Coping«, finden Sie weitere Beispiele.	**0**	**1**	**2**	
2. Behandlung **Selbsthilfe-gruppen** **Medikation**	Aktive Nutzung struktureller Hilfe (z. B. psychiatrische, allgemeinmedizinische und zahnärztliche Ambulanzen, Selbsthilfegruppen für Substanzmißbrauch), Wahrnehmung aller vereinbarter Termine, Medikamenteneinnahme gemäß Verschreibung. Prüfen Sie, ob Sie momentan keine dieser Möglichkeiten brauchen, und markieren Sie, wenn das der Fall ist, für diesen Punkt die »2«.	**0**	**1**	**2**	

* Die Skala wird mit freundlicher Genehmigung der Autorin des Buches *Creating Change* (von Lisa M. Najavits – erscheint im Verlag The Guilford Press) abgedruckt.

3. Gesunde Lebensweise	Gute Ernährung, genügend Schlaf und Körpertraining, ausgewogenes Verhältnis zwischen Arbeit und Freizeit usw.	0	1	2	
4. Wichtige Verantwortlichkeiten	Erfüllen wichtiger Verpflichtungen im Beruf, in der Schule, in der eigenen Familie usw.	0	1	2	
5. Alltagspflichten	Erledigen der Alltagsarbeiten (Hausreinigung, Autopflege, Lebensmitteleinkäufe, Rechnungen bezahlen, Ordnung halten)	0	1	2	
6. Soziale Unterstützung	Mit zuverlässigen Menschen (Familienangehörigen, Freunden, Kollegen, Sponsoren, Mitgliedern einer Selbsthilfegruppe) Zeit verbringen; positive und authentische Interaktionen.	0	1	2	
7. Reaktionen auf eigene Empfindungen	Der eigenen Gefühle gewahr bleiben und zuträglich darauf reagieren. Gilt für alle Arten von Gefühlen (z. B. Emotionen, Gelüste, Körperempfindungen).	0	1	2	
8. Umgang mit Suchtverhalten	Innerhalb notwendiger oder vereinbarter Grenzen bleiben.* Wenn es um bestimmte Substanzen geht, kann das Ziel Abstinenz sein; bei Kaufsucht kann es ein Budget sein usw.	0	1	2	Listen Sie die Suchtverhaltensweisen auf, die Sie beurteilen; und falls Sie hier »0« oder »1« markiert haben, dann beschreiben Sie, wie viele der betreffenden Verhaltensweisen aufgetreten sind und *wie oft* dies vorgekommen ist.***
9. Selbstschädigung oder Schädigung anderer	Aktivitäten wie das Selbstzufügen von Schnitten oder Brandverletzungen, suizidales Verhalten, Schlagen, Boxen, Brüllen, verbale Beleidigungen, Gewalttätigkeit.	2	1	0	Falls Sie »1« oder »0« markiert haben: Um welche Art von Schädigung handelt es sich? *Wie stark* war sie und *wie oft* ist sie erfolgt?
10. Vermeiden von Triggern	Sich so weit wie möglich von Triggern, die ein Trauma oder eine Sucht reaktivieren können (Menschen, Orte und Dinge, die für Sie persönlich gefährlich sind), fernhalten.	0	1	2	

11. Intensität der Bemühungen	Wie intensiv und konsequent arbeiten Sie an der Verbesserung Ihrer Lebensumstände?	0	1	2	
12. Andere gefährliche Verhaltensweisen	Alle anderen Aktivitäten, die Sie in Gefahr bringen (wie leichtsinniges Autofahren, ungeschützter Sex, illegale Aktivitäten, Umgang mit gefährlichen Menschen**)	2	1	0	Falls Sie »1« oder »0« markiert haben: Um welche gefährlichen Verhaltensweisen handelt es sich, und wie stark und wie oft haben Sie sie praktiziert?***

* Sichere Grenzen für Suchtverhalten fallen je nach Art der Sucht und Ihrer Bedürfnisse unterschiedlich aus. Wenn Sie nicht genau wissen, welche Abgrenzung Ihre Sicherheit fördert, sollten Sie sich diesbezüglich von einem kompetenten Fachmann beraten lassen oder sich anderweitig entsprechende Informationen beschaffen.

** Gefährliche Menschen begünstigen Suchtverhalten, demütigen Sie, unterminieren Ihre Bemühungen oder verraten Sie, verletzen Sie körperlich, sind gewalttätig usw.

*** Notieren Sie, wie viele Suchtverhaltensweisen aufgetreten sind. Falls Sie beispielsweise Alkohol konsumiert haben, wieviel war es dann? Eine Flasche Wein? Fünf Glas Bier? Falls es um Glücksspiel geht, wieviel Geld haben Sie verloren? Falls Sie sich Pornos angeschaut haben, wie viele Stunden haben Sie damit verbracht?

Auswertung der Ergebnisse: Addieren Sie die markierten Zahlen (dabei ist unwichtig, in welcher Spalte sie aufgeführt sind). Je höher Ihr Resultat, um so sicherer und gesünder sind Sie. Verfolgen Sie Ihre Fortschritte Woche für Woche, um festzustellen, ob sich Ihr Zustand verbessert oder verschlechtert. Bemühen Sie sich, Ihr Resultat zu verbessern.

Damit es funktioniert …

- *Seien Sie gütig sich selbst gegenüber.* Sehen Sie sich klar, ohne sich zu verurteilen oder zu beschuldigen.
- *Sprechen Sie über die Ergebnisse mit Menschen, die Sie unterstützen.* Zeigen Sie das Blatt mit den Resultaten Ihrem Therapeuten, Ihrem Sponsor aus dem Zwölf-Schritte-Programm, Familienangehörigen, denen Sie wichtig sind, oder Freunden. Sie können die Betreffenden auch bitten, Sie auf der Skala selbst einzuschätzen und anschließend die Ergebnisse mit Ihren eigenen vergleichen.
- *Sorgen Sie dafür, daß Ihnen die Arbeit Freude macht.* Fügen Sie Farben, Zeichnungen, Zitate und alles, was die Arbeit sonst noch lebendiger machen könnte, hinzu.
- *Fahren Sie mit der Arbeit Woche für Woche fort.* Füllen Sie den Fragebogen wöchentlich aus.
- *Notieren Sie Ihre wöchentlichen Werte* auf dem Kalender, auf dem Smartphone oder anderswo, damit Sie Ihre Fortschritte verfolgen können.
- *Entwickeln Sie einen festen Ablauf.* Versuchen Sie, den Fragebogen jede Woche zum gleichen Zeitpunkt auszufüllen, und hängen Sie zu Ihrer Erinnerung Botschaften auf.
- *Bleiben Sie ehrlich!*

✧ Was hilft Ihnen, in Sicherheit zu bleiben?

✧ Wie können Sie sich dazu bringen, die Skala für sicheres Verhalten jede Woche auszufüllen?

STIMMEN GENESENDER

Mike – »Ich habe mich in Gefahr gebracht.«

Mike war als Kind stark vernachlässigt worden und entwickelte später Abhängigkeiten von verschiedenen Drogen. »Als Kind war ich von so viel Gefahr umgeben, daß mir dies als normal erschien. Als ich älter wurde, arbeitete ich am Bau und übernahm Jobs, die außer mir niemand erledigen wollte. Ich mußte auf vereisten Hausdächern umhergehen und in dunklen Kriechkellern arbeiten, wo Ratten hausten. Mit derlei Unannehmlichkeiten war ich so vertraut, daß ich keinen Moment zögerte, diese Aufträge zu übernehmen. Der Vorarbeiter wandte sich in solchen Fällen grundsätzlich an mich, statt andere Arbeiter zu fragen. Mein Therapeut half mir zu erkennen, daß ich mir zu viel gefallen ließ. Daraufhin forderte ich den Vorarbeiter auf, die beschissenen Aufträge auch anderen zu geben. Trauma und Sucht hatten mich so geschwächt, daß ich mich nicht schützte – der Instinkt, der vor Gefahren warnt, war bei mir ausgeschaltet. Ich brachte mich immer wieder in gefährliche Situationen und entsprechende Beziehungen. Ich war einfach zu sehr an die Härten des Lebens gewöhnt Das vorliegende Kapitel hat mir zu erkennen geholfen, warum ich mich so verhielt. Ich bin ja eigentlich nicht dumm, eher ziemlich klug. Ich hatte nur als Kind nicht gelernt, für meine eigene Sicherheit zu sorgen. Mir ging es so wie jemandem, der nie gelernt hat zu lesen und es dann als Erwachsener Buchstabe für Buchstabe lernen muß. Ich lerne immer noch – ich gebe mir immer noch Rechenschaft über alle meine Entscheidungen, um sicherzugehen, daß ich mich nicht nur mit dem befasse, was mir vertraut ist, sondern mich um das bemühe, was das Beste ist.«

Als richtig empfohlene Antworten auf den Fragebogen in diesem Kapitel:

- sicher = Items 2, 5, 6, 10, 13, 14, 15, 17, 18, 20, 21
- gefährlich = Items 1, 3, 4, 7, 8, 9, 11, 12, 16, 19

8 Der Wunsch im Gegensatz zur Wirklichkeit

Manchmal muß man der Wirklichkeit ins Auge blicken und sie leugnen.
— Garrison Keillor, amerikanischer Humorist

Durch Traumata und Abhängigkeiten verursachte Probleme werden aufrechterhalten, weil die Betroffenen bestimmte Wahrheiten *nicht* sehen. Sie wollen glauben, daß Dinge anders seien, als sie tatsächlich sind. Jeder Mensch hat seine eigenen schmerzhaften Wahrheiten, aber bestimmte Themen sind besonders weit verbreitet.

- *Der Wunsch, die Situation als besser erscheinen zu lassen, als sie tatsächlich ist.* »Mir geht es gut.« – »Er liebt mich, auch wenn er mich schlägt.«
- *Der Wunsch, die Kontrolle zu haben.* »Ich kann jederzeit damit aufhören.« – »Ich hätte meinen Kumpel retten können, wenn ich dort gewesen wäre.«
- *Der Wunsch zu glauben.* »Ich habe mir immer eingeredet, daß ich meinen Vater mag, aber das war nicht so. Ich habe ihm Qualitäten zugeschrieben, die er einfach nicht hatte und die ihn zu jemand anderem machten, als er tatsächlich war.«
- *Der Wunsch, etwas verschwinden zu lassen.* »Wenn ich nicht darüber nachdenke, verschwindet es vielleicht.«
- *Der Wunsch, normal zu sein.* »In der Umgebung, in der ich aufgewachsen bin, gehörte das einfach dazu.« – »Alle trinken doch so.«
- *Der Wunsch nach einem Sinnzusammenhang.* »Es ist einzig und allein meine Schuld.« – »Ich muß etwas getan haben, weswegen ich es verdiene.«
- *Der Wunsch hineinzupassen.* »Allen anderen scheint es gut zu gehen. Deshalb tue ich so, als ginge es mir auch gut.«
- *Der Wunsch, die Situation als schlimmer darzustellen, als sie tatsächlich ist.* »Warum sollte ich es überhaupt versuchen? Ich kann sowieso nicht genesen.«
- *Der Wunsch, stärker zu sein, als man ist.* »Meine Liebe wird ihn heilen.« – »Ich kann mit einem Drink schon umgehen.«
- *Andere?* ____

Dieses Kapitel wurde mit Genehmigung der Autorin dem Buch *Creating Change* (von Lisa M. Najavits) entnommen (erscheint bei The Guilford Press).

Mut

Es erfordert echten Mut, sich mit durch Traumata und Abhängigkeiten verursachten Problemen direkt auseinanderzusetzen und sich anzuschauen, was wirklich im Gange ist. Oft erscheint es Menschen als zu hart, sich eingestehen zu müssen: »Ich darf nie mehr einen Drink zu mir nehmen« oder: »Meine Mutter wußte, was vor sich ging, sie hat es aber nicht unterbunden.« Ihr gesamtes Inneres versucht vielleicht, gegen die Wahrheit anzukämpfen, versucht Ihnen klarzumachen, es sei für Sie zuviel oder zu beängstigend, oder tut es als unwichtig ab. Auf diese und andere Arten verschließt sich Ihr Geist, um Sie vor zuviel Wahrheit zu schützen. Sie können würdigen und respektieren, daß Ihnen dies zu überleben geholfen hat.

Nun müssen Sie sich in einem Tempo, das Sie selbst vorgeben, und auf ganz individuelle Weise mit einem Teil der Wahrheiten auseinandersetzen, denen ins Auge zu blicken Ihnen bisher zu schmerzhaft war. Sie selbst entscheiden über das Wie, Was und Wann. Es besteht kein Grund zur Eile, und Sie brauchen nicht alles auf einmal zu erledigen. Eine Spruchweisheit lautet: »Baue einen Zaun nicht ab, bevor dir klar ist, warum er errichtet wurde.« Benutzen Sie alle Bewältigungsfertigkeiten, die Ihnen zur Verfügung stehen (siehe hierzu Kapitel 12, »Sicheres Coping«).

Vergegenwärtigen Sie sich, daß wir jeder Wahrheit ins Auge blicken können. Das bedeutet nicht, daß das leicht ist; wenn das so wäre, hätten Sie es längst getan. Dabei können unangenehme Gefühle aufkommen, beispielsweise Wut und Scham. Die Konfrontation kann auch bewirken, daß Sie sich anderen Menschen gegenüber schwach oder minderwertig fühlen. Vielleicht haben Sie nie gelernt, daß eine Konfrontation mit der Wahrheit so ist, als würde man ein Pflaster vom eigenen Körper entfernen – zuerst tut es weh, aber später fühlt man sich besser. Es kann gute Entwicklungen nach sich ziehen.

Weil Ihr Geist versucht, Sie vor der Wahrheit über ein Trauma oder eine Sucht zu schützen, kostet es Sie besondere Mühe, ein umfassenderes Gewahrsein zu entwickeln. Suchen Sie nach möglichst vielen faktischen Beweisen. Lauschen Sie der leisen Stimme in Ihrem Inneren. Hören Sie sich das Feedback von Menschen an, die Sie gut kennen.

Wie es klingt

✧ Schauen Sie sich die folgenden Beispiele an – finden Sie sich in einem oder mehreren davon wieder?

Beispiele für Sucht

Der Wahrheit ins Auge sehen	**statt**	**Sich der Wahrheit nicht stellen**
»Mein Leberfunktionstest zeigt ein Problem an.«		»Mit meinem Trinken ist es gar nicht so schlimm.«
»Ich muß heute anfangen, selbst wenn ich nur kleine Schritte schaffe.«		»Ich werde morgen aufhören.«
»Ich brauche Hilfe.«		»Ich kann jederzeit aufhören, wenn ich es will.«

Beispiele für Trauma

Der Wahrheit ins Auge sehen	**statt**	**Sich der Wahrheit nicht stellen**
»Die Flashbacks und Albträume tauchen immer wieder auf. Ich muß daran arbeiten.«		»Wenn ich nicht daran denke, wird es irgendwann verschwinden.«
»Ich kann nicht länger entschuldigen, daß er mich ständig anbrüllt und schlägt.«		»Er ist nicht so übel, wie andere glauben. Ich weiß, daß er mich liebt.«
»Kinder haben es nie verdient, mißhandelt zu werden, egal was sie tun.«		»Wenn ich ein besseres Kind gewesen wäre, wäre ich nicht mißhandelt worden.«

Wie es sich anfühlt

Hier einige Eindrücke darüber, wie sich der Prozeß anfühlt, von Menschen, die ihn durchlaufen haben.

- Es wird leichter, je mehr man sich darauf einläßt. Am Anfang ist die Konfrontation mit einer einzigen Wahrheit manchmal sehr anstrengend; später wird sie zur Normalität.
- Man erlebt das Gefühl, sich der Wahrheit zu überantworten, ein Gefühl des Loslassens.
- Es kann sich anfühlen, als laste ein Gewicht nicht mehr auf einem. Man braucht nicht mehr so zu tun als ob.
- Oft wird der Prozeß mit dem Häuten einer Zwiebel verglichen: Jede neue Einsicht führt zu weiteren.
- Es kann sein, daß Sie vor Verlegenheit oder Scham erschaudern, wenn Sie merken, was Sie nicht wahrhaben wollten.

- Man hat es den »Punkt der Verzweiflung« genannt, weil es sich zunächst schrecklich anfühlt.
- Auch positive Empfindungen kommen auf: Klarheit darüber, was als nächstes zu tun ist; ein Gefühl des Stolzes, weil man sich der Wahrheit stellt.
- Der Prozeß wirkt befreiend.

Nützliche Fragen

Wenn Sie Hilfe bezüglich der natürlichen Neigung Ihres Geistes, unangenehme Wahrheiten zu unterdrücken, suchen, sollten Sie sich die folgenden Fragen anschauen. Sie brauchen nicht alle zu beantworten; es reicht, wenn Sie sich vorsichtig denjenigen annähern, die Ihnen als nützlich erscheinen.

- »Kann ich mir meine Wahrheit auch dann zu eigen machen, wenn andere sie nicht bestätigen?«
- »Welche Botschaften höre ich – in meinem Verhalten, in meinem Körper?«
- »Zahlt man einen Preis dafür, daß man einen bestimmten Eindruck zu erwecken versucht?«
- »Was würde meine höhere Macht dazu sagen?«
- »Welches Feedback erhalte ich dafür von Menschen, denen ich wirklich wichtig bin?«
- »Wie würde es sich anfühlen, nichts mehr vorzutäuschen?«
- »Die Beweise häufen sich; warum will ich sie nicht sehen?«
- »Halte ich an etwas fest, das mir nicht mehr nützlich ist?«
- »Was würden andere Menschen sagen, wenn Sie dies sähen?«
- »Was würde passieren, wenn ich mir die Wahrheit eingestehen würde?«
- »Gibt es etwas, das ich zu schützen versuche?«
- »Was empfinde ich als zu hart, als daß ich es sagen könnte?«
- »Versuche ich, etwas als besser darzustellen, als es wirklich ist?«
- »Was würde es bedeuten, wenn ich im Grunde keinen Einfluß hätte?«
- »Welche Gedanken sind mir durch ein Tabu verwehrt?«
- »Welchen Ort in meinem eigenen Geist fürchte ich aufzusuchen?«

✧ Wie kann eine Konfrontation mit Ihren Wahrheiten die Zukunft verbessern?

✧ Würde es Ihnen helfen, mit jemand anderem an diesem Kapitel zu arbeiten – mit jemandem, dem Sie vertrauen?

✶ Erforschen Sie ... *Was die Konfrontation mit der eigenen Wahrheit an Gutem bewirkt*

In dieser Übung geht es um das Gute, das durch die Konfrontation mit wichtigen Wahrheiten bewirkt werden kann. Wenn es Ihnen lieber ist, können Sie auch davon sprechen, *sich Ihre Wahrheit zu eigen zu machen* oder *Ihre Wahrheit zuzulassen.*

Suchtverhalten

1. In welcher Hinsicht ist die Konfrontation mit Ihrem **Suchtverhalten** für Sie besonders schwer? ______________________________

   ____
2. Was kann die Konfrontation mit dieser Wahrheit **Gutes** bewirken? ______________

   ____

   ____

BEISPIEL

1. *Es ist schwer für mich, der Tatsache ins Auge zu sehen, daß das Trinken meine Ehe zerstört.*
2. *Das Gute ist, daß die Konfrontation mit dieser Wahrheit bewirken kann, daß es mir gelingt, meine Ehe noch zu retten, wenn ich jetzt aktiv werde, statt die Situation weiter eskalieren zu lassen.*

Trauma

1. In welcher Hinsicht ist die Konfrontation mit Ihrem **Trauma** für Sie besonders schwer?

   ____

   ____
2. Was kann die Konfrontation mit dieser Wahrheit **Gutes** bewirken? ______________

   ____

BEISPIEL

1. *Es fällt mir schwer, der Tatsache ins Auge zu sehen, daß ich nicht stark genug war, um meinen Angreifer abzuwehren.*
2. *Das Gute ist, daß die Konfrontation mit dieser Wahrheit mir hilft, mir weniger Vorwürfe zu machen. Ich bin überwältigt worden und habe getan, was ich tun konnte, um in dieser Situation zu überleben.*

STIMMEN GENESENDER

Samantha – »Es stärkt das Mitgefühl.«

Samantha war als Kind mißbraucht und in der Schule tyrannisiert worden und hatte verschiedene Abhängigkeiten entwickelt (von Alkohol, Drogen, Internet-Surfen und Kaufsucht). »Es ist traurig, entsetzlich traurig, wie gut das Kapitel ›Der Wunsch im Gegensatz zur Wirklichkeit‹ erfaßt, was vor sich geht, bevor man die volle Wucht der Realität anzuerkennen vermag. Um schlicht zu überleben, muß man manchmal etwas vorspiegeln. Man kann sich nicht einfach auf den Gehsteig setzen und anfangen zu weinen. Man muß zur Arbeit gehen, die U-Bahn benutzen, Miete bezahlen, und um all das zu können, muß man irgendwie seinen Weg weitergehen. Einige der Pöbeleien, die ich in der Schule über mich ergehen lassen mußte, habe ich geheim gehalten. Aber kürzlich konnte ich mir eingestehen, was damals wirklich passiert ist, und ich konnte jemandem davon erzählen. In erster Linie geht es darum, daß ich mir eingestehen muß, was wirklich los war: Ich muß mir sagen können: ›Das war kein Necken und Foppen.‹ Damals war es wichtig für mich, mir einzureden, es sei nur ›Necken‹ gewesen; es konnte für mich gar nichts anderes sein; ich wollte um jeden Preis, daß es das war. Daran habe ich all die Jahre festgehalten. Aber das war es tatsächlich nicht. Es fördert das Mitgefühl, wenn man sich eingesteht, was wirklich los war, und wenn man mit sich selbst sanft umgehen kann. Zuerst ist es etwas überraschend, aber es verwandelt sich in etwas Positives. Man bemüht sich so intensiv, so vieles zu unterdrücken, weil man meint, es sei zu schmerzhaft, die Wahrheit zu kennen. Aber die Wirklichkeit anzuerkennen verleiht einem Kraft und nährt die Seele mit positiver Energie.«

9 Finden Sie Ihren Weg

Jeder Patient hat seinen Arzt in sich.
— Albert Schweitzer

Es gibt viele Arten zu genesen. Die Redensart *Viele Wege führen nach Rom* beinhaltet, daß es verschiedene Wege zu ein und demselben Ziel gibt.

Für die Genesung von einer Sucht gilt laut vorliegenden wissenschaftlichen Untersuchungen:

Einige Betroffene müssen zunächst den Tiefpunkt erreichen, andere erfassen das Problem früher. • Einigen hilft Spiritualität, anderen nicht. • Einige widmen sich dieser Arbeit immer nur für den konkreten Tag, andere verpflichten sich für ihr ganzes weiteres Leben dazu. • Einige nutzen die Unterstützung von Zwölf-Schritte-Gruppen, andere nicht. • Einige greifen auf professionelle Hilfe oder eine medikamentöse Behandlung zurück, andere nicht.

Das gleiche gilt für die Genesung von einem Trauma. Laut vorliegenden wissenschaftlichen Untersuchungen gilt:

Einige erzählen die Geschichte ihres Traumas, andere nicht. • Einige vergeben dem Täter, andere tun das nie. • Einige nutzen die Hilfe eines Fachkundigen oder eine medikamentöse Behandlung, andere nicht.

Stärkung der eigenen Fähigkeit

Sowohl bei einer Suchterkrankung als auch bei einem Trauma spielt Machtlosigkeit eine wichtige Rolle. Eine Sucht beinhaltet, daß Sie mit etwas nicht aufhören können; die Sucht hat Macht über Sie, nicht Sie haben Macht über die Sucht. Und niemand entscheidet sich für ein Trauma: Ganz gleich, ob es um einen Autounfall, einen Überfall, eine Naturkatastrophe, sexuelle Gewalt oder ein anderes traumatisches Erlebnis geht, die Betroffenen hatten dabei nicht die Möglichkeit zu fliehen.

Wenn Ihre durch eine Sucht oder ein Trauma hervorgerufenen Probleme schwerwiegend sind, beeinträchtigen sie Ihre persönliche Fähigkeit, in der Welt zu handeln.

Sie fühlen sich dann eventuell orientierungslos und lassen sich treiben, statt Ihr Leben in die eigenen Hände zu nehmen.

Deshalb ist es sehr wichtig, die eigene Handlungsfähigkeit zu stärken. Es geht darum, daß Sie die Möglichkeit haben, sich für das zu entscheiden, was für Sie am besten ist, zu dem ja zu sagen, was für Sie von Nutzen ist, statt mit etwas vorliebnehmen zu müssen, das Ihnen nichts bringt. Außerdem müssen Sie sich darüber klar werden, was Sie wirklich brauchen und wollen.

»Jeder hat eine Meinung« – Botschaften, die Sie vielleicht hören werden

Die eigene Handlungsfähigkeit zu stärken ist besonders wichtig, wenn ein Mensch nachdrückliche oder widersprüchliche Ratschläge erhält. Sie werden möglicherweise viele Meinungen über den »richtigen Weg zur Genesung« hören. Wenn jemand Ihnen sagt, Sie müßten Dinge auf eine bestimmte Art tun oder sich um bestimmte Arten von Hilfe bemühen, können solche Empfehlungen Ihre Fähigkeit, eigenständig zu handeln, beeinträchtigen, selbst wenn sie den besten Absichten entspringen. Ein und derselbe Rat hat auf die eine Person eine positive und die andere eine negative Wirkung. Entsprechende Untersuchungen zeigen klar, daß es immer viele Wege gibt, zu einem Ziel zu gelangen. Letztlich geht es um Ihr Leben, und Sie selbst müssen sich eine Meinung darüber bilden, welches Vorgehen für Sie persönlich optimal ist. Manchmal hören Sie auch gut gemeinte Ratschläge, die völlig kontraproduktiv sind. Entsprechende Beispiele, die sich auf *traumabedingte Probleme* beziehen, sind:

- »Versuchen Sie, in Ihrem Trauma etwas Positives zu sehen.«
- »Hören Sie einfach auf, darüber nachzudenken; dann wird sich das Problem von selbst erledigen.«
- »Freuen Sie sich, daß es Sie nicht noch schlimmer erwischt hat.«
- »Die Zeit heilt alle Wunden.«
- »Jeder erlebt harte Zeiten.«
- »Nehmen Sie einfach Ihre Medikamente.«
- »Sie müssen die Geschichte Ihres Traumas erzählen, um genesen zu können.«
- »Gott scheint Sie zu bestrafen.«
- »Sie müssen den Täter konfrontieren.«
- »Sie müssen dem Täter vergeben.«
- »Sorgen Sie zuerst einmal dafür, daß Sie clean und trocken werden, und kümmern Sie sich danach um Ihr Trauma.«
- »Ihr eigentliches Problem ist Ihre Sucht, nicht Ihr Trauma.«

✧ Haben Sie einige dieser Botschaften schon einmal gehört?

Beispiele für kontraproduktive Ratschläge, die sich auf *Suchtprobleme* beziehen, sind:

- »Wenn du wirklich aufhören wolltest, könntest du es auch.«
- »Was mir geholfen hat, wird dir auch helfen.«
- »Du mußt erst ganz tief fallen, um genesen zu können.«
- »Psychopharmaka einzunehmen ist auch eine Sucht.«
- »Es ist ganz einfach: Du nimmst keinen Drink mehr in die Hand.«
- »Das ist doch alles genetisch bedingt. Du bist so geboren.«
- »Wenn du ein Problem mit Drogen hast, kannst du ruhig Alkohol trinken.«
- »Spielsucht ist keine richtige Sucht.«
- »Einmal ein Süchtiger, immer ein Süchtiger.«
- »Es dreht sich alles um dein Unbewußtes.«
- »Du mußt unbedingt zu den Anonymen Alkoholikern gehen.«
- »Dein eigentliches Problem ist das Trauma, nicht die Sucht.«

✧ Haben Sie einige dieser Botschaften schon einmal gehört?

Was haben alle diese Äußerungen gemeinsam? Sie sind im allgemeinen nicht wahr und nicht von Nutzen. Es gibt aber auch wunderbar inspirierende Botschaften. Hören Sie also genau hin, und denken Sie über die verschiedenen Möglichkeiten, die Sie haben, nach.

Überraschungen

Wieviel wissen Sie darüber, wie Sie Hilfe für die Genesung von Trauma und Sucht erhalten? Schauen Sie sich die folgenden Empfehlungen an; vielleicht erleben Sie dabei einige Überraschungen. Der Begriff »Hilfe« wird hier auf jede Art von strukturierter Hilfe angewandt, auch auf Selbsthilfegruppen und auf die Betreuung durch Fachleute.

✧ Markieren Sie im folgenden die Punkte, die Ihnen neu sind.

- ☐ *Sie brauchen sich nicht einzugestehen, daß Sie ein Problem damit haben, Hilfe anzunehmen.* Sie brauchen nicht von Anfang an davon überzeugt zu sein, daß Sie Hilfe brauchen. Entscheidend ist, daß Sie sich eher früher als später darüber klar werden.

- ☐ *Der Zustand einiger Menschen bessert sich ohne Hilfe von außen.* Nicht jeder braucht formelle Hilfe. Einige sind zur sogenannten »natürlichen Genesung« in der Lage – ihr Zustand bessert sich von selbst. Vielleicht nutzen Sie Ihr natürliches Unterstützernetzwerk, zu dem Freunde, Familienangehörige oder Mitglieder einer religiösen Gemeinschaft gehören können. Oder Sie haben viel Selbstdisziplin und eine starke Motivation. Doch je größer Ihre Probleme sind und je mehr unterschiedliche Probleme Sie haben, um so wahrscheinlicher brauchen Sie strukturierte Hilfe. Wenn Sie versuchen, Ihren Zustand ohne formelle Hilfe zu verbessern, müssen Sie daran denken zu beobachten, ob sich Ihr Zustand wirklich stetig bessert oder sich verschlechtert (siehe Kapitel 7, »Lauschen Sie Ihrem Verhalten«).

- ☐ *Eine schroffe Konfrontation mit der Sucht, wie sie früher einmal üblich war, ist nicht zu empfehlen.* Die klassische Vorstellung von einer schonungslosen Suchtbehandlung, die Patienten zunächst »fertig macht« und sie anschließend wieder aufbaut, ist überholt. Heute wird mitfühlende Unterstützung in Verbindung mit Verantwortlichkeit für sinnvoller gehalten. Zwar gilt auch heute noch, daß man alles Notwendige tun muß, um die eigene Situation zu verbessern, aber auf dem Weg dorthin sollte ein Patient nicht erniedrigt und beschimpft werden.

- ☐ *Die Geschichte Ihres Traumas zu erzählen reicht nicht aus.* Viele Menschen glauben, wenn sie nur ihre Geschichte los würden, fühlten Sie sich besser. Es verhält sich mit der Traumageschichte aber nicht wie mit einem Giftstoff, den man eliminieren kann und der dadurch verschwindet. Es geht nicht nur um die Tatsachen, sondern auch um die Bedeutung der Geschehnisse für Sie persönlich, um die Gefühle, die dadurch aufkommen, und darum, in welcher Beziehung das Geschehene zu Ihren übrigen Problemen einschließlich eventueller Suchtprobleme steht. Siehe hierzu auch Kapitel 33 (»Zwei Arten von Beratung bei Traumata«).

- ☐ *Sie müssen sich nicht grundsätzlich motiviert fühlen, damit die Behandlung ihren Zweck erfüllen kann.* Wichtig ist nur, daß Sie sich an der Arbeit beteiligen. Die Motivation entwickelt sich manchmal erst im Laufe der Arbeit, ist also nicht schon zu Beginn derselben da. Wenn Sie sich hoffnungslos oder depressiv fühlen, kann es eine Weile dauern, bis Sie genügend Energie haben, um Genesungsziele formulieren zu können. Gute Fürsorge, ob in Form professioneller Hilfe oder in Form von Selbsthilfebestrebungen, beginnt dort, wo Sie stehen, und trägt zur Stärkung Ihrer Motivation bei.

- ☐ *Beginnen Sie so früh wie möglich; warten Sie nicht, bis Sie den Tiefpunkt erreichen.* Wie bei körperlichen Krankheiten, etwa Krebs oder Diabetes, ist eine möglichst frühzeitige Behandlung sehr wichtig. Das Erreichen des Tiefpunkts kann zu Veränderung führen, ist aber nicht zwingend erforderlich – je früher Sie mit der Arbeit beginnen, um so besser (siehe Kapitel 5, »Wie verändern sich Menschen?«).

- ☐ *Es gibt keine Suchtpersönlichkeit.* Aufgrund jahrzehntelanger Bemühungen der Forschung gilt heute als erwiesen, daß Menschen mit Suchtproblemen viele Arten von Persönlichkeiten haben können. Eine Sucht ist an und für sich kein Problem einer bestimmten Persönlichkeitsstruktur, sondern eine Krankheit, die aufgrund bestimmter genetischer Einflüsse sowie im Laufe des Lebens wirksamer Umgebungseinflüsse (der Peer-Group, von Streß, Traumata, der Kultur usw.) entsteht.

- ☐ *Wie Sie sich in der dritten Sitzung einer Therapie fühlen, läßt Prognosen über Ihr Befinden in einigen Monaten oder sogar in einigen Jahren zu.* Spüren Sie eine positive Verbindung zu Ihrem Therapeuten und zu seiner Art, Sie zu behandeln? Sollte das in der dritten Sitzung noch nicht der Fall sein, empfiehlt es sich, mit dem Therapeuten darüber zu sprechen oder sich nach jemandem umzusehen, der besser geeignet ist, Sie zu behandeln (siehe hierzu Kapitel 32, »Einen guten Therapeuten finden«).

- ☐ *Sie können jede Art von Hilfe mit jeder anderen kombinieren.* Es ist oft vorteilhaft, verschiedene Arten von Hilfe gleichzeitig in Anspruch zu nehmen, beispielsweise eine Psychotherapie, die Arbeit in einer Selbsthilfegruppe und eine medikamentöse Behandlung; negative Auswirkungen solcher Kombinationen sind nicht bekannt. Grundsätzlich gilt: Je mehr, desto besser.

- ☐ *Wenn Sie zu einer Suchtbehandlung gezwungen werden, kann das mit ebenso hoher Wahrscheinlichkeit zum Erfolg führen, wie wenn Sie sich aus eigenem Antrieb für eine Behandlung dieser Art entscheiden.* Viele glauben, wenn Menschen keine Hilfe wünschten, sei es sinnlos, sie ihnen zu geben. Untersuchungen haben jedoch gezeigt, daß diejenigen, die zu einer Behandlung gezwungen werden – beispielsweise durch ein Gericht oder einen Arbeitgeber –, genauso gute Ergebnisse erzielen wie diejenigen, die sich aus eigenem Antrieb für eine Behandlung entscheiden. Allerdings gilt dies nicht für Traumatisierte – es ist grundsätzlich nicht ratsam, jemandem zu einer Traumabehandlung zu zwingen.

- ☐ *Zwölf-Schritte-Gruppen können sehr effektiv sein, aber andere Ansätze sind auch wirksam.* Zwölf-Schritte-Gruppen helfen Millionen von Menschen und sind eine außerordentlich wirksame kostenlose Ressource. Es gibt aber auch andere wirksame Wege zur Genesung, darunter nicht-spirituelle Methoden wie SMART Recovery.

- ☐ *Vielleicht können Sie Ihr Suchtverhalten reduzieren, statt es vollständig aufzugeben – aber seien Sie vorsichtig damit.* Diese Möglichkeit wurde insbesondere im Hinblick auf Alkohol- und Spielsucht untersucht. Falls Ihre Probleme erst beginnen oder weniger schwerwiegend sind, können Sie eventuell zu einem ungefährlichen Maß des Substanzkonsums oder des Suchtverhaltens zurückzukehren, was als *kontrollierter Konsum* bezeichnet wird. Leiden Sie hingegen unter einer starken oder seit langem bestehenden Sucht, müssen Sie Ihr Suchtverhalten in der Regel völlig aufgeben, was *Abstinenz* (Enthaltsamkeit) genannt wird. Weil es sehr schwer ist, selbst zu entscheiden, welche dieser Möglichkeiten bei Ihnen persönlich ratsam ist, sollten Sie einen seriösen Ratgeber hinzuziehen. Abstinenz ist grundsätzlich sicherer und deshalb in Zweifelsfällen vorzuziehen. Allerdings ist bei einigen Arten von Sucht, etwa Eßsucht und Arbeitssucht, völlige Abstinenz nicht möglich.

- ☐ *Sie brauchen es nicht für sich selbst zu tun.* Es ist wunderbar, wenn Sie sich selbst helfen wollen. Aber wenn nicht, können Sie sich auch wegen etwas oder jemandem, der oder das Ihnen besonders am Herzen liegt, in Richtung Genesung bewegen. Einige tun dies wegen ihrer Kinder oder ihres Partners. Das reicht zumindest für den Anfang völlig, und vielleicht finden Sie ja später tief in sich die Motivation, die Sie brauchen, um die Arbeit zu vollenden.

- ☐ *Sie brauchen nicht »clean und trocken« zu sein, um mit der Arbeit an einem Trauma beginnen zu können.* Wenn Sie sowohl Suchtprobleme als auch traumabedingte Probleme haben, kann die gleichzeitige Arbeit an beiden Ihre Genesung beschleunigen. Entscheidend ist, *wie* Sie an beiden Bereichen arbeiten. Man kann auf zwei grundsätzliche Arten an einem Trauma arbeiten: Sie können entweder auf die Gegenwart oder auf die Vergangenheit fokussieren (manchmal auch auf eine Kombination aus beidem). Wenn Sie herausfinden wollen, was für Sie persönlich am besten ist, sollten Sie sich Kapitel 33 (»Zwei Arten von Beratung bei Traumata«) gründlich anschauen.

- ☐ *Die meisten Arten formeller Hilfe führen zu gleich guten Resultaten.* Sie können sich also unbesorgt aussuchen, was Ihnen am besten gefällt. Vielleicht überrascht es Sie zu hören, daß alle Ansätze ähnlich gute Ergebnisse zu erzielen vermögen. Trotz ihrer unterschiedlichen Namen vermögen sie im Grunde gleich gut zu helfen. Allerdings können Sie sich in anderer Hinsicht unterscheiden, beispielsweise hinsichtlich ihrer Kosten (einige sind kostspieliger) und der Möglichkeit ihrer Nutzung (einige können von ungeschulten Helfern angewendet werden, andere nur von ausgebildeten Fachleuten). Beispielsweise sind die Resultate von Zwölf-Schritte-Gruppen ebensogut wie die von Therapien, die von ausgebildeten Therapeuten durchgeführt werden.

- ☐ *Sie können auch dann an Zwölf-Schritte-Gruppen teilnehmen, wenn Sie nicht glauben, daß bei Ihnen eine Sucht besteht.* Die Teilnahme daran ist kostenlos, und jeder kann offene Treffen besuchen. Sie hören dort andere Menschen über ihre »Erlebnisse, ihre Stärke und ihre Hoffnung« reden. Sie selbst brauchen nicht zu sprechen. Sie können an diesen Treffen teilnehmen, bevor bei Ihnen ein starkes Suchtproblem entstanden ist, um es gar nicht erst dazu kommen zu lassen.

- ☐ *Denken Sie über eine medikamentöse Behandlung nach.* Es gibt verschiedene Medikamente, die bei Traumata und/oder Suchtproblemen verordnet werden, darunter einige, die die Stimmungslage verbessern, sowie andere, die die Begierde nach einem Suchtstoff oder einem Suchtverhalten mäßigen.

- ☐ *Wenn Sie sowohl traumabedingte Probleme als auch Suchtprobleme haben, benötigen Sie eventuell auch noch andere Arten von Hilfe.* Einige Medikamente, die bei Traumata verschrieben werden, etwa Benzodiazepine, sind nicht in jedem Fall empfehlenswert, weil sie süchtig machen können. Eine Traumatherapie, die sich sehr gründlich mit der Vergangenheit befaßt, kann zu intensiv sein, wenn bei Ihnen aktuell eine sehr starke Sucht besteht (siehe hierzu Kapitel 33, »Zwei Arten von Beratung bei Traumata«). Doch im allgemeinen profitieren Menschen, die sowohl unter traumabedingten Problemen als auch unter Suchtproblemen leiden, von vielen Arten von Hilfe, unter anderem auch von Zwölf-Schritte-Gruppen.

- ☐ *Je mehr Hilfe Sie erhalten und je länger Sie an Ihren Problemen arbeiten, um so bessere Resultate erzielen Sie.* Bemühen Sie sich, die bestmögliche Hilfe zu finden. Achten Sie ständig darauf, wie Sie sich aufgrund einer bestimmten Art von Hilfe fühlen. Gute Hilfe wirkt sehr heilend, wohingegen schlechte Hilfe unzuträglicher sein kann als keine Hilfe. Beenden Sie eine Behandlung, die schädlich auf Sie wirkt, möglichst schnell.

Hilfe erreicht uns in vielen Verpackungen

»Die wichtigste Botschaft lautete, daß ich ihnen wichtig sei und daß sie mir helfen würden, was immer geschähe ... Sie schienen mich zu mögen, obwohl ich mich selbst nicht leiden konnte. Ihre Liebe hat mich wieder lebendig gemacht.« (Margaret Leslie: *The Breaking the Cycle Compendium, Vol. 1. The Roots of Relationship)*

Es gibt viele Formen und Arten von Hilfe. Wählen Sie soweit möglich das, was Ihnen gefällt. Und vergessen Sie nie: Grundsätzlich gilt: Je mehr Hilfe, um so besser.

✧ Markieren Sie in den nächsten vier Abschnitten die Arten von Hilfe, die Sie gern ausprobieren möchten.

Unterschiedliche Formen von Hilfe

- Die Teilnahme an *Selbsthilfegruppen* kostet nichts, und man trifft darin Leidensgenossen, die einander helfen.
- *Selbstveränderung unter Anleitung* ermöglicht Ihnen, sich Ziele zu setzen und selbständig auf diese hinzuarbeiten.
- Eine Therapie bei einem *professionellen Therapeuten* kann in Form einer Einzel- oder eine Gruppentherapie durchgeführt werden.
- *Medikamentöse Behandlung*
- *Selbsthilfebücher*
- *Online-Gruppen* und *unterstützende Internetforen*
- Spezielle *Behandlungsprogramme*, etwa im Rahmen einer Reha-Maßnahme, des Programms einer Tagesklinik oder in einem Krankenhaus
- *Unterstützungsprogramme in der Gemeinde*, etwa Programme zur Aufrechterhaltung der Trockenheit oder Job-Programme.
- *Körperorientierte Arbeit* wie Yoga und Akupunkturbehandlungen.

Unterschiedliche Ansätze der Traumabehandlung

- *Gegenwartsfokussierte Beratung*: Schwerpunkt auf der Gegenwart; Erlernen neuer Fertigkeiten und Vermittlung von Informationen, die bei der Genesung von aktuellen traumabedingten Problemen helfen sollten.
- *Vergangenheitsfokussierte Beratung*: Hervorhebung der Vergangenheit, beispiels-

weise in Form detaillierten Erzählens der Geschichte Ihres Traumas und des Erforschens Ihrer Gefühle angesichts dieser Erlebnisse.

- *Kombination von gegenwarts- und vergangenheitsfokussierter Beratung*: Siehe hierzu »Zwei Arten von Beratung bei Traumata« (Kapitel 33), wo der Unterschied zwischen gegenwarts- und vergangenheitsfokussierter Beratung ausführlich erläutert wird und spezifische Modelle beschrieben werden.
- *Traumabewußte Fürsorge*: Ein Behandlungsprogramm, dessen sämtliche Mitarbeiter in ihrer Ausbildung die Traumaproblematik zu verstehen gelernt haben. Ziel dieser Behandlungsmethode ist mitfühlende Fürsorge (also keine brutale Konfrontation und kein Zwang) und auf das Trauma fokussierte Aufmerksamkeit (alle Teilnehmer werden auf das Bestehen von Traumata hin untersucht, und es werden Dienstleistungen für die Traumaverarbeitung angeboten).

Unterschiedliche Formen des Umgangs mit Suchtproblemen

- *Abstinenz*: Ziel ist in diesem Fall, das Suchtverhalten völlig aufzugeben, sofern dies bei Süchten – wie Substanzmißbrauch und Spielsucht – möglich ist.
- *Schadensverringerung*: Im Sinne der Maxime »50 Prozent von etwas sind besser als 100 Prozent von nichts« wird das Suchtverhalten allmählich verringert.
- *Kontrollierter Konsum*: Dem liegt die Idee zugrunde, daß einige Menschen, etwa solche mit einer leichten Sucht, zu einem nicht gefährdenden Konsum zurückkehren können.

Mehr über diese drei Möglichkeiten in »Ein Plan für die Genesung« (Kapitel 21).

- *Programme mit spiritueller Grundlage* wie Zwölf-Schritte-Gruppen, die sich auf eine »höhere Macht« berufen.
- *Veränderung von Denken und Verhalten* durch Programme wie SMART Recovery, Rethinking Drinking und Moderation Management, Rückfallprävention und kognitiv-behaviorale Therapie.
- *Körperliche Untersuchungen* (Urin, Atemluft, Haar, Blut) können genutzt werden, um den Substanzkonsum zu überwachen. Urintests werden am häufigsten genutzt und sind mittlerweile so preiswert, daß man sie zu Hause durchführen kann, beispielsweise von Eltern, die ein Kind testen wollen.
- *Suchtbewußte Betreuung (addiction-informed care)* ist ein nicht besonders bekannter Begriff, der zur Bezeichnung von Behandlungsprogrammen benutzt wird, die eine qualitativ hochwertige Betreuung von Suchtkranken anstreben. Alle Mitarbeiter solcher Programme sind im Umgang mit Suchtproblemen geschult und bemühen sich um einen mitfühlenden Umgang mit ihren Klienten;

diese werden auf Suchtprobleme hin untersucht, und sie erhalten eine qualitativ hochwertige Betreuung.

Unterschiedliche Ansätze für die gleichzeitige Behandlung von Traumata und Suchtproblemen

Wenn Sie sowohl Suchtprobleme als auch traumabedingte Probleme haben, gibt es noch mehr Möglichkeiten:

- Die *integrierte Behandlung (integrated care)* arbeitet am Trauma und an der Sucht gleichzeitig, und beides wird vom gleichen Therapeuten betreut. Am bekanntesten und am besten erforscht ist das Programm *Seeking Safety* (www.seekingsafety.org). Siehe hierzu »Zwei Arten von Beratung bei Traumata« (Kapitel 33), wo weitere Modelle beschrieben werden.
- *Sequentielle Behandlung* konzentriert sich zunächst auf den einen und später auf den anderen Aspekt (in der Regel zuerst auf die Sucht und später auf das Trauma).
- *Parallele Behandlung* bietet Hilfe für beide Problembereiche zwar gleichzeitig an, aber von zwei verschiedenen Therapeuten oder Programmen. Beispielsweise könnten Sie an einem Suchtprogramm teilnehmen und von einem außenstehenden Therapeuten gleichzeitig eine Einzelbehandlung erhalten.

Wer, nicht nur *Was* – Der Helfer ist ebenso wichtig wie das Therapiemodell

Falls Sie Hilfe suchen – ganz gleich, ob bei professionellen Therapeuten oder bei Selbsthilfegruppen –, spielt auch das »wer« eine wichtige Rolle. Sie können von einer bestimmten AA-Gruppe stark profitieren, von einer anderen hingegen nur wenig. Probieren Sie unterschiedliche Gruppen aus, bis Sie eine finden, die Ihnen zusagt. Bei der Suche nach einem geeigneten Therapeuten sollten Sie genauso vorgehen. Manche Klienten verbringen viel Zeit mit netten und freundlichen psychotherapeutischen Beratern, deren Arbeit jedoch leider ineffektiv ist. Sorgen Sie also dafür, daß Sie eine gute Verbindung spüren *und* daß Sie echte Fortschritte und meßbare Veränderungen erreichen (siehe hierzu Kapitel 32, »Einen guten Therapeuten finden«).

Evidenzbasierte Betreuung

Bei der *evidenzbasierten Betreuung* handelt es sich um wissenschaftlich fundierte formelle Hilfe. Allerdings beschäftigen sich die zugrundeliegenden Studien mit

Durchschnittswerten – damit, wie gut bestimmte Behandlungsmethoden bei einer großen Zahl von Menschen wirken. Natürlich können die Resultate bei den einzelnen Studienteilnehmern stark variieren. Was bei Ihnen zum Erfolg führt, braucht bei jemand anderem nicht genauso gut zu wirken. Außerdem ist dieser Forschungsbereich noch ziemlich jung, es werden ständig neue Studien durchgeführt, und die Qualität der Untersuchungen wird allmählich besser. Einige frühere Studien wurden mit sehr kleinen Stichproben durchgeführt oder bezogen wichtige Untergruppen nicht ein, etwa Frauen, Jugendliche oder verschiedene Ethnien.

Sie können lernen, sich kostenlose und zuverlässige Informationen über bestimmte Behandlungsformen zu beschaffen. Falls Sie momentan in einer Einzeltherapie sind, können Sie Ihren Therapeuten fragen, welche Qualitätsnachweise für seinen Behandlungsansatz existieren. Es gibt aber auch sehr gute Hilfsangebote, zu denen noch keine Qualitätsuntersuchungen durchgeführt worden sind; in solchen Fällen können Sie nur selbst einschätzen, wie nützlich Ihnen ein bestimmtes Verfahren erscheint (siehe hierzu Kapitel 32, »Einen guten Therapeuten finden«).

✶ Erforschen Sie ... *Zwölf Fragen, die Sie sich stellen sollten, wenn Sie Hilfe suchen.*

Je mehr Sie von vornherein verstehen, um so besser. Die folgenden Fragen können Sie stellen, wenn Sie die Möglichkeiten professioneller Hilfe erforschen wollen.

1. Was würde bei einem Rückfall in meine Sucht passieren? (Einige Programme fordern Teilnehmer in diesem Fall auf, die Behandlung zu beenden, wohingegen andere Ihnen ermöglichen, weiter daran teilzunehmen.)

2. Wie lange wird die Arbeit dauern?

3. Wieviel wird die Behandlung kosten? Akzeptieren Sie meine Krankenversicherung?

4. Woran erkenne ich, daß es mir besser geht?

5. Hat die Methode, nach der Sie arbeiten, einen Namen? Kann ich im Internet etwas darüber lesen?

6. Muß ich die Geschichte meines Traumas detailliert schildern? Was ist, wenn ich das lieber nicht tun möchte?

7. Wie stehen Sie dazu, an einem Trauma und einer Sucht gleichzeitig zu arbeiten?

8. Gibt es wissenschaftliche Untersuchungen über Ihre Behandlungsmethode? (Nicht immer existieren solche Untersuchungen, aber wenn es sie gibt, ist es gut, etwas darüber zu wissen.)

9. Wie werden Sie herausfinden, welche Art von Problemen ich habe?

10. Kann ich selbst entscheiden, mit wem ich arbeiten will? Kann ich den Behandler wechseln, wenn ich das Gefühl habe, mit ihm nicht gut zu harmonieren?

____

____

____

11. Welche Möglichkeiten habe ich, wenn sich keine Besserung einstellt oder sich meine Situation sogar verschlimmert?

____

____

____

12. Muß ich irgendwelche Voraussetzungen erfüllen, beispielsweise an AA-Versammlungen teilnehmen oder ähnliches?

____

____

____

Finden Sie Ihren Weg

Der Titel dieses Kapitels hat mehrere Bedeutungsschichten. Es geht darum, daß Sie *Ihren* Weg finden müssen – daß Sie herausfinden müssen, was *Sie* ganz persönlich brauchen. Und es geht darum, daß Sie Ihren *Weg* finden – als befänden Sie sich in einem Labyrinth: Sie geraten vielleicht einige Male in Sackgassen, suchen aber trotzdem weiter nach einem gangbaren Weg. Finden Sie also heraus, wer Sie sind, und tun Sie dies ganz bewußt. Das Leben wird leichter und erfreulicher, wenn Sie sich selbst und die Welt so akzeptieren, wie Sie und die Welt tatsächlich sind, und wenn Sie beides in einem positiven Sinne integrieren.

Stimmen Genesender

David – »Es könnte einen Ausweg geben.«

»Mir gefällt dieses Kapitel ganz besonders, weil Trauma und Sucht nun einmal mit absoluter Machtlosigkeit verbunden sind und weil Informationen und Möglichkeiten mir ein wenig Hoffnung darauf vermitteln, daß es doch einen Ausweg gibt. Es gibt so viele Falschinformationen darüber, wie man den eigenen Zustand verbessern kann. Da ich eine Menge psychiatrische Kliniken, Entzugskliniken, Reha-Zentren, eine therapeutische Gemeinschaft und viele Therapien kennengelernt habe – von denen einige gut und andere schlecht waren –, ganz zu schweigen von den vielen Psychopharmaka, die ich im Laufe der Zeit konsumiert habe, kann ich überzeugt die Ansicht vertreten, daß etwas, das bei einem bestimmten Menschen wirkt, bei einem anderen noch lange nicht wirken muß. Das Kapitel enthält viele sehr gute Empfehlungen. Die beschriebenen Ideen für die Auswahl eines Therapeuten und bezüglich der Fragen, die man stellen sollte, wenn man Hilfe sucht, nehmen diesem Prozeß ein wenig den spekulativen Charakter. Mir gefällt auch, daß darin viele verschiedene Möglichkeiten aufgeführt werden, weil es mir das Gefühl gibt, wirklich verschiedene Möglichkeiten zu haben und somit einen gewissen Einfluß ausüben zu können. Meine Erfahrung mit der Arbeit an der Genesung von Trauma und Sucht ist, daß beide jede Motivation zur Veränderung unterminieren; deshalb empfinde ich es als sehr nützlich zu lesen, daß Motivation oft erst durch Handeln entsteht. Ich glaube, ich würde Kapitel 7 (»Lauschen Sie Ihrem Verhalten«) nutzen, um meine schwerwiegendsten negativen Verhaltensweisen zu identifizieren, und dann mit Hilfe des vorliegenden Kapitels herauszufinden versuchen, was ich als nächstes tun möchte. So spiele ich selbst eine aktive Rolle bei der Entwicklung meines Genesungsprogramms.«

10 Potentielle Ich-Zustände

Die meisten von uns haben zwei Leben – das Leben, das wir tatsächlich leben, und das ungelebte Leben in uns.
— Steven Pressfield

Wir alle haben verschiedene potentielle Ich-Zustände, sowohl solche, die wir zu werden hoffen, als auch solche, die wir zu werden fürchten. »Zu den Ich-Zuständen, auf die wir hoffen, können das erfolgreiche Ich, das kreative Ich, das reiche Ich, das dünne Ich oder das geliebte und bewunderte Ich gehören, wohingegen zu den Ich-Zuständen, die wir fürchten, das einsame Ich, das depressive Ich, das inkompetente Ich, das Alkoholiker-Ich, das arbeitslose Ich und das Stadtstreicher-Ich zählen«, schreiben Hazel Markus und Paula Nurius in einem Artikel in der Zeitschrift *American Psychologist.*

Situationen können bessere oder schlechtere Ich-Anteile von uns zutage fördern. Dies ist Grund zur Hoffnung, weil es bedeutet, daß wir uns selbst dann, wenn wir uns momentan angesichts unseres Zustandes schlecht fühlen, verändern können. Wir können uns die besten Seiten von uns erschließen oder wiedererschließen. Anhaltende Genesung beinhaltet, daß unsere besten Seiten »den Wagen fahren«, und zwar so, daß wir auf dem richtigen Weg bleiben.

Bei Trauma und Sucht können wir von uns abgeschnitten sein, uns unserer Empfindungen und Gefühle nicht sicher und nicht darüber im klaren, was wichtig ist. Wir sehen uns dann möglicherweise Dinge tun, die wir nicht tun wollen, oder uns ist es egal, daß wir sie tun. Während wir an unserer Genesung arbeiten, finden wir eine umfassendere Ganzheit: Wir entwickeln die Fähigkeit, eine bessere Version von uns aufrechtzuerhalten – eine, die größer ist als Trauma und Sucht.

Das Beste in mir (dem Genesungsprozeß förderlich)

Ich hoffe, jemand zu werden, der …

… Impulse ertragen kann, ohne darauf reagieren zu müssen.
… vertrauenswürdige Menschen findet, mit denen er zusammen sein will.
… sich verantwortungsbewußt verhält.
… ein liebevoller Vater/eine liebevolle Mutter ist.

… gut für sich selbst sorgt.
… sagt, was er braucht und will.
… zu gesunder Nähe zu anderen Menschen in der Lage ist.
… ________________________________ (füllen Sie selbst aus)

✧ Welche Äußerungen über *das Beste in mir* sind Ihnen wichtig?

Das Schlechteste in mir (dem Genesungsprozeß nicht förderlich)

Ich fürchte mich davor, jemand zu sein, der …
… Menschen, die ihn lieben, anlügt.
… andere angreift.
… sich in gefährliche Situationen bringt.
… sich um nichts mehr kümmert.
… seiner Sucht die Führung überläßt.
… keine Grenzen setzen kann.
… gefühlstaub wird.
… ________________________________ (füllen Sie selbst aus)

✧ Welche Äußerungen über *das Schlimmste in mir* sind Ihnen wichtig?

Untersuchungen haben gezeigt, daß Menschen, die (1) sich ein potentielles besseres Ich vorstellen *und* (2) konkrete Möglichkeiten sehen, sich diesem zu nähern, ihr besseres Ich mit hoher Wahrscheinlichkeit erreichen. Dazu sind aber die beiden genannten Aspekte erforderlich.

Eine von Daphna Oyserman und Kollegen durchgeführte Studie beschäftigt sich mit 160 Jugendlichen im Schulalter aus Familien mit geringem Einkommen. Bei dieser Studie kam eine einfache Übung wie die im folgenden beschriebene zum Einsatz. Es stellte sich heraus, daß diejenigen, die (1) sich einen besonderen akademischen Erfolg im nächsten Schuljahr vorstellten *und* die (2) über spezifische Strategien verfügten, die ihnen halfen, die angestrebten Ergebnisse zu erreichen, Monate später in der Schule bessere Ergebnisse erzielten als diejenigen, bei denen nur Bedingung »1« erfüllt war, die Existenz einer positiven Vision.

Außerdem kann es nützlich sein, sich die verschiedenen Kategorien von Ich-Potentialen zu vergegenwärtigen und sie zu erforschen:

- das *emotionale* Ich-Potential (wie wir auf unsere Gefühle reagieren),
- das *Beziehungen* betreffende Ich-Potential (wie wir auf andere Menschen reagieren),
- das *berufliche oder schulische* Ich-Potential (welche Ziele wir erreichen wollen),
- das *spirituelle* Ich-Potential (in welcher Beziehung wir zu einer höheren Instanz stehen),
- das *physische* Ich-Potential (Ernährung, Körpertraining usw.),
- das die *Genesung* betreffende Ich-Potential (Trauma/Sucht).

Beispiele für »Wer ich zu werden hoffe«

»Ich hoffe, ein graduierter Student in einem Programm für Sozialarbeit zu werden« • »Ich hoffe, mir den Konsum von Kokain abgewöhnen zu können« • »Ich hoffe, zehn Kilo abzunehmen« • »Ich hoffe, in meinem Beruf Gruppenleiter zu werden« • »Ich hoffe, Partner in einer liebevollen Beziehung zu werden« • »Ich hoffe, mir angewöhnen zu können, täglich zu meditieren« • »Ich hoffe, jemand zu werden, der Versprechen hält« • »Ich hoffe, Vater/Mutter zu werden.«

Beispiele für »Wer ich zu werden fürchte«

»Ich fürchte mich davor, mich scheiden zu lassen« • »Ich fürchte mich, obdachlos zu werden« • »Ich fürchte mich, chronischer Alkoholiker zu werden« • »Ich fürchte, meinen Job zu verlieren« • »Ich fürchte, ins Gefängnis zu kommen« • »Ich fürchte, mein College-Studium vorzeitig abzubrechen« • »Ich fürchte mich davor, ein schlechter Vater/eine schlechte Mutter zu sein.«

✶ Erforschen Sie ... *Ihre Ich-Potentiale*

Diese Übung wurde dem *Possible Selves Questionnaire* von Daphna Oyserman und Kollegen nachempfunden. Zunächst wird ein Demonstrationsbeispiel wiedergegeben, und anschließend bekommen Sie eine Blankoversion, die Sie ausfüllen sollen.

Beispiel: *Das Beste in Ihnen*

Frage 1: *Wer hoffen Sie zu werden?*

(a) Stellen Sie sich Ihre Situation in einem Jahr vor. Wer hoffen Sie bis dahin zu werden?
- *Ich hoffe, bis zum nächsten Jahr jemand zu werden, der in der Lage ist, meine Wut zu bändigen.*

(b) Was tun Sie jetzt, um diese Person zu werden, falls Sie etwas dafür tun? (Notieren Sie alles, was Sie tatsächlich dafür tun.)

- *Ich nehme an einem Kurs in Wut-Management teil.*
- *Ich bitte meinen Arzt, mir andere Medikamente zu verschreiben.*

(c) Was könnten Sie sonst noch tun, um diese Person zu werden? (Führen Sie hier so viele Optionen wie möglich auf.)

- *Ich könnte ein Selbsthilfebuch darüber lesen.*
- *Ich könnte deswegen beten.*
- *Ich könnte zu üben versuchen, mich zu entspannen, wenn ich wütend werde.*

Nun sind Sie an der Reihe: *Das Beste in Ihnen*

Frage 1: *Wer hoffen Sie zu werden?*

(a) Stellen Sie sich Ihre Situation in einem Jahr vor. Wer hoffen Sie bis dahin zu werden?

- *Ich hoffe, bis zum nächsten Jahr jemand zu werden, der* ____________________

  ____

(b) Was tun Sie jetzt, um diese Person zu werden, falls Sie etwas dafür tun? (Notieren Sie alles, was Sie tatsächlich dafür tun.)

- ____________________
- ____________________
- ____________________

(c) Was könnten Sie sonst noch tun, um diese Person zu werden? (Führen Sie hier so viele Optionen wie möglich auf.)

- ____________________
- ____________________
- ____________________
- ____________________

Beispiel: *Das Schlechteste in Ihnen*

Frage 2: *Wer fürchten Sie zu werden?*

(a) Stellen Sie sich vor, wie Sie in einem Jahr sein werden. Wer fürchten Sie zu werden?

- *Bis zum nächsten Jahr fürchte ich jemand zu werden, der seine Rechnungen nicht bezahlen kann.*

(b) Was tun Sie jetzt, um zu verhindern, daß Sie diese Person werden, falls Sie etwas dafür tun? (Notieren Sie alles, was Sie tatsächlich tun.)

- *Ich tue nichts dafür, obwohl mir klar ist, daß das wichtig wäre.*

(c) Was könnten Sie sonst noch tun, um zu verhindern, daß Sie diese Person werden? (Notieren Sie hier so viele Möglichkeiten, wie Ihnen in den Sinn kommen.)

- *Ich könnte einen Budget-Plan machen.*
- *Ich könnte Geld zurücklegen.*
- *Ich könnte Bücher über private Finanzplanung lesen.*
- *Ich könnte aufhören, mir Kleider zu kaufen, die ich nicht brauche.*

Nun sind Sie an der Reihe: *Das Schlechteste in Ihnen*

Frage 2: *Wer fürchten Sie zu werden?*

(a) Stellen Sie sich vor, wie Sie in einem Jahr sein werden. Wer fürchten Sie zu werden?

- *Bis zum nächsten Jahr fürchte ich jemand zu werden,* ______________________

____

(b) Was tun Sie jetzt, um zu verhindern, daß Sie diese Person werden, falls Sie etwas dafür tun? (Notieren Sie alles, was Sie tatsächlich tun.)

- ____
- ____
- ____

(c) Was könnten Sie sonst noch tun, um zu verhindern, daß Sie diese Person werden? (Notieren Sie hier so viele Möglichkeiten, wie Ihnen in den Sinn kommen.)

- ____
- ____
- ____
- ____

✧ Was werden Sie heute tun, um dem Besten in Ihnen *näher zu kommen?*

✧ Was werden Sie heute tun, um *vom* Schlechtesten in Ihnen *weg* zu kommen?

STIMMEN GENESENDER

David – »Ich forme mich zu dem Menschen um, der ich sein will.«

»Dieses Kapitel ist zwar kurz, aber sehr wichtig. Ich benutze die darin beschriebene Übung, um mir vorzustellen, wer ich werden möchte, aber ich verbinde dies mit dem Bestreben, der Person gegenüber mitfühlend zu sein, die ich jetzt bin, und sie zu akzeptieren. Wenn ich Drogen konsumiere oder wenn ich mich nicht so fühle oder nicht so handle, wie ich eigentlich möchte, ist für mich das Schwierigste, mir zu sagen: ›Dave, ich liebe dich und akzeptiere dich jetzt; in diesem Augenblick liebe und akzeptiere ich dich.‹ Ich schwanke zwischen so vielen Emotionen, daß es mir manchmal schwerfällt, mich selbst wirklich zu spüren. Und wenn ich nicht weiß, wer ich bin, wie kann ich mich dann lieben? Mir gefällt, daß dieses Kapitel mir hilft, die falsche Überzeugung zu überwinden, daß ich mein Trauma oder meine Sucht ›bin‹. Ich kann mir die Übung anschauen und mir etwas daraus nehmen, um es zu üben. Wenn ich die Art von Person sein will, die jeden Tag einen Spaziergang macht, muß ich jeden Tag spazieren gehen. Ich könnte jeden Tag einen Punkt aus der Übung herausgreifen und daran arbeiten. Wenn ich an das Beste und das Schlechteste in mir denke, habe ich das Gefühl, daß mich das stärkt – ich nehme dann meine Transformation in die eigenen Hände und forme mich zu dem Menschen, der ich werden möchte.«

11 Die Sprache des Traumas und der Sucht

Die Grenzen meiner Sprache sind die Grenzen meiner Welt.
— Ludwig Wittgenstein

Sprechen Sie die Sprache der Genesung von Trauma und Sucht?

Die Sprache ist wesentlich mehr als ein Werkzeug; sie formt unser Denken und Fühlen, wie wir zu anderen Menschen in Beziehung treten und wie wir unsere Erlebnisse deuten. Sie spiegelt viele Aspekte der Kultur, einschließlich derjenigen unserer Familie und des Gemeinwesens, in dem wir leben. Trauma und Sucht werden häufig mißverstanden, und dies schlägt sich auch in der Sprache nieder.

✧ Achten Sie darauf, wie Sie sich jeweils fühlen, wenn Sie nachfolgend Reihe 1 und Reihe 2 lesen.

Reihe 1: *Junkie, Säufer, verrückt, Freak, Abschaum, Zicke, haltlos, Sonderling*
Reihe 2: *Drogenproblem, Traumatisierter, psychisch krank, sozial benachteiligt, PTBS, Mobbing-Opfer*

Jennifer, die von einer verirrten Kugel getroffen wurde und dies überlebte, sagt: »Ich habe das Wort ›Opfer‹ aus meinen Selbstbeschreibungen entfernt und es durch ›Überlebende‹ ersetzt. Diese kleine Änderung verwandelt meine ganze Geschichte, macht aus einer Tragödie einen Triumph und hilft mir, mir meine Macht wieder anzueignen.«

In diesem Kapitel dreht sich alles um eine Liste von Begriffen, die für die Genesung von Sucht und Trauma von zentraler Bedeutung sind. Dabei geht es nicht nur um einen speziellen Jargon, weil die Begriffe wichtige Ideen beinhalten, die Ihnen helfen können, sich selbst besser zu verstehen. Sprachliche Genauigkeit hilft Ihnen außerdem, eine förderliche Selbstsicht zu entwickeln: Sie *sind* nicht das Problem, sondern Sie *haben* Probleme, die mit Ihren Erlebnissen zusammenhängen. Je mehr Sie lernen, um so stärker werden Sie.

Indem Sie nach Antworten suchen, statt nur eine Liste von Definitionen zu lesen, entwickeln Sie ein tieferes Verständnis dessen, was diese Wörter bedeuten und in welcher Beziehung sie zu Ihrer Genesung stehen. Am besten suchen Sie im Internet nach Erläuterungen, indem Sie jeden einzelnen Begriff in die Suchmaske eingeben und dann dem, was Sie finden, wenn es Ihr Interesse weckt, weiter folgen. Abgesehen von der Suche nach formellen Definitionen können Sie sich auch mit den Sichtweisen anderer Menschen befassen und Hilfsangebote erkunden. Wenn Sie keine Erfahrung mit der Internetsuche haben, können Sie sich in einer öffentlichen Bibliothek erklären lassen, wie man dabei vorgeht. Es ist leicht und wird Ihnen neue Welten erschließen.

Sie können mit den Listen auch zusammen mit anderen Menschen eine Art Schnitzeljagd veranstalten; Spielregeln dafür finden Sie am Ende dieses Kapitels.

Versuchen Sie, beim Erforschen der Begriffe Ihren Emotionen und Empfindungen Raum zu geben, also nicht rein mechanisch zu suchen. Die besten Ergebnisse erzielen Sie, wenn Kopf und Herz beteiligt sind. Achten Sie darauf, was Sie bewegt und was Ihr Interesse weckt. Dies ist keine Schule, sondern das Leben.

✶ Erforschen Sie ... *Die Sprache der Sucht*

1. Toleranz
2. Rückzug
3. »Rosarote Brille«
4. Medikationsunterstützte Behandlung
5. Die Zwölf Schritte (führen Sie alle zwölf auf)
6. Verlusten hinterherjagen
7. Abstinenzverletzungseffekt
8. Natürliche Genesung
9. Urge-Surfing
10. Symptomsubstitution

11. Kontrollierter Konsum

12. Schadensminderung

13. Abstinenz

14. »Trocken, aber nicht nüchtern«

15. Leugnen

16. Befähigen

17. AA

18. SMART Recovery

19. Ausrutscher im Gegensatz zum Rückfall

20. Den Tiefpunkt erreichen *(hitting bottom)*

21. Polysubstanz-Konsum

22. Selbstmedikation

23. Weitere? ____

____

✶ Erforschen Sie ... *Die Sprache des Traumas*

1. Dissoziation

2. Traumakundige Betreuung

3. Abspalten

4. Wiedererleben

5. Intergenerationales Trauma

6. Flashback
7. Retraumatisierung
8. Verratstrauma
9. Moralverletzung
10. Akute Belastungsreaktion
11. Jahrestagsreaktion
12. Grenzen
13. Erdung
14. Trauma
15. Posttraumatische Belastungsstörung (PTBS)
16. Verkürzte Zukunftsperspektive
17. Hypervigilanz
18. Vermeiden
19. Sekundärtraumatisierung
20. Komplexes Trauma
21. Reenactment
22. Einfaches Trauma
23. Weitere? ______________________________

____

____

✶ Erforschen Sie ... *Die Schnitzeljagd*

Dieses Spiel nutzt die Begriffe der beiden Rubriken *Sprache der Sucht* und *Sprache des Traumas* weiter oben. Es wird Schnitzeljagd genannt, weil es wie eine Schnitzeljagd gespielt wird, nur daß in diesem Fall nicht nach physischen Gegenständen, sondern nach Definitionen gesucht wird. Das Spiel kann von zwei oder mehr Personen gespielt werden.

1. Der Spielleiter entscheidet sich für eine bestimmte Spieldauer, die ihm als sinnvoll erscheint. Das kann eine Stunde, ein Tag oder eine Woche usw. sein.
2. Die Spieler bilden zwei oder mehr Teams. *Anmerkung:* Wenn nur zwei Personen teilnehmen, bildet jede von beiden ein »Team«. Die Zahl der Mitspieler in einem Team sollte fünf Personen nicht überschreiten. Die Teams können sich selbst einen Namen geben, wenn sie wollen.
3. Jedes Team setzt sich zusammen und entscheidet gemeinsam darüber, wie man vorgehen soll, um für jede der beiden obigen Listen (Sprache des Traumas, Sprache der Sucht) so viele richtige Antworten wie möglich zu finden. Die Teammitglieder können auf ihr eigenes Wissen zurückgreifen und/oder im Internet oder in einer Bibliothek nach entsprechenden Informationen suchen. Jedes Team kann sich mit den Begriffen der beiden Listen in jeder beliebigen Reihenfolge beschäftigen (braucht also nicht mit 1 zu beginnen und sich bis 22 der Reihe nach vorzuarbeiten). Wird Punkt 23 ergänzt, erhält ein Team einen zusätzlichen Punkt, wenn es der Liste einen Begriff hinzufügt und ihn definiert.
4. Ist die vorgegebene Zeit um, kommen die Teams wieder zusammen, um ihre Antworten zu vergleichen. Das Team mit den meisten richtigen Antworten gewinnt. Woran erkennen Sie, ob eine Antwort richtig ist? Lesen Sie jede Antwort laut vor; zweifelt dann irgend jemand an der Richtigkeit der Antwort, überprüft der Spielleiter diese im Internet.

Variante: Richtige im Gegensatz zu falschen Antworten. Man kann den Teams auch gestatten, bewußt falsche Antworten vorzustellen, die aber so klingen, als seien sie richtig. Dies ähnelt dem Spiel, das (auch im Deutschen) unter dem Namen *Balderdash* bekannt ist. Die Regeln für dieses Spiel finden Sie im Internet; sie lassen sich auf die Arbeit an Trauma und Sucht betreffenden Begriffen übertragen.

Viel Glück, und gutes Gelingen!

STIMMEN GENESENDER

Sabrina – »So machen wir es; dadurch wird unser Zustand besser.«

Sabrina hatte als Kind unter Mißbrauch und Vernachlässigung gelitten und später Substanzmißbrauch und eine Kaufsucht entwickelt und außerdem Probleme hinsichtlich des Essens gehabt. »Einige dieser Begriffe kannte ich nicht und schaute deshalb nach, was sie bedeuten, beispielsweise *Abstinenzverletzungseffekt* und *Urge-Surfing*. Urge-Surfing ist sehr gut für mich, weil ich kürzlich aufgehört habe, Diätpillen einzunehmen. Gestern habe ich den ganzen Tag damit verbracht, mit dem, was ich fühlte, fertig zu werden, wobei es hauptsächlich um Wut ging, weil ich nicht in der Lage war, zu tun, was ich tun wollte. Ich bekomme eine dröhnende Art von Wut – nicht auf jemanden, nicht so, daß ich um mich schlage, sondern eine Art grimmiges Brüllen – und ich stellte fest, daß Urge-Surfing mir half, über diese Wut hinwegzukommen. An diesem Kapitel gefällt mir besonders, daß ich darin Dinge lerne, die ich sofort nutzen kann. Mehr darüber zu wissen, was vor sich geht, verhilft mir zu mehr Einfluß auf mein Verhalten. Außerdem gefällt mir, daß mir keine Definitionen vorgegeben werden, sondern daß ich die Möglichkeit erhalte herauszufinden, was die Begriffe für mich persönlich bedeuten. Es gibt also keine ›Autoritäten‹, die mir eine ganz bestimmte Bedeutung anzutragen versuchen. ›So machen wir das, und nur so kann sich etwas bessern‹ – und wir verinnerlichen dann, was jemand uns beigebracht hat, und machen es uns zu eigen. Einige der erwähnten Begriffe sind sehr bedeutungsschwer, und ich möchte gern mehr darüber lesen, beispielsweise ›Moralverletzung‹. Die Schnitzeljagd zu veranstalten könnte auch viel Freude machen.«

12 Sicheres Coping

Wir alle haben Probleme. Wie wir sie lösen, unterscheidet uns voneinander.
— Verfasser unbekannt

Coping ist die Art, wie wir mit Problemen fertig zu werden und sie zu lösen versuchen.

Stellen Sie sich vor, Sie befänden sich in einem schmerzhaften Scheidungsprozeß. Schlechtes Coping wäre in solch einem Fall, viel Alkohol zu trinken, sich zu isolieren und durch den Konsum von Junkfood stark zuzunehmen. Solche kurzfristig wirksamen Problembewältigungsstrategien verschlimmern ohnehin schwierige Situationen nur noch. Gutes Coping kann darin bestehen, daß man sich einer Unterstützungsgruppe anschließt und möglichst gut für sich selbst sorgt, indem man genug schläft und seinen Körper trainiert. Dies wirkt sich langfristig positiv aus.

Kurz gesagt: *Wir können nicht immer beeinflussen, was geschieht, aber wir können unsere Reaktion auf das Geschehen steuern.* Dabei sollten wir Lösungen anstreben, die uns stärken und die Heilung begünstigen. Solange das, was wir tun, weder uns noch anderen Menschen schadet, ist es gutes Coping.

Trauma und Sucht erschweren Bemühungen um gutes Coping. Aber gutes Coping kann man erlernen. Dieses Kapitel enthält eine Liste von mehr als 80 Fertigkeiten, die sicheres Coping ermöglichen und die bei Trauma- und Suchtproblemen von Nutzen sind. Die Liste wurde im Buch *Seeking Safety* (dt. *Posttraumatische Belastungsstörung und Substanzmißbrauch*) veröffentlicht und wird auf der ganzen Welt benutzt. Ihre selbstentwickelten Coping-Strategien können Sie dieser Liste noch hinzufügen – es gibt so viele Möglichkeiten sicheren Copings, wie es Menschen gibt. Finden Sie heraus, was bei Ihnen wirkt, und ignorieren Sie den Rest. Viele Menschen tragen ständig eine Kopie dieser Liste bei sich.

✶ Erforschen Sie ... *Die Liste guter Coping-Strategien*

Markieren Sie die neuen Coping-Strategien, die Sie ausprobieren wollen, mit einem Stern; und markieren Sie diejenigen, die Sie schon gut beherrschen, mit einem Häkchen. Experimentieren Sie mit allen Arten von Fertigkeiten. Denken Sie auch daran, daß der Kontext eine wichtige Rolle spielt: Eine Fertigkeit, die in einem bestimmten Zusammenhang nützlich ist, muß es in einem anderen nicht unbedingt auch sein. Wenn Sie einige der Fertigkeiten nicht verstehen, können Sie einen Therapeuten oder jemanden, dem Sie vertrauen, bitten, Ihnen zu helfen.

Gute Coping-Strategien

1. **Um Hilfe bitten:** Wenden Sie sich an jemanden, bei dem Sie sich sicher fühlen.
2. **Sich inspirieren:** Tragen Sie etwas Positives (z. B. ein Gedicht) oder etwas Negatives (z. B. ein Foto von einem Freund, der an einer Überdosis gestorben ist) bei sich.
3. **Halten Sie sich von üblen Machenschaften fern:** Wenn sich irgendwo etwas Übles zusammenbraut, dann machen Sie, daß Sie wegkommen.
4. **Beharrlichkeit:** Geben Sie nie und nimmer auf.
5. **Ehrlichkeit:** Geheimniskrämerei und Lügen sind zentral für Trauma und Sucht; Ehrlichkeit heilt sie.
6. **Weinen:** Lassen Sie Weinen zu; irgendwann hört es von selbst wieder auf.
7. **Entscheidung für Respekt vor sich selbst:** Entscheiden Sie sich grundsätzlich für ein Verhalten, das dazu führt, daß Sie sich auch morgen noch selbst mögen.
8. **Gut für den eigenen Körper sorgen:** Dazu zählen gesund essen, Körpertraining, geschützter Sex.
9. **Prüfen existierender Optionen:** In jeder Situation gibt es verschiedene Möglichkeiten.
10. **Schaffen eines Sinnzusammenhangs:** Vergegenwärtigen Sie sich, wofür Sie leben: für Ihre Kinder? Die Liebe? Die Wahrheit? Gerechtigkeit? Gott?
11. **Mit den verfügbaren Mitteln das Bestmögliche tun:** Machen Sie aus den gegebenen Möglichkeiten das Beste.
12. **Eine Grenze setzen:** Sagen Sie »nein«, um sich zu schützen.
13. **Mitgefühl:** Hören Sie sich selbst respektvoll und fürsorglich zu.
14. **Im Zweifelsfall das Schwerste tun:** Der schwierigste Weg ist immer der richtige.
15. **Sich mit Selbstgesprächen durch die Krise steuern:** Selbstgespräche helfen in schwierigen Situationen.
16. **Imagination:** Entwickeln Sie im Geist ein Bild, das Ihnen hilft, sich anders zu fühlen (z. B. indem Sie sich einen sicheren Ort vorstellen).

Diese Liste stammt in adaptierter Form aus dem Buch *Seeking Safety* (dt.: *Posttraumatische Belastungsstörung und Substanzmissbrauch*) von Lisa M. Najavits (2002/2009) und wird mit Genehmigung der Autorin wiedergegeben. Alle Rechte vorbehalten. *Anmerkung:* Einige der aufgeführten Möglichkeiten stammen von Marlatt & Gordon (1985) (»Rückschläge sind keine Fehlschläge« und »Positive Süchte entwickeln«); andere stammen aus dem AA-Umfeld (z. B. »An den Problemen arbeiten« und »An einer Selbsthilfegruppe teilnehmen«). »Das Gefühl tolerieren« ist vom Dichter Rainer Maria Rilke inspiriert.

17. **Sich den Entscheidungspunkt bewußt machen:** Vergegenwärtigen Sie sich in Zeitlupe den Augenblick, in dem Sie sich für ein unzuträgliches Verhalten entschieden haben.
18. **Das Tempo anpassen:** Wenn Ihnen etwas »zuviel« wird, verlangsamen Sie Ihr Tempo; wenn Sie das Gefühl haben, auf der Stelle zu treten, dann bewegen Sie sich schneller.
19. **Immer für Sicherheit sorgen:** Tun Sie, was Sie tun müssen, um Ihrer Sicherheit oberste Priorität einzuräumen.
20. **Sich um Verstehen bemühen, von Schuldzuweisungen absehen:** Hören Sie Ihrem eigenen Verhalten zu; Schuldzuweisungen verhindern Entwicklung.
21. **Bei ausbleibendem Erfolg etwas anderes versuchen:** Schlagen Sie wie in einem Labyrinth eine andere Richtung ein, um einen neuen Weg auszuprobieren.
22. **Trauma und Sucht verbinden:** Verstehen Sie eine Sucht als einen Versuch, emotionalen Schmerz zu lindern.
23. **Besser allein als in einer schlechten Beziehung:** Wenn Sie momentan nur mit Behandlern zurechtkommen, ist das okay.
24. **Eine neue Geschichte entwickeln:** Sie selbst sind der Autor Ihrer Lebensgeschichte: Machen Sie sich zum Helden, der mit allen Widrigkeiten fertig wird.
25. **Unnötiges Leiden vermeiden:** Verhindern Sie ungute Situationen, bevor sie entstanden sind.
26. **Andere fragen:** Fragen Sie andere, ob das, was Sie glauben, zutrifft.
27. **Sich organisieren:** To-do-Listen zusammenzustellen und die eigene Wohnung sauber zu halten wirkt sich positiv auf das Gefühl, Dinge beeinflussen zu können, aus.
28. **Auf Gefahrenanzeichen achten:** Setzen Sie sich mit einem Problem auseinander, bevor es überhand nimmt; registrieren Sie Warnsignale.
29. **Heilung hat Vorrang:** Konzentrieren Sie sich auf das, was wichtig ist.
30. **Probieren Sie etwas aus, irgend etwas:** Ein guter Plan heute ist besser als ein perfekter Plan morgen.
31. **Entdecken:** Finden Sie heraus, ob Ihre Annahme zutreffend ist, statt »in Ihrem Kopf« zu bleiben.
32. **An einer Behandlung teilnehmen:** AA, Selbsthilfegruppe, Einzeltherapie, medikamentöse Behandlung, Gruppentherapie – alles, was Sie weiterbringt.
33. **Einen Puffer kreieren:** Stellen Sie etwas zwischen sich und die Gefahr (z.B. Zeit, Abstand).
34. **Klartext reden:** Sie fühlen sich anderen Menschen dann näher (aber tun Sie dies nur bei Menschen, in deren Nähe Sie sich sicher fühlen).
35. **Auf die eigenen Bedürfnisse hören:** Hören Sie sich wirklich an, was Sie brauchen; vernachlässigen Sie es nicht mehr.
36. **Sich der Gegenposition nähern:** Wenn Sie beispielsweise zu abhängig sind, dann versuchen Sie, unabhängiger zu werden.

37. **Die Szene wiederholen:** Schauen Sie sich das negative Ereignis noch einmal genau an: Was könnten Sie beim nächsten Mal ändern?
38. **Achten Sie auf die Kosten:** Welchen Preis zahlen Sie in Ihrem Leben für Ihre Sucht?
39. **Den Tagesablauf strukturieren:** Ein produktiver Tagesplan hält Sie auf Kurs und hilft Ihnen, mit der Welt verbunden zu bleiben.
40. **Einen Plan entwickeln:** Seien Sie bei der Formulierung sehr konkret; legen Sie eine Deadline fest, und informieren Sie andere darüber.
41. **Sich schützen:** Bauen Sie einen Wall, der destruktive Menschen, unzuträgliche Umgebungen und die Gefahr eines Rückfalls in die Sucht fernhält.
42. **Beruhigend reden:** Sprechen Sie sehr sanft (wie mit einem Freund oder einem kleinen Kind) mit sich selbst.
43. **An eventuelle Konsequenzen denken:** Führen Sie sich realistisch vor Augen, welche Folgen Ihr Verhalten morgen, nächste Woche und im nächsten Jahr haben könnte.
44. **Dem Prozeß vertrauen:** Bewegen Sie sich unablässig weiter; Sie kommen nur hinaus, wenn Sie hindurchgehen.
45. **An den Problemen arbeiten:** Je mehr Sie üben und je intensiver Sie sich beteiligen, um so schneller tritt die Heilung ein.
46. **Die innere Spaltung überwinden:** Akzeptieren Sie alle Ihre Besonderheiten; sie existieren nicht ohne Grund.
47. **Mit unangenehmen Gefühlen rechnen:** Wenn sich das, was Sie tun, unangenehm anfühlt oder wenn es schwierig ist, sind Sie auf dem richtigen Weg.
48. **Destruktive Aktivitäten ersetzen:** Essen Sie Süßigkeiten, statt Rauschmittel zu konsumieren.
49. **So tun, als würde man sich mögen:** Sie werden dann merken, daß sich der Tag völlig anders anfühlt.
50. **Sich auf den gegenwärtigen Augenblick konzentrieren:** Tun Sie, was in Ihrer Macht steht, um den heutigen Tag zu verbessern; lassen Sie sich nicht von der Vergangenheit oder Zukunft kirre machen.
51. **Sich selbst loben:** Registrieren Sie, was Sie richtig gemacht haben; dies ist die wirksamste Methode der Weiterentwicklung.
52. **Sich wiederholende Muster beobachten:** Versuchen Sie, auf Ihre Reinszenierungen zu achten und sie zu verstehen.
53. **Sich selbst nähren:** Tun Sie etwas, das Ihnen Freude macht (z. B. spazieren gehen, einen Film anschauen).
54. **Verzögern üben:** Wenn Sie eine selbstzerstörerische Handlung nicht völlig verhindern können, dann zögern Sie diese zumindest möglichst lange hinaus.
55. **Sich aus destruktiven Beziehungen lösen:** Wenn Sie an einer für Sie schädlichen Beziehung nichts verändern können, sollten Sie sich daraus lösen.
56. **Verantwortung übernehmen:** Machen Sie sich eine aktive Haltung statt einer passiven zu eigen.

57. **Eine Frist setzen:** Motivieren Sie sich, indem Sie sich eine Frist setzen.
58. **Sich verpflichten:** Verpflichten Sie sich, alles für Ihre Genesung Erforderliche zu tun.
59. **Umdenken:** Denken Sie so, daß es Ihnen hilft, sich besser zu fühlen.
60. **Sich von emotionalem Schmerz lösen (Erdung):** Lenken Sie sich ab, entfernen Sie sich räumlich, wechseln Sie den Kanal.
61. **Aus Erfahrung lernen:** Suchen Sie nach Wissen, das Ihnen in der nächsten Situation dieser Art helfen könnte.
62. **Das Problem lösen:** Lasten Sie es sich nicht selbst an, wenn etwas schiefgeht, sondern suchen Sie nach einer Lösung.
63. **Sprechen wie mit einem Kind:** Reden Sie weniger harsch.
64. **Die Beweise überprüfen:** Berücksichtigen Sie bei Ihrer Einschätzung einer Kontroverse beide Positionen.
65. **Bis zum Ende planen:** Nehmen Sie sich die Zeit, den weiteren Verlauf von Entwicklungen zu durchdenken – das ist das Gegenteil von Impulsivität.
66. **Die maßgebende Überzeugung erkennen:** Beispiele: Sollte-Gedanken und Entbehrungsbewußtsein.
67. **Sich selbst belohnen:** Entwickeln Sie eine gesunde Möglichkeit, alles zu würdigen, was Sie richtig machen.
68. **Ein neues Skript entwickeln:** Üben Sie sich in neuen Denkweisen.
69. **Lebensregeln entwickeln:** Merken Sie sich einen Satz, der Ihnen hilft (z. B. »Bleibe echt«).
70. **Rückschläge sind keine Fehlschläge:** Ein Rückschlag ist nichts weiter als ein Rückschlag.
71. **Das Gefühl tolerieren:** Es gibt kein endgültiges Gefühl. Sorgen Sie einfach dafür, daß Sie ein Gefühl unbeschadet durchstehen.
72. **Handeln Sie, dann folgen die Gefühle:** Warten Sie nicht, bis Sie sich motiviert fühlen; beginnen Sie jetzt.
73. **Positive Süchte entwickeln:** Beispiele: Sport, Hobbys, AA ...
74. **Im Zweifelsfall etwas nicht tun:** Wenn Sie eine Gefahr wittern, halten Sie sich davon fern.
75. **Den Trigger bekämpfen:** Werden Sie aktiv, um sich zu schützen.
76. **Auf den Ursprung achten:** Bevor Sie sich eine Kritik oder einen Rat zu eigen machen, sollten Sie sich klar machen, von wem diese Äußerung stammt.
77. **Eine Entscheidung fällen:** Falls Sie nicht weiter wissen, sollten Sie versuchen, sich für die momentan bestmögliche Lösung zu entscheiden, statt zu warten.
78. **Das Richtige tun:** Tun Sie das, wovon Sie wissen, daß es Ihnen sogar dann hilft, wenn Sie sich nicht danach fühlen, es zu tun.
79. **An einer Selbsthilfegruppe teilnehmen:** Setzen Sie einfach einen Fuß vor den anderen, bis Sie dort sind, und lassen Sie den Rest geschehen.
80. **Sich vor HIV schützen:** Dies ist wirklich sehr wichtig.

81. **Heilung hat oberste Priorität:** Machen Sie die Heilung zu Ihrem dringendsten und wichtigsten Ziel.
82. **Öffentliche Unterstützungsangebote nutzen:** Verlassen Sie sich auf öffentlich zugängliche Hilfe. Sie kann sehr nützlich sein.
83. **Die Hilfe anderer Menschen für die Genesung nutzen:** Teilen Sie den Menschen in Ihrer Umgebung mit, was Sie brauchen.
84. **Stellen Sie fest, worauf Sie Einfluß haben** (z. B. Ihre Arbeit, Freunde ...).

Bewahren Sie diese Liste gut erreichbar auf

- in Ihrer Geldbörse (gutes Coping ist mehr wert als Geld),
- an Ihrem Spiegel (spiegeln Sie, wer Sie dabei sind zu werden),
- an Ihrem Kühlschrank (tischen Sie gesundes Coping auf),
- oder überall sonst, wo sie gut sichtbar ist – am Telefon, im Auto oder wo auch immer.

✧ Welche förderlichen Coping-Fertigkeiten können Sie heute nutzen?

✧ Wo können Sie diese Liste aufbewahren, damit Sie daran denken, sie ständig zu benutzen?

✧ Fallen Ihnen irgendwelche positiven Gefühle auf, während Sie die Liste durchgehen?

✧ Benutzen Sie noch andere förderliche Coping-Fertigkeiten, die nicht auf der Liste vermerkt sind?

STIMMEN GENESENDER

Brianna – »Ich habe hier eine Wahlmöglichkeit.«

»Die Coping-Skills leisten für mich folgendes: Ich werde getriggert, ich atme durch, und dann sage ich: ›Ich habe hier eine Wahlmöglichkeit.‹ Ich habe als Kind ein schreckliches Trauma erlebt und darauf reagiert, indem ich mir ständig Dinge gekauft habe, um die Leere in meinem Inneren zu überwinden. Ich war in mehrfacher Hinsicht süchtig. Ich hatte immer einen wunderschönen Sportwagen, schicke Kleidung, all dieses Zeug. Ich hatte riesige Mengen von *Dingen*. Aber schließlich habe ich kapiert, was die Leute sagen: Nichts, was außen ist, kann uns ausfüllen. Mit Dingen läßt sich das einfach nicht erreichen. Man kann es immer wieder versuchen, bis man den finanziellen Supergau erreicht hat. Das ist mir passiert. Meine verheerende finanzielle Situation hat viel Schmerz verursacht, und schließlich habe ich eingesehen, daß meine Versuche, mit meinen Problemen fertig zu werden, mir geschadet haben. Als ich die Liste positiver Coping-Skills sah, dachte ich: ›Das ist es!‹ Heilung wird erst möglich, wenn man versteht, daß man die *Wahl* hat, wie man auf das, was in der Welt geschieht, reagiert. Nachdem ich das völlig begriffen hatte, hatte es eine unglaubliche Wirkung. Mir gefällt die Liste förderlicher Coping-Fertigkeiten, weil sie praxistauglich ist. Ich suchte nach Anregungen insbesondere für gefährliche Situationen, in denen ich nicht verstand, was Ursache und was Wirkung war – warum es immer wieder zu Katastrophen kam. Ich dachte lange, der Grund seien andere Menschen, bis mir klar wurde, daß ich selbst etwas anders machen mußte. Das stand mir plötzlich sonnenklar vor Augen. Aufgrund meiner finanziellen Probleme hatte ich mein Auto verloren und mußte mit dem Bus fahren. Ich hatte die Liste förderlicher Coping-Fertigkeiten immer im Rucksack bei mir. Ungefähr sechs Monate lang nahm ich sie mir jeden Tag im Bus vor und arbeitete an einigen der Punkte. Ich fragte mich dann jeweils: ›Wie kann ich diese Fertigkeit hier nutzen?‹ Es war mir wichtig, viele Beispiele durchzuarbeiten. Außerdem wählte ich die für mich wichtigsten Fertigkeiten aus und stellte Merkkarten für sie her, die ich künstlerisch gestaltete, um den Anreiz, sie zu benutzen, zu vergrößern; auch diese Karten hatte ich ständig in meinem Rucksack. Die förderlichen Coping-Fertigkeiten sind die Essenz der Genesung, denn man kann Stunde für Stunde dasitzen und über die Genesung nachdenken, aber letztlich hilft nur das, was bei den AA ›Die Füße zuerst‹ genannt wird. Bringen Sie Ihren Körper dorthin, wo Sie ihn haben wollen, dann folgt ihm der Geist. Sie müssen das Coping *aktiv* betreiben. Wenn Sie damit beginnen, stellen sich bald positive Resultate ein, und wenn Sie positive Resultate erleben, wollen Sie mehr davon.«

13 Sozialer Schmerz

Die größte Krankheit heute ist nicht Lepra oder Tuberkulose, sondern das Gefühl, unerwünscht zu sein.
— Mutter Teresa

Wenn Menschen an Schmerz denken, stellen Sie sich meist physischen Schmerz vor, etwa den Schmerz, der durch einen Knochenbruch oder durch Migräne verursacht wird. Aber Schmerz kann nicht nur physischen, sondern auch emotionalen, spirituellen und sozialen Ursprungs sein.

Sozialer Schmerz ist das, was wir empfinden, wenn wir selbst oder andere Menschen Ungerechtigkeit, Verrat, Diskriminierung, Isolation, Verfolgung, Rassismus, Exklusion oder anderen Formen sozialen Leidens ausgesetzt sind. In bestimmten Situationen, beispielsweise im Umgang mit einer Gang, im Krieg und in schädlichen Familiensituationen sahen Sie sich möglicherweise gezwungen, andere zu schädigen, was ebenfalls starken sozialen Schmerz erzeugen kann.

Auch Trauma und Sucht sind oft mit sozialem Schmerz verbunden. Menschen werden aufgrund ihres Traumas oder ihrer Sucht manchmal unfair beschuldigt. Manche werden wegen ihrer Probleme herabsetzend behandelt. Ihr Trauma oder Ihre Sucht kann in einer Beziehung entstanden sein, in der Sie schlecht behandelt worden sind. Und es gibt noch viele andere Möglichkeiten.

Tanya: »Als ich aufwuchs, wußte ich, daß ich kein Junge war, obwohl ich das erst später in Worten ausdrücken konnte. Mein Vater versuchte, mich zu einem Jungen zu machen, indem er mich prügelte. Seine Botschaft lautete: »Du bist ein Taugenichts!« Ich nahm diese Botschaft mit in ein von Scham bestimmtes Leben mit Obdachlosigkeit, Prostitution und Crack-Abhängigkeit. Aber ich hatte eine Tante, die mich so, wie ich war, liebte. Nachdem ich mein Elternhaus verlassen und entdeckt hatte, wer ich wirklich war – nämlich eine Frau (äußerlich ließ ich mich verändern, als ich in den Dreißigern war) –, war meine Tante für mich da, ein Puffer, der mich von allem abschirmte, was ich von meiner Familie, den Menschen in meinem Umfeld und von der ganzen Welt hörte. Es hat eine ganze Weile gedauert, aber schließlich ist es mir doch gelungen, die alten Botschaften und die Lebensgewohnheiten, die man mir vermittelt hatte, abzuschütteln. Ich bin jetzt clean. Ich brauche jetzt nicht mehr ständig das Geld von meinem Sugardaddy. Ich lebe in einer glücklichen und liebevollen Beziehung und bin voller Lebensfreude!«

✧ Fühlen Sie sich aufgrund Ihres Traumas oder Ihrer Sucht oder anderer Erlebnisse zurückgewiesen, herabgesetzt, tyrannisiert, gedemütigt oder gemieden?

✧ Fühlen Sie sich isoliert, ungewöhnlich oder mißverstanden wegen dem, was Sie durchgemacht haben?

✧ Mußten Sie mitansehen, wie andere Menschen ernstlich geschädigt oder mißhandelt wurden?

✧ Fühlen Sie sich oft einsam?

✧ Denken Sie ständig an Dinge, die Sie anderen Menschen angetan haben?

✧ Können Sie mit dem Begriff »sozialer Schmerz« etwas anfangen, auch wenn Sie dieses Kapitel noch nicht vollständig gelesen haben?

Sozialer Schmerz existiert wirklich

Sozialer Schmerz ist ebenso real wie physischer Schmerz; dies wurde durch Brain-Imaging-Studien festgestellt. Sozialer Schmerz kommt in allen Bereichen der Gesellschaft vor: in Familien, Peer-Groups und Institutionen wie Kirchen, beim Militär, in Unternehmen und in Schulen. Sozialer Schmerz entsteht auch durch die sozialen Medien, beispielsweise durch Online-Mobbing, das einschlägigen Untersuchungen zufolge ebensoviel Schaden anrichten kann wie direkter sozialer Kontakt.

Sozialer Schmerz kann schwerwiegende Konsequenzen haben:

- Er kann physische Krankheiten erzeugen, indem er das Immunsystem schwächt.
- Er ruft Aggression hervor; Betroffene kämpfen um Respekt oder werden gegenüber denjenigen, die sie verletzt haben, handgreiflich.

- Sozialer Schmerz kann auch die Selbstwahrnehmung verzerren: »Wenn ich über die Straße gehe, können andere Menschen erkennen, daß ich als Kind mißbraucht worden bin.«
- Sozialer Schmerz führt zu Isolation.

Margaret trat nach 9/11 in die Armee ein. Ihr Vater hatte an Friedensmissionen der Navy teilgenommen, und ihr Großvater hatte im Zweiten Weltkrieg gekämpft. Sie erhielt von ihren Vorgesetzten hervorragende Zeugnisse und wurde von ihren Kameraden respektiert. Sie wünschte sich eine lebenslange militärische Karriere, verließ die Armee aber dann doch nach fünf Jahren. »Ich war nicht mehr diejenige, die ich zu Beginn meiner Militärzeit gewesen war. Mit meiner Karriere war es vorbei, nachdem ich berichtet hatte, mein befehlshabender Offizier habe mich vergewaltigt. Kameraden, die mich vorher respektiert hatten, ließen mich nun links liegen. Es war, als glaubten sie, ich hätte die Geschichte erfunden. Es kursierten Gerüchte und einige sehr ekelhafte Witze. Alle schienen über die Vergewaltigung Bescheid zu wissen, obwohl solche Dinge beim Militär angeblich vertraulich behandelt werden. Ich wurde einer neuen Einheit zugeteilt, und dem dortigen Befehlshabenden wurde mitgeteilt, ich sei nun ›sein Problem‹. Da nie gründlich untersucht wurde, was tatsächlich geschehen war, entschloß ich mich schließlich, die Armee zu verlassen. Ich war schockiert darüber, daß man mich nach der langen Ausbildung und allen meinen Erfolgen so schnell und leicht kaltstellen konnte. Man sah mich allgemein als ›die Zicke, die gelogen hat‹. Die vormalige Heldin war plötzlich zu einem Nobody geworden.«

Viele Pfade

Sozialer Schmerz entsteht auf viele Arten.

- ***Wenn andere einem nicht glauben*** Sie sagen dann: »Das hast du dir doch ausgedacht« oder: »So schlimm war es gar nicht.« Solche Herabsetzungen sind um so schmerzlicher, wenn sie von den eigenen Eltern oder von anderen Autoritätspersonen kommen, die eigentlich auf Ihrer Seite stehen und für Sie da sein sollten.
- ***Demütigung*** Wenn andere sich über Sie lustig machen, Sie öffentlich beschämen, entwürdigen, erniedrigen oder Ihnen sagen, Sie seien weniger wert als andere, kann das eine anhaltende Wirkung auf Sie haben.
- ***Verrat (Treuebruch)*** Vielleicht haben Sie auch jemandem vertraut, der sich gegen Sie gewandt hat. Es kann verheerende Folgen haben, wenn jemand Ihre Ge-

heimnisse anderen preisgibt oder wenn jemand Lügen über Sie verbreitet, die wichtige Dinge betreffen.

- ***Isolation*** Wenn Sie während eines Traumas oder einer Suchtaktivität isoliert wurden, sind Sie in Ihren Bemühungen zu genesen möglicherweise nie unterstützt worden. Vielleicht fühlen Sie sich danach mißverstanden, oder Sie zweifeln an Ihrer eigenen Sicht der Realität.
- ***Tabus*** Traumata wie Inzest, Folter und Genozid sind so extreme Vorgänge, daß andere sich von Ihnen abwenden oder die Vorfälle schlicht leugnen können. Auch Abhängigkeiten, die gesellschaftlich inakzeptabel sind, können zu einer Zurückweisung führen.
- ***Einen Sündenbock suchen*** Vielleicht hat ein Unglück nur Sie getroffen, wohingegen andere verschont blieben. Ein Kind aus einer Familie wird mißbraucht, andere nicht. Im Dritten Reich beispielsweise wurden insbesondere Juden und Homosexuelle verfolgt. Wird jemand zum Sündenbock gemacht, ist das immer unfair.
- ***Gezwungen werden, andere zu schädigen*** Sie können tiefen sozialen Schmerz empfinden, wenn Sie gezwungen wurden, andere zu verletzen, obwohl Sie dies nicht wollten. Dies geschieht beispielsweise häufig in Kriegen, und manchmal werden Geschwister zur Mittäterschaft bei sexuellem Mißbrauch gezwungen.
- ***Falsche Beschuldigung*** Sie können wegen etwas, das geschehen ist, beschuldigt werden, obwohl Sie keinen Einfluß darauf hatten. In manchen Kulturen werden Vergewaltigungsopfer von ihrer Familie und der Gemeinschaft, in der sie leben, gemieden. Solche Verzerrungen der Wahrheit wirken sehr destruktiv.

✧ Kommen Ihnen einige der obigen Beschreibungen bekannt vor?

Was Sie in solchen Fällen tun können

Es gibt zwar keine einfachen Lösungen, die solche Probleme aus der Welt schaffen, aber im folgenden werden einige möglicherweise nützliche Ideen beschrieben.

Menschen verursachen sozialen Schmerz, sie können ihn aber auch heilen. Je mehr gute und korrekte Menschen Sie finden, die Sie respektieren, um so eher gelingt es Ihnen, sozialen Schmerz zu überwinden. Manchmal ist es sehr schwer, solche Menschen zu finden, aber schon ein einziger vertrauenswürdiger Mensch – ein Freund, ein Therapeut, ein Familienangehöriger, ein Lehrer oder ein religiöser Ratgeber – kann Ihre Situation entscheidend verändern. An wen könnten Sie sich wenden, selbst wenn Sie zunächst mit einem völlig Fremden Vorlieb nehmen müßten, etwa mit einem Mitarbeiter einer Hotline oder eines Krisenzentrums?

Sie können auch andere als soziale Mittel nutzen. Alles, was in Ihrem Leben einer positiven Entwicklung zugute kommt, hilft Ihnen; Sie brauchen sozialen Schmerz nicht ausschließlich mit Hilfe sozialer Mittel aufzulösen. Die Natur, die Kunst, das Lernen, körperliche Aktivität und andere Dinge können Ihnen neue Dimensionen erschließen, die sozialen Schmerz als unbedeutender erscheinen lassen.

Suchen Sie sich möglichst eine soziale Umgebung, in der Sie anders als bisher behandelt werden. Dazu müssen Sie eventuell die Schule wechseln, sich eine neue Arbeit suchen oder umziehen. Das Feld zu räumen ist allerdings nicht immer eine Lösung; wenn Sie die Umgebung immer wieder wechseln und sich die altbekannten Muster trotzdem erneut zeigen, sollten Sie neue Fertigkeiten erlernen, um sich selbst besser schützen zu können (siehe Kapitel 27: »Wahrnehmung: Wie andere Sie sehen«).

Machen Sie sich klar, daß es nicht nur um Sie geht. Sozialer Schmerz führt zu Isolation; vielleicht haben Sie das Gefühl, daß nur Sie gedemütigt und abgelehnt werden. Aber leider gibt es in der Geschichte der Welt sozialen Schmerz. Bemühen Sie sich, alles, was damit zusammenhängt, zu verstehen – warum sozialer Schmerz so häufig ist und wie er in verschiedenen Zusammenhängen zum Ausdruck kommt. Mit offenen Augen zu sehen stärkt Sie.

Bewahren Sie sich Ihren Idealismus, aber seien Sie auch realistisch. Sozialer Schmerz kann Ihre Ideale bezüglich Fairness, Gerechtigkeit und des Guten in anderen Menschen zerstören. Gemeinheiten und Grausamkeit, die Sie nicht erwarten, können Sie völlig überraschen. Manchmal leiden idealistische Menschen besonders stark unter sozialem Schmerz. Bemühen Sie sich, gleichzeitig der Großartigkeit und der Schrecklichkeit menschlicher Wesen bewußt zu bleiben.

Finden Sie heraus, wie andere Menschen Probleme bewältigen. Suchen Sie im Internet nach Begriffen wie »*Stigma überwinden*«, »*mit Diskriminierung fertig werden*«, »*Was tun, wenn man zum Sündenbock gemacht wird?*« usw.

Stellen Sie fest, ob Sie bestimmte Gespräche im Geist ständig wiederholen. Vielleicht hegen Sie Rachephantasien oder kommen aus anderen Gründen über bestimmte Gedanken nicht hinweg (siehe hierzu Kapitel 29: »Dunkle Gefühle: Wut, Haß, Rache und Verbitterung«).

Sobald Sie eine dauerhafte Genesung erreichen, läßt Ihr sozialer Schmerz nach. Die Genesung ermöglicht die Entstehung völlig neuer Erlebensweisen, neuen Zweigen an einem Baum ähnlich.

✧ Gibt es zumindest einen Menschen, mit dem Sie wirklich offen über sozialen Schmerz reden können? Wenn nicht, wie könnten Sie solch einen Menschen finden?

✧ Haben Sie im Abschnitt »Was Sie in solchen Fällen tun können« Anregungen gefunden, die Sie ausprobieren könnten?

Stimmen Genesender

Jennifer – »... ein Puffer, der mich beschützt«

Im Alter von 15 Jahren war Jennifer von einer verirrten Kugel getroffen worden. Eine traumatische Gehirnverletzung, PTBS und, um mit diesen Dingen fertig zu werden, Substanzmißbrauch waren die Folgen. »Der Augenblick, in dem mich die Kugel traf, hat mein weiteres Leben in vielerlei Hinsicht geprägt. Er hat meine Selbstsicht verändert – allerdings ist das etwas, woran ich arbeiten kann. Mit der Art, wie andere auf mich reagieren, kann ich viel schwerer umgehen. Sogar Fremde – ich kann Ihnen gar nicht sagen, wie oft mich Fremde gefragt haben: ›Warum gehst du so? Hattest du einen Autounfall? Oder leidest du an Multipler Sklerose?‹ Außerdem erzeugt es Angst – neue Beziehungen aufzubauen fällt mir schwer. Ich habe das Gefühl, ich muß ein gewaltiges Ereignis aus meinem früheren Leben erklären, obwohl es eigentlich nicht charakteristisch für mich ist. Außerdem kann das, was ich erlebt habe, dazu führen, daß andere mich wegen etwas, worauf ich gar keinen Einfluß hatte, ablehnen. Vorangegangene Zurückweisungen häufen sich auf und erzeugen eine emotionale Verletzung, die in mir eine Aversion dagegen, mich verletzlich zu machen, erzeugt – was Intimität und Nähe sehr hinderlich ist. Ich sehe sozialen Schmerz auch bei anderen Menschen; es handelt sich also nicht um etwas, das nur ich erlebe. Mit traumatischen Erlebnissen ist oft eine Stigmatisierung und Scham verbunden. Kriegsveteranen und andere, die traumatische Gehirnverletzungen erlitten haben, werden oft als verrückt oder sonderbar bezeichnet. Und von Menschen, die vergewaltigt wurden, nimmt man an, sie seien promiskuitiv oder ›hätten es sich selbst zuzuschreiben‹, weil sie sich auf eine bestimmte Weise gekleidet oder sich entsprechend verhalten hätten. Solche Dinge geschehen *sehr oft*. Mir gefällt an diesem Kapitel besonders, daß es solche Vorgänge sprachlich ausdrückt. Kommt zu Trauma und Sucht noch sozialer Schmerz hinzu, wird dem Problem eine Schicht hinzugefügt, die eine Genesung noch viel schwieriger macht. Wohl jeder kennt die Redensart ›Wenn du eine Meile in meinen Schuhen gehen würdest …‹. Wichtiger ist, daß mehr Menschen bereit sind, sich anzuhören, wie es für die Betroffenen tatsächlich ist, mit solchen Problemen leben zu müssen und sich um die Genesung von ihnen zu bemühen. Manchmal werde ich wütend, wenn ich mir die Ahnungslosigkeit dieser Leute und ihren Mangel an Empathie vergegenwärtige. Aber dann sage ich mir, daß es da draußen auch erstaunliche Menschen gibt, die es kapieren oder sich zumindest bemühen, es zu verstehen. Meine Versuche, mich mit solchen Menschen zu umgeben, tragen mehr als alles andere dazu bei, meinen sozialen Schmerz zu lindern. Dies ist ein Puffer, der mich von denjenigen abschirmt, die es nicht kapieren.«

14 Echtes Selbstmitgefühl

Wenn Sie möchten, daß andere glücklich sind,
dann entwickeln Sie Mitgefühl. Wenn Sie selbst
glücklich sein wollen, dann entwickeln Sie Mitgefühl.
— Der 14. Dalai Lama

Mitgefühl ermöglicht uns, von Selbstbeschuldigungen Abstand zu nehmen und uns statt dessen zu *verstehen*. Der ultimative Test für die Qualität von Mitgefühl ist, ob es Ihnen hilft, schädigendes Verhalten zu verändern. Wenn Mitgefühl nicht mit einer Verhaltensänderung verbunden ist, reicht es nicht tief genug.

Echtes Mitgefühl kann sehr wirkmächtig sein. Viele Menschen glauben, Mitgefühl sei gleichbedeutend mit Schwäche – es beinhalte nichts weiter als Ausflüchte oder diene dazu, uns aus der Verantwortung zu stehlen –, doch das trifft nicht zu. Vielleicht überrascht es Sie zu hören, daß man durch Untersuchungen festgestellt hat, daß stärkeres Selbstmitgefühl die Motivation, sich zu verändern, stärkt.

Ein Beispiel für Selbstmitgefühl

Ein Beispiel für Selbstmitgefühl könnte wie folgt aussehen:

»Ich möchte dieses Getränk wirklich, aber weil in meiner Familie der Alkoholismus grassiert, weiß ich, daß es mir gefährlich werden kann, es zu trinken. Meine Freunde können so etwas trinken, ich aber nicht. Das ist zwar ziemlich unfair, aber ich muß es akzeptieren. Vielleicht kann ich mir etwas anderes gönnen, das mir nicht gefährlich werden kann. Angesichts meiner entsetzlichen traumatischen Erlebnisse möchte ich, während ich dies durchmache, mir selbst gegenüber gütig sein.«

Achten Sie darauf, daß dieses Beispiel

- eine sanfte Haltung sich selbst gegenüber erkennen läßt und ermutigend wirkt (»Ich will mir selbst gegenüber gütig sein«);
- sich bemüht, realistisch einzuschätzen, was gefährlich sein könnte und was nicht (»Ich weiß, daß es mir gefährlich werden kann«, »Meine Freunde können so etwas trinken, ich aber nicht«);

- eine umfassende Perspektive bietet (»In meiner Familie grassiert der Alkoholismus«, »Angesichts meiner entsetzlichen traumatischen Erlebnisse«);
- eine neue Möglichkeit anklingen läßt (»Vielleicht kann ich mir etwas anderes gönnen«);
- die Realität akzeptiert (»Ich muß es akzeptieren«).

✧ Fällt Ihnen auf, daß Sie ein wenig sanfter gestimmt sind, nachdem Sie dies gelesen haben? Wenn nicht, ist das auch okay; lesen Sie einfach weiter …

Wenn man Ihnen in der Vergangenheit wenig Mitgefühl entgegengebracht hat, haben Sie möglicherweise Schwierigkeiten, dies zu verstehen, bis Sie selbst anfangen, Mitgefühl zu entwickeln. Das kann zuerst unangenehm sein, aber irgendwann werden Sie feststellen, daß es für eine gesunde Lebensweise unverzichtbar ist.

Echtes Mitgefühl

Mitgefühl zu haben bedeutet nicht nur, daß man sich positive Dinge über sich selbst sagt. Es geht dabei nicht darum, nett zu sein oder sich gut zu fühlen. Um genesen zu können, muß man sich manchmal aufopfern oder mit Entbehrungen fertig werden. Auf einen Drink zu verzichten ist hart, wenn man sich im Grunde danach sehnt. Einen Partner zu verlassen, weil er gewalttätig ist, kann sich falsch anfühlen, obwohl einem klar ist, daß es genau das Richtige ist. Die Psychologin Marsha Linehan nennt dies den *weisen Geist* und meint damit, daß jemand das tut, wovon er weiß, daß es richtig ist. Mitgefühl hat nichts mit einer leichten Entscheidung zu tun, der Entscheidung für die Option, bei der man sich am besten fühlt; es geht vielmehr darum, das zu tun, was tatsächlich das Beste *ist*.

Kristin Neff, eine Psychologin, die sich mit der Erforschung des Mitgefühls beschäftigt, schreibt: »… Selbstmitgefühl zu haben beinhaltet, daß man sich für sich selbst Gesundheit und Wohlbefinden wünscht, was bedeutet, daß man nötigenfalls sanft Veränderungen initiiert und schädigende und unproduktive Verhaltensmuster korrigiert. Selbstmitgefühl sollte folglich der Selbstgefälligkeit entgegenwirken.«

Was Mitgefühl nicht ist

Nützlich ist auch, sich darüber im klaren zu sein, was Mitgefühl *nicht* ist. Es hat nichts damit zu tun, daß man …

- Ausflüchte sucht,
- schlechte Entscheidungen rechtfertigt,
- sich in Entschuldigungen flüchtet, wenn man Fehler gemacht hat,
- die Wahrheit zurechtstutzt,
- so tut, als sei alles in bester Ordnung (»durch die rosarote Brille schauen«),
- arrogant ist (»Ich habe immer recht«),
- egoistisch ist,
- sich selbst bemitleidet.

Sie können selbst dann schlechte Entscheidungen treffen, wenn Sie diese nicht selbst verschuldet haben. Sie können Umgang mit Menschen pflegen, die einen schlechten Einfluß auf Sie haben. Sie können auch die Erledigung beruflicher oder häuslicher Pflichten unterlassen, unter Alkohol- oder Drogeneinfluß Auto fahren usw. Ihre durch eine Abhängigkeit oder ein Trauma verursachten Probleme können Sie veranlaßt haben, Verhaltensweisen zu entwickeln, die Sie und andere schädigen.

Charles war methamphetaminsüchtig. »Mein Bruder Sean wurde von einem Drogenhändler umgebracht, weil dieser Sean mit mir verwechselt hatte. Meine Entscheidungen haben Sean das Leben gekostet; das kann ich mir niemals verzeihen.«

Mitgefühl beinhaltet, daß Sie Verantwortung für Ihre Fehler übernehmen und sich bemühen, sie zu verstehen, wobei Sie in einem umfassenden Zusammenhang betrachten, wie es dazu gekommen ist. Je mehr Energie Sie darauf verwenden, um so bessere Chancen haben Sie, solche Fehler nicht zu wiederholen. Sie gewinnen dann an Verständnis, statt sich einfach zu verurteilen.

Woran erkennt man, ob das Mitgefühl seine Wirkung entfaltet? Achten Sie auf Ihr Verhalten – dieses ist Ihr Kompaß und Ihr bester Führer. Echtes Mitgefühl beinhaltet, daß Sie sanfter, aber auch verantwortungsbewußter mit sich selbst umgehen. Ihr Suchtverhalten ist weniger dominant, Sie sorgen besser für Ihren Körper, und Sie erfüllen Ihre Verpflichtungen. Siehe hierzu auch Kapitel 7: »Lauschen Sie Ihrem Verhalten«.

Mitgefühl sich selbst gegenüber

Es ist leichter, Mitgefühl gegenüber anderen Menschen zu entwickeln, als sich selbst mitfühlend zu behandeln. Dies gilt für die meisten Menschen, aber insbesondere für die mit sucht- und traumabedingten Problemen. Vielleicht glauben Sie, es sei normal oder notwendig, sich selbst gegenüber hart zu sein. Wenn man Sie schlecht behandelt hat, haben Sie vielleicht gelernt, sich zu hassen, statt sich zu ermutigen. Einige haben das gegenteilige Problem: Sie sind arrogant und glauben, sie seien immer im Recht. Doch sich selbst übermäßig zu hassen und übermäßig zu lieben sind die beiden Seiten ein und derselben Münze. Menschen mit einem gesunden Selbstwertgefühl sind sich über ihre Stärken und Schwächen im klaren und sehen eine Balance zwischen beiden.

Echte Veränderung tritt ein, wenn es uns gelingt, *Liebe* und *Einschränkungen* in ein ausgewogenes Verhältnis zu bringen – warmherzige Unterstützung und zuverlässige Verantwortlichkeit. Wenn Sie sich selbst gegenüber entweder zu nachsichtig oder zu hart sind, kommen Sie nicht weiter. Sie können auch zwischen diesen beiden Extremen hin- und herspringen, gefangen in einem Teufelskreis übermäßiger Selbstgefälligkeit und zu großer Härte. Weil Sie sich schlecht fühlen, spielen Sie zuviel und züchtigen sich anschließend deswegen, was die Wahrscheinlichkeit erhöht, daß Sie erneut der Spielsucht verfallen, und so weiter.

> Ashley sagte: »In meinem Kopf ist ständig der Selbsthaß aktiv. ›Ich bin ein Verlierer‹, ›Ich bin zu dick‹, ›Ich werde nie etwas zustande bringen‹. Um diese Stimme zum Schweigen zu bringen, überfresse und entleere ich mich, schaffe es aber trotzdem nicht, mich von meinem Selbsthaß zu befreien.«

Es ist nie zu spät, Mitgefühl zu entwickeln. Dies kann zu einem mächtigen Einfluß werden, wie ein liebevoller Freund, der Sie einerseits unterstützt, Ihnen aber andererseits auch »nichts durchgehen läßt«.

✧ Versuchen Sie, mit sich selbst mitfühlend zu reden, auch wenn es Ihnen schwerfällt.

Mitgefühl anderen gegenüber

Mitgefühl anderen gegenüber kann ebenfalls heilend wirken und die eigene Genesung fördern (siehe hierzu Kapitel 34, »Was Verletzte zurückgeben können«). Sie brauchen aber keine mitfühlende Haltung gegenüber Menschen zu entwickeln, die Sie geschädigt haben. Sie können ihnen gegenüber Mitgefühl entwickeln, es ist aber allein Ihnen überlassen, ob Sie das wollen; es ist also nicht zwingend erforderlich – Sie können auch ohne dies genesen.

Falls Sie sich dafür entscheiden, müssen Sie darauf achten, daß es in einem für Sie gesunden Rahmen bleibt. Co-Abhängigkeit (eine Art Abhängigkeit von einer Person) und ein schweres Beziehungstrauma können verhindern, daß Sie zur Wahrung förderlicher Grenzen in der Lage sind. Die Folge kann sein, daß Sie einem Liebe-um-jeden-Preis-»Mitgefühl« verfallen – unausgewogen, zu tolerant und permissiv. Dies kann bedeuten, daß Sie Menschen mitfühlend begegnen, die Sie immer wieder verraten. In guten Beziehungen geben und nehmen beide Partner und setzen sich für die Interessen des jeweils anderen ein.

Sie sollten sich auch darüber im klaren sein, daß Mitgefühl und Vergeben nicht das gleiche sind. Man kann Menschen gegenüber Mitgefühl haben, ohne ihnen zu vergeben. Sie können verstehen, warum jemand Sie geschädigt hat, wie dies im Schmerz des Betreffenden oder in seinem eigenen Trauma begründet war – aber deshalb müssen Sie diesem Menschen nicht auch vergeben. Zu vergeben ist nicht die Voraussetzung für die eigene Heilung (siehe Kapitel 16, »Sich selbst vergeben«).

✶ Erforschen Sie ... *Wie steht es um Ihre Fähigkeit zu Mitgefühl?*

Selbstmitgefühl

Arbeiten Sie den Selbstmitgefühl-Test durch. Die deutsche Version finden Sie in dem Buch *Selbstmitgefühl* von Kristin Neff im Anhang. Mit Hilfe dieses Tests können Sie feststellen, wie stark Ihr Mitgefühl sich selbst gegenüber ist. Er umfaßt Fragen wie die folgenden:

- »Wenn ich emotionalen Schmerz empfinde, versuche ich, mir selbst gegenüber liebevoll zu sein.«
- »Wenn ich mit etwas, das mir wichtig ist, einen Mißerfolg erlebe, versuche ich, die Sache in ihrer Verhältnismäßigkeit zu sehen.«
- »Ich bemühe mich, gegenüber den Aspekten meiner Persönlichkeit, die ich nicht mag, verständnisvoll und geduldig zu sein.«
- »Ich versuche, meine Mängel als normale Begleiterscheinungen des Menschseins zu sehen.«
- »Wenn ich mich in irgendeiner Hinsicht unzulänglich fühle, versuche ich mir vor Augen zu führen, daß die meisten Menschen sich gelegentlich unzulänglich fühlen.«

Mitgefühl gegenüber anderen

Sie können auch feststellen, wie es um Ihr Mitgefühl gegenüber anderen Menschen bestellt ist. Einen entsprechenden Test finden Sie im Internet unter *http://self-compassion.org/self-compassion-scales-for-researchers* unter dem Namen *Compassion for Others Scale*. Er enthält Fragen wie die folgenden:

- »Ich merke, wenn andere Menschen aufgebracht sind, selbst wenn sie nichts sagen.«
- »Ich bin gern für andere da, wenn sie Schwierigkeiten haben.«
- »Wenn andere traurig sind, versuche ich, sie zu trösten.«
- »Jeder Mensch fühlt sich manchmal schlecht; das gehört zum Menschsein.«
- »Man sollte sich darüber klar sein, daß alle Menschen Schwächen haben und niemand vollkommen ist.«

✧ Wie haben Sie bei den Tests abgeschnitten? Was sagen die Ergebnisse über Sie?

✧ Was bedeutet der Ausdruck echtes Mitgefühl?

✧ Können Sie sich selbst gegenüber gütig sein und trotzdem sehr hart an Ihrer Genesung arbeiten?

Stimmen Genesender

David – »Den Blick auf das Mitgefühl zu verändern ist wunderbar.«

»Dies ist mein Lieblingskapitel. Ich benutze es, um Mitgefühl aus meiner Perspektive zu definieren. Wenn ich Drogen konsumiere und mich in Trauma-Reinszenierungen verfange, ist es, als würde ich mich körperlich und mental schlagen. Würde ich das einem Freund antun? Ganz sicher nicht! Würde ich ein Kind so behandeln, wie ich manchmal mich selbst behandle? Auch nicht. Deshalb war es für mich wunderbar, mit Hilfe dieses Kapitels einen Blick auf meine Sicht der Welt zu werfen und mir eine mitfühlende Perspektive anzueignen. Aktive Sucht- und Traumasymptome sind ein sehr kaltes, Wut und Angst weckendes Erlebnis. Mitgefühl vermag all dies zu durchbrechen, aber es erfordert ganz sicher Übung, mitfühlend zu sein. Ich könnte mich an die Botschaften halten, die ich in Kapitel 22, »Jedes Kind ist ein Detektiv« niedergeschrieben habe, und nach Möglichkeiten in meinem Tagesablauf suchen, um sie mir entweder zu eigen zu machen, wenn sie mitfühlend waren, oder sie zu hinterfragen, wenn sie es nicht waren. Ich bin überzeugt, daß man, um eine Sache gut zu machen, Übung braucht, und da ich in der Regel mir selbst gegenüber eher streng bin, habe ich im Laufe eines Tages oft Gelegenheit zu üben. Außerdem kann ich meine Gefühle und mein Verhalten während meiner Mitgefühlsübung verfolgen. Meine Handlungen lügen nicht; wenn ich also feststelle, daß durch das Praktizieren von Mitgefühl mir selbst und anderen gegenüber meine positiven Aktivitäten zunehmen, weiß ich, daß Mitgefühl sich positiv auswirkt. Ich werde mich anstrengen müssen, um Mitgefühl zu üben, weil mir das sehr schwer fällt. Ich werde mir im Laufe eines Tages immer wieder vor Augen führen, daß ich eine mitfühlende Geisteshaltung anstrebe. Ich werde ständig eine Liste mitfühlender Äußerungen bei mir tragen, um mich daran zu erinnern, in welche Richtung ich gehen will.«

15 Warum Trauma und Sucht oft miteinander verbunden sind

Was man versteht, ist nur zur Hälfte wahr.
Was man nicht versteht, ist die volle Wahrheit.
— Zen-Weisheit

Trauma und Sucht sind *Bruder-und-Schwester-Krankheiten* genannt worden, weil sie so oft zusammen vorkommen. Sie gehören ein und derselben Familie an. Aber selbst Menschen, die viele Jahre lang unter beiden gelitten haben, sehen die Verbindung zwischen ihnen oft nicht.

> Alex: »Ich habe das vorher nie in Verbindung gebracht – daß mein starker Alkoholkonsum auf das, was ich als Kind durchgemacht habe, zurückzuführen ist. Jetzt ergibt es einen Sinn, und ich schäme mich nicht mehr deswegen. Ich kann jetzt daran arbeiten.«

Es geht nicht um das *Ding* (die Substanz, das Essen, den Sex)

Menschen denken oft, eine Sucht entstehe, weil etwas »suchterzeugend« sei, zum Beispiel Alkohol, Glücksspiel oder Pornographie. Aber die meisten Menschen, die irgendwann mit diesen Dingen in Berührung kommen, werden dadurch nicht süchtig. Es geht also nicht um die Sache selbst, sondern die konkrete Person *und* die Sache führen eventuell zur Entstehung einer Sucht. Natürlich sind bestimmte Dinge mit höherer Wahrscheinlichkeit suchterzeugend als andere; so macht Kokain zweifellos eher süchtig als Spinat. Doch ebenso wie etwas, das auf einen bestimmten Menschen traumatisch wirkt, diese Wirkung auf einen anderen nicht auch haben muß, braucht etwas, das einen bestimmten Menschen süchtig macht, auf einen anderen nicht unbedingt auch so zu wirken. Sogar ein und dieselbe Person kann je nach Umständen in einer bestimmten Situation für die Entstehung einer Sucht anfällig sein, in einer anderen hingegen nicht. Deshalb müssen Sie – wie wir alle – während Ihres ganzen Lebens sorgsam die Wirkung *Ihrer* speziellen Aktivitäten auf *Ihr* Leben beobachten.

Den Schmerz betäuben: Wie ein Trauma einen Menschen für die Entwicklung einer Sucht anfällig machen kann

Ein wichtiger Grund dafür, daß einige Menschen eine Sucht entwickeln, ist, daß sie ein schweres Trauma durchlebt haben. Man hat diesen Vorgang als *tödliche Logik* bezeichnet: Es muß uns als sinnvoll erscheinen, sich um etwas zu bemühen, das einen besseren Zustand erreichbar zu machen verspricht. Andere Bezeichnungen für diesen Prozeß sind *Selbstmedikation, den Schmerz betäuben* und *Konsumieren um zu entkommen.* Das Suchtverhalten wird als Lösung traumabedingter Probleme empfunden – zumindest eine Zeitlang. Einige Menschen, die schwere Traumata erlebt haben und süchtig geworden sind, sagen, sie hätten sich für die Fortsetzung des Drogenkonsums entschieden, weil sie nur auf diese Weise ihren emotionalen Schmerz lindern könnten. Andere starke Belastungen verstärken die Wirkung traumatischer Erlebnisse, beispielsweise Obdachlosigkeit, Armut, psychische Probleme, Diskriminierung und soziale Isolation.

Marco war in einem vom Krieg zerrissenen Land aufgewachsen, wo ständig die Konfrontation mit Gewalt drohte. Er fühlte sich meist angespannt und verängstigt. »Ich war zwölf Jahre alt, als ich das erste Mal Alkohol trank; und ich wußte sofort, daß dies für mich die Lösung war. Nach dem Konsum fühlte ich mich entspannter als jemals vorher.«

Stacy war als Kind mißbraucht worden. »Wenn man zu Hause terrorisiert wird und dann ein Rauschmittel entdeckt, ist das wie: ›Das ist es! Es ist das einzige, was mir ein wenig Erleichterung bringt.‹ Obwohl einem klar ist, daß das nur eine zeitweilige Lösung sein und der Konsum ein Leben zerstören kann, fühlt es sich an, als sei das eigene Leben ohnehin schon zerstört. Es gibt darin nichts, was es wert wäre, es zu retten; wie man es auch dreht und wendet, es ist immer das gleiche.«

Pauls Mutter war psychisch krank und beschimpfte ihren Sohn ständig. Als Paul erstmals mit Opiaten Bekanntschaft machte, war das für ihn »wie ein Geschenk des Himmels, wie Liebe auf den ersten Blick. ... Ich konnte mich damit in völligem Frieden fühlen, liebevoller ... und liebenswerter.« (adaptiert aus: Edward Khantzian & Mark Albanese: *Understanding Addiction as Self-Medication. Finding Hope behind the Pain)*

Die tödliche Logik wurde auch durch wissenschaftliche Untersuchungen nachgewiesen. Im Unterschied zu Menschen, die kein Trauma erlebt haben, gilt für diejenigen mit traumabasierten Problemen:

- Sie fangen früher an, schädliche Substanzen zu konsumieren.
- Sie haben eine positivere Einstellung zu solchen Stoffen.
- Ihr Substanzkonsum entwickelt sich schnell zur Sucht.
- Sie erleben häufiger Rückfälle.
- Sie konsumieren häufiger harte Drogen wie Kokain, Opiate und Methamphetamin.
- Es ist unwahrscheinlicher, daß sie mit dem Drogenkonsum aufhören, selbst wenn sie wegen ihrer Sucht in Behandlung sind.

Es kann jedoch viele Jahre dauern, bis Menschen die Verbindung zwischen Trauma und Sucht erkennen. Oft ist die Sucht zuerst sichtbar und die Traumavorgeschichte tritt erst später klar zutage.

Selbstschutz

Einige sagen, ihr Suchtverhalten habe ihnen ermöglicht, ein Trauma durchzustehen, dem sie nicht entfliehen konnten. Der Substanzkonsum habe sie so betäubt, daß sie keinen Suizid hätten begehen müssen. Die Sucht sei ihr einziger Freund gewesen, als sie in ihrem Trauma isoliert gewesen seien. Sie habe ihnen eine kurze Flucht aus einer brutalen Realität ermöglicht.

> Marissa war mit einem Mann verheiratet, der große Probleme mit seiner Sucht und mit häuslicher Gewalttätigkeit hatte. Sie sagte: »Ich habe damals den ganzen Tag, und zwar jeden Tag, getrunken, und ich habe erst damit aufgehört, wenn ich einen völligen Blackout hatte. Ich glaube, dies war meine Art, mit meinem Mann fertig zu werden. Meine Kinder haben sich im Grunde selbst aufgezogen; sie haben sich um sich selbst gekümmert, sich selbst ernährt und zu allem Überfluß auch noch für mich gesorgt. Als die Sucht meines Mannes stärker wurde und er immer häufiger prügelte, verschlechterte sich auch mein Zustand. Es gab Situationen, in denen ich völlig bewegungsunfähig aufwachte und mich nicht einmal daran erinnern konnte, was geschehen war. Mein achtjähriger Sohn mußte mir in solchen Situationen sagen, wie sein Papi mich am Abend vorher geschlagen hatte. Ich ging dann oft betrunken zur Arbeit. Ich war praktisch ständig betrunken, weil ich nur so mit allen möglichen Dingen fertig werden konnte.« (Lisa M. Najavits: *Example of a Group Session. Asking for Help*. Video-Training *Seeking Safety*)

Einige Untergruppen entwickeln mit höherer Wahrscheinlichkeit Traumata und Suchtprobleme

Menschen, die unter Traumata und Abhängigkeiten leiden, sind in sämtlichen Altersstufen, Ethnien, sozialen Klassen, geschlechtlichen Orientierungen und Ausbildungsklassen zu finden. Allerdings sind einige Untergruppen besonders anfällig für Trauma und Sucht. Zu diesen zählen:

- Militärangehörige und Kriegsveteranen
- Jugendliche
- Opfer häuslicher Gewalt
- Obdachlose
- alte Menschen
- körperlich oder psychisch Beeinträchtigte
- Lesben, Homosexuelle, Bisexuelle, Transsexuelle
- verurteilte Straftäter
- Sexarbeiter
- einige ethnische Gruppen
- Kriegsflüchtlinge
- Ersthelfer wie Feuerwehrleute, Polizisten und Notfallhelfer

Bei den genannten Gruppen besteht eine erhöhte Traumatisierungsgefahr, und folglich sind sie auch gefährdet, süchtig zu werden. Beispielsweise können ältere Menschen mißhandelt werden und sind in Gefahr, Abhängigkeiten wie Spielsucht zu entwickeln und verschreibungspflichtige Medikamente zu mißbrauchen. Jugendliche befinden sich in einem Alter, in dem sexuelle Übergriffe und Gewalt zur gleichen Zeit stattfinden können wie Experimente mit Suchtstoffen, Glücksspiel und anderen abhängig machenden Verhaltensweisen. Bei Militärangehörigen und Ersthelfern ist die Gefahr der Entstehung eines Traumas besonders groß, und häufig erhalten sie anläßlich der Behandlung von Verletzungen schmerzstillende Medikamente, die suchterzeugend wirken können.

> Don ist Vietnamveteran. »Als ich aus dem Krieg kam, war ich völlig verändert und konnte von niemandem Befehle oder Anweisungen annehmen. Ich war sehr unruhig und langweilte mich schnell. … Ich wurde wütend wegen allem und jedem und dachte, wenn die Regierung tue, was ihr gerade in den Kram passe, könne ich das auch. … Ich rauchte damals viel Pot, was ich in Vietnam gelernt hatte. Keiner meiner Freunde konsumierte [Drogen], bevor ich in den Krieg zog, und ich auch nicht. Nach Vietnam gab es keine Droge, die ich nicht geraucht, geschluckt oder geschnupft hätte. Alkoholkonsum und Substanzmißbrauch wurden von meinem

Bedürfnis angetrieben, die Dinge zu vergessen, die mich nachts wach hielten, und meine Sucht nach Adrenalin zu stimulieren. Im Krieg ist Adrenalin dein Freund. Mein destruktives Verhalten wurde Jahr für Jahr stärker. Ich brauchte immer mehr Erregung, um die Leere zu füllen, die das ›normale Leben‹ in mir hinterließ. Ich verstand die Veränderungen in mir nicht, aber sie waren mir gleichgültig, solange ich mir die Erregung verschaffen konnte, nach der ich mich sehnte.« (Donald G. Parent, Jr.: *The Warzone PTSD Survivors Guide)*

Verschiedene Pfade

Falls Sie sowohl an einem Trauma als auch an einer Sucht leiden, wie sind dann beide entstanden? Sich die Muster des eigenen Lebens zu vergegenwärtigen kann die Genesung fördern.

Zuerst das Trauma, dann die Sucht. Dies ist das häufigste Muster; es existiert bei etwa zwei Dritteln der Betroffenen und wird oft *Selbstmedikation* genannt: Ihm liegt das Bemühen zugrunde, das eigene Befinden zu verbessern, indem man zu einem Verhalten Zuflucht nimmt, das später zu einer Sucht wird. Beispielsweise ist ein Mann verzweifelt über den Tod seines Sohnes und fängt deshalb an, verschreibungspflichtige Schmerzmittel als Suchtstoff zu mißbrauchen.

Zuerst die Sucht, dann das Trauma. Dieses Muster wird *Verletzlichkeit* genannt: Die Sucht macht eine Traumatisierung wahrscheinlicher. Beispielsweise fährt ein Alkoholiker betrunken Auto und wird in einen Unfall verwickelt; oder ein Sexsüchtiger wird beim Sex überfallen.

Trauma und Sucht manifestieren sich gleichzeitig. Manchmal treten Trauma und Sucht gleichzeitig auf. Kinder können in Familien aufwachsen, in denen Traumatisierungen ebenso zum Alltag gehören wie Suchtverhalten. Tatsächlich ist eine der zuverlässigsten Möglichkeiten, sucht- und traumabedingte Probleme vorauszusagen, die Familiengeschichte. Diese wiederholt sich über Generationen, und zwar sowohl aufgrund von genetischen als auch von sozialen Einflüssen (siehe hierzu Kapitel 17, »Körper und Biologie«, sowie Kapitel 22, »Jedes Kind ist ein Detektiv«).

Trauma und Sucht manifestieren sich völlig unabhängig voneinander. Manchmal entwickeln einige Menschen unabhängig voneinander, aber parallel trauma- und suchtbedingte Probleme – so wie ein Mensch ja auch zwei völlig eigenständige medizinische Probleme wie Diabetes und Krebs haben kann. Carmen z. B. ist schon älter und hat seit Jahren ein Alkoholproblem. Kürzlich entwickelte sie anläßlich eines Brandes in ihrem Altersheim eine PTBS. Bei ihr sind die beiden Probleme separat entstanden.

Ansteigende und absteigende Spiralen

Trauma und Sucht verstärken einander in einer sogenannten *absteigenden Spirale* oder einer *toxischen Feedbackschleife*. Streß verstärkt Streß, Schaden verursacht weiteren Schaden, immer und immer wieder. Das Trauma führt zur Sucht, die wiederum weitere Traumatisierungen begünstigt, die die Sucht verstärken. Es kann aber auch sein, daß eine Sucht zur Traumatisierung führt, die wiederum eine Verstärkung der Sucht zur Folge hat. Sie verstärken einander und verstärken damit ihren Einfluß auf Sie. Bedenken Sie aber bitte folgendes: So wie traumabedingte und suchtbedingte Probleme miteinander verbunden sind, besteht auch hinsichtlich der Genesung von beiden ein Zusammenhang. Wenn es gelingt, das eine zu verbessern, kann sich dies positiv auf die Arbeit am anderen auswirken, was eine *ansteigende Spirale* ergibt.

Werden Sie zum Detektiv

Wenn Sie sowohl unter einer Sucht als auch unter traumabedingten Problemen leiden, sollten Sie beobachten, wie beide einander auch in der Gegenwart beeinflussen. Dabei sind alle erdenklichen Kombinationen möglich. Suchtbedingter Substanzkonsum, Entzug und Abstinenz können Ihre traumabedingten Probleme abschwächen oder verschlimmern. Ebenso können sowohl traumabedingte Probleme als auch das Bemühen um Genesung vom Trauma Ihre Sucht verringern oder verschlimmern. So stellen einige Menschen fest, daß nach monate- oder gar jahrelanger Abstinenz ihre traumabedingten Probleme wieder auflodern – sie bemerken dann Gefühle und Erinnerungen, die sie mit Hilfe der suchterzeugenden Substanzen verdrängt hatten. Andere stellen fest, daß ihre traumabedingten Probleme schwächer werden – sie gehen ihre Probleme generell rigoroser und konsequenter an. Bei alldem gibt es kein einzig mögliches Muster; bleiben Sie sich deshalb Ihres Musters bewußt. Im Laufe der Zeit kann es zu einer soliden Genesung von beiden Problemen kommen.

Es gibt viele Gründe für Substanzkonsum, nicht nur das Erleben eines Traumas

Menschen entwickeln aus vielen Gründen Süchte. Es geht dabei nicht immer um ein Trauma. Andere Gründe können sein:

- Party machen
- Erregung suchen

- Spaß haben
- zu Erkenntnissen gelangen
- sich entspannen
- zu anderen Menschen in Kontakt treten
- ein Gefühl verstärken
- sexuell aktiver sein
- mehr Energie verspüren

Sich zu berauschen – die Suche nach transzendentem Vergnügen – ist ein Grundtrieb des Menschen: Er möchte sich wohlfühlen und ungewöhnliche Dinge erleben. Seit Beginn der Menschheitsgeschichte ist Substanzkonsum, meist in Form von Alkoholkonsum, ein fester Bestandteil des Gemeinschaftslebens einer Gesellschaft. Einige kulturelle Traditionen haben Rituale entwickelt, mit deren Hilfe sie mittels rhythmischen Trommelns und Tanzens transzendente Bewußtseinszustände induzieren. Wie Sex, Nahrungsaufnahme, Spiel und andere angenehme Aktivitäten ist der Rausch ein fester Bestandteil des Lebens vieler Menschen. Sie konsumieren zum Abendessen ein alkoholisches Getränk oder setzen ein wenig Geld beim Glücksspiel ein und gehen anschließend wieder ihrem normalen Leben nach. Sie erleben so viele erfüllende Situationen, daß sie eigentlich keine Drogen mehr konsumieren müßten. Der Rausch beeinträchtigt sie nicht bei der Erfüllung ihrer Pflichten und verursacht auch keine ernsten Schäden. Sie nutzen diese Möglichkeiten nicht, um starker Traurigkeit, Gefühlen der Leere oder der Einsamkeit zu entfliehen.

Bei anderen Menschen entstehen erste Anfänge eines Problems, doch sie schaffen es, ihren Konsum selbständig zu verringern, sobald sie merken, daß er sich negativ auf ihr Leben auswirkt. Den meisten Menschen, die leichte Alkoholprobleme haben (den sogenannten *Problemtrinkern*), gelingt es, ohne fremde Hilfe davon zu genesen, insbesondere wenn sie das Problem relativ früh erkennen. Wieder andere konsumieren in einer bestimmten Phase ihres Lebens zuviel, beispielsweise im College, reifen aber später trotzdem normal und gehen ihren Weg.

Für wieder andere wird es zu einer ungesunden Obsession, sich zu berauschen. Traumata sind häufig Bestandteile dieses Musters.

✶ Erforschen Sie ... *Ihre persönlichen Muster bezüglich Trauma, Sucht oder beidem*

Auf die folgenden Fragen gibt es keine grundsätzlich richtigen oder falschen Antworten. Es geht hier um die Entwicklung von Gewahrsein.

1. Was ist bei Ihnen persönlich zuerst entstanden?
   a. Trauma
   b. Sucht
   c. beide gleichzeitig
   d. Ich habe mit beiden keine Probleme.
   e. Ich bin mir nicht sicher.

Erforschen Sie Ihre Antwort. Bei den meisten Menschen, die sowohl unter einem Trauma als auch unter einer Sucht leiden, tritt das Trauma zuerst zutage. Aber ganz gleich, was bei Ihnen zuerst aufgetaucht ist, wenn Sie Probleme mit beiden haben, müssen Sie an beiden arbeiten. Wenn Sie nur eins von beiden haben – traumabedingte oder suchtbedingte Probleme –, kann Ihre Genesung schneller vonstatten gehen, als wenn sie sich mit beidem befassen müßten.

2. Was motiviert Sie mehr, daran zu arbeiten?
   a. Trauma
   b. Sucht
   c. beide gleichermaßen
   d. keins von beiden
   e. Ich habe mit beidem keine Probleme.
   f. Ich bin mir nicht sicher.

Erforschen Sie Ihre Antwort. Wenn Sie sowohl sucht- als auch traumabedingte Probleme haben, fühlen Sie sich wahrscheinlich – wie viele – stärker dazu motiviert, mit dem einen oder dem anderen zu arbeiten. Meist wirken traumabedingte Probleme stärker motivierend, weil sie unmittelbar emotionalen Schmerz erzeugen, beispielsweise in Form von Depression, Albträumen und Flashbacks. Auch Abhängigkeiten verursachen Leiden, es kann aber länger dauern, dies zu erkennen, weil Leugnen häufig ein fester Bestandteil der Krankheit ist. Ganz gleich, wozu Sie sich stärker motiviert fühlen, nutzen Sie es als Ausgangspunkt für Ihre Arbeit; dies kann die Motivation zur Arbeit am anderen Punkt auch verstärken. Man spricht dann davon, daß man ein Problem *als Hebel* benutzt, der es ermöglicht, auch auf den anderen Aspekt positiv einzuwirken. Beispielsweise: »Ich habe traumabedingt Albträume, und Kokain verschlimmert sie; ich muß also mit dem Kokainkonsum aufhören.« Falls Sie nicht dazu motiviert sind, an einem von beiden Themen zu arbeiten (Trauma oder Sucht), sollten Sie sich vor Augen führen, daß die Motivation stärker wird, je mehr Sie lernen und erforschen.

3. Was ist für Sie momentan das größere Problem?
   a. Trauma

b. Sucht
c. beide gleichermaßen
d. Keins von beiden ist für mich ein Problem.
e. Ich bin mir nicht sicher.

Erforschen Sie Ihre Antwort. Einige Menschen haben mehr Probleme mit dem einen als mit dem anderen. Stellen Sie einfach fest, wie sie bei Ihnen in Erscheinung treten.

4. Was spielt in Ihrer Familiengeschichte (zumindest bei einem Verwandten) eine Rolle?
   a. Trauma
   b. Sucht
   c. beides
   d. keins von beiden
   e. Bin mir nicht sicher.

   Wenn Sie a, b oder c markiert haben: Wieviele Verwandte (ungefähr): ______________

Erforschen Sie Ihre Antwort. Die Familiengeschichte ist einer der zuverlässigsten Prädiktoren für Trauma und Sucht: Beide werden innerhalb von Familien vererbt. Gene und soziale Einflüsse spielen dabei eine Rolle, weshalb die Frage nicht nur auf Blutsverwandte zielt. Wenn es in Ihrer Familie schon häufiger traumabedingte Probleme gab, ist die Familiengeschichte für Sie keine »lebenslange Strafe«. Entscheidend ist, wie Sie auf diese Geschichte reagieren. Je früher und stärker Ihre Bemühungen um Genesung sind, um so eher werden Sie verhindern können, daß diese Probleme auch noch in der nächsten Generation bestehen. Sie können sehr stolz sein, wenn es Ihnen gelingt, den Teufelskreis zu durchbrechen.

5. Meine Sucht macht meine traumabedingten Probleme ...
   a. stärker
   b. schwächer
   c. hat keinen Einfluß
   d. manchmal stärker, manchmal schwächer
   e. trifft nicht zu (es besteht kein Suchtverhalten)
   f. Ich bin mir nicht sicher.

Nun möchten wir Sie noch bitten, diese letzte Frage in umgekehrter Form zu beantworten: »Meine traumabedingten Probleme machen meine Sucht ...«.

Erforschen Sie Ihre Antwort. Achten Sie darauf, wie Ihre sucht- und traumabedingten Probleme einander beeinflussen, sofern Sie beide Arten von Problemen haben. Und machen Sie sich klar, daß Sie lernen können, auf beide positiv einzuwirken.

✧ Sind Sie durch die Lektüre dieses Kapitels zu irgendwelchen neuen Erkenntnissen gelangt?

✧ Falls Sie sowohl trauma- als auch suchtbedingte Probleme haben, wie sind diese dann miteinander verbunden – in Ihrem Leben und in der Geschichte Ihrer Familie?

Stimmen Genesender

David – »Detektiv sein«

»Ich nutze dieses Kapitel, um besser zu verstehen, wie mein Trauma mit meinem Suchtverhalten verflochten ist. Mir gefallen die sehr einfachen Fragen, mit denen ich meine Muster erforschen kann, weil sich mein Kopf häufig benebelt anfühlt und ich dann Schwierigkeiten habe zu sehen, wie meine Erlebnisse mein Verhalten beeinflussen. Außerdem vermittelt mir das Kapitel das Gefühl, ich sei eine Art Detektiv. Mir ist aufgefallen, daß ich fast jedes Mal, wenn ich Drogen konsumiere, in starke Enactments meines Traumas verstrickt bin, und daß ich dann noch mehr traumatische Erlebnisse habe, weil ich mich in gefährliche Situationen begebe, um an Drogen zu kommen und um mein Trauma ›auszuagieren‹. Dieses Kapitel hat mir geholfen, meine Handlungen und meine bizarren Verhaltensweisen zu verstehen, was bewirkt hat, daß ich mich jetzt nicht mehr wie ein Freak fühle und daß ich mir selbst gegenüber mehr Mitgefühl entwickelt habe. Es hat mir klar gemacht, was mich bezüglich Drogen und Trauma am stärksten beeinflußt hat. Das Trauma war schmerzhaft, aber mein Drogenkonsum hat mich der Gefahr von Gewalttaten und unglaublicher Selbstschädigung ausgesetzt. Allerdings waren beide ziemlich übel. Ich nutze diese Erkenntnisse, um mein Genesungsprogramm zu differenzieren und meine nächsten Schritte noch gezielter zu planen.«

16 Sich selbst vergeben

Vergeben ist die Antwort auf den Traum des Kindes …
daß das, was zerbrochen ist, wieder ganz wird.
— Dag Hammarskjöld

Sich selbst zu vergeben ist im Rahmen des Bemühens um die eigene Genesung eine schwere Aufgabe. Menschen müssen sich oft wegen folgender Dinge vergeben:

Wegen etwas, das sie getan haben • Wegen etwas, das sie nicht getan haben • Wegen ihrer Reaktion während eines Traumas • Weil sie im Gegensatz zu anderen überlebt haben • Weil sie Verbrechen begangen haben • Weil sie ihre Kinder oder ihre Familie im Stich gelassen haben • Weil sie ihrem Körper etwas angetan haben • Weil sie etwas nicht wußten • Wegen schlechten Urteilsvermögens • Wegen schlechter Entscheidungen • Wegen Gefühlen, derer sie sich schämen • Wegen der Reaktion ihres Körpers • Wegen Suchtproblemen • Wegen traumabedingter Probleme • Weil sie einer Situation nicht gewachsen waren • Weil sie Zeit vergeudet haben • Wegen dem, was sie verloren haben

✧ Was können Sie sich selbst besonders schwer vergeben?

Trauma und Sucht führen oft zu Scham, Schuldgefühlen, Selbstbeschuldigungen und Selbsthaß. Wenn das Leben für Sie zu hart war oder wenn man Sie schlecht behandelt hat, entspricht es der menschlichen Natur, sich selbst anzugreifen.

Sich selbst zu vergeben bedeutet, daß man mit dem, was geschehen ist, ins Reine kommt und daß man tut, was man kann, um die Zukunft besser zu machen, als die Vergangenheit war. Man muß nicht plötzlich gutheißen, was geschehen ist, oder es nachträglich für richtig halten oder die gleiche Entscheidung wie damals noch einmal treffen. Sie müssen auch nicht anderen vergeben, was diese Ihnen angetan haben. Es geht nur darum, daß Sie mit Ihrem eigenen Anteil am Geschehenen Frieden schließen. Sie sollen sich nur von Ihrem Groll auf sich selbst lösen, weil Ihnen mittlerweile klar ist, daß Sie selbst dann, wenn Sie Fehler gemacht haben, respektieren können, wer Sie damals waren, und daß Sie, wenn Sie Ihren Weg weitergehen, immer die Möglichkeit haben, sich weiterzuentwickeln.

Wie

Entdecken Sie neue Wahrheiten. Sie können zu Einsichten gelangen, die Ihnen helfen, sich zu befreien:

- »Niemand hat mir etwas anderes beigebracht; ich wußte es also nicht besser.«
- »Ich habe ein paar schlechte, aber auch gute Entscheidungen getroffen.«
- »Mich haben Menschen beeinflußt, von denen ich mich nie mehr beeinflussen lassen werde.«
- »Ich habe andere Möglichkeiten kennengelernt und kann in Zukunft andere Entscheidungen treffen.«
- »Wie jeder andere Mensch bin auch ich unvollkommen.«
- »Was auch immer ich in der Vergangenheit getan habe, ich kann jetzt anders sein.«
- »Ich habe eine entsetzliche Situation überlebt, in der es keine guten Entscheidungsoptionen gab.«
- »Ich war allein und habe das Beste getan, was ich tun konnte.«
- »Ich kann mir selbst vergeben.«
- »Auch wenn andere mir nicht vergeben, kann ich mir selbst vergeben.«
- »Ich fühlte mich so schlecht, daß ich mich nicht stärker anstrengen konnte.«
- »Ich habe getan, was ich damals für das Beste hielt; jetzt sehe ich die Dinge allerdings anders.«
- »Was geschehen ist, hat viele Gründe (Genetik, Familiengeschichte, Kultur, fehlende Unterstützung usw.) – es geht also nicht nur um einen Mangel meinerseits.«
- »Ich hätte mir gewünscht, daß ich auf das, was geschehen ist, hätte Einfluß nehmen können; das war mir aber nicht möglich.«
- »Ich lebe noch und werde es noch einmal versuchen.«

Spüren Sie die Vergebung. Versuchen Sie, sich die Vergebung *spüren* zu lassen. Es ist eine Art Loslassen, ein Sich-Entspannen, ein Akzeptieren dessen, was Sie getan oder nicht getan haben. Möglicherweise müssen Sie in Ihrem Herzen nach dem Anteil von Ihnen – so klein er auch sein mag – suchen, der in diesem inneren Disput Ihre Position vertritt, der sich mit den verletzlichsten Aspekten von Ihnen verbündet. Vergebung fühlt sich an, wie wenn Sie für sich selbst da sind, und zwar nicht im Sinne von »Ich habe immer recht«, sondern im Sinne eines stillen Akzeptierens der vollen Wahrheit dessen, was geschehen ist. Zuzulassen, daß Sie die Vergebung spüren, kann anfangs schmerzhaft sein, doch später verschmilzt der Schmerz in ein umfassenderes Gewahrsein.

Fokussieren Sie darauf, anderen zu helfen. Nützlich kann auch sein, nach vorn zu blicken und sich an irgendeiner Mission zu beteiligen, so daß Sie der Welt etwas Gutes anbieten und das, was Sie falsch gemacht zu haben glauben, aufwiegen können. Suchen Sie dazu etwas aus, das Ihnen persönlich wichtig ist. Beispielsweise können Sie zum Gedenken an einen Kameraden, den Sie im Krieg nicht retten konnten, anderen Veteranen helfen. Doch wenn Sie sich für etwas Derartiges entscheiden, müssen Sie sich um eine zuträgliche Balance bemühen – Ihre Wiedergutmachung darf nicht so extrem werden, daß Sie Ihr Selbstwertgefühl und Ihre eigenen Lebensziele aus dem Blick verlieren.

Bitten Sie um Verzeihung. Wenn Sie in der Vergangenheit andere Menschen verletzt haben und wenn sich dies auf Ihre Fähigkeit, sich selbst zu vergeben, negativ auswirkt, sollten Sie die Betroffenen um Verzeihung bitten, sofern Ihnen das möglich ist, ohne sich in Gefahr zu bringen. Der AA-Prozeß der *Sühne* ist ein ausgezeichnetes Beispiel hierfür, soweit es um Sucht geht.

Siehe hierzu auch Kapitel 14, »Echtes Selbstmitgefühl«, wo beschrieben wird, wie man sich selbst gegenüber eine von Güte geprägte Sicht entwickeln und sich trotzdem verantwortlich fühlen kann.

Ist es notwendig, anderen zu vergeben?

Anderen zu vergeben ist eine Möglichkeit, niemals jedoch ein Erfordernis. Und Sie müssen niemandem vergeben, der Sie verletzt hat, es sei denn, Sie sind auf authentische Weise zu diesem Entschluß gelangt. So etwas läßt sich nicht erzwingen, und für die Heilung ist es *nicht* notwendig, auch wenn einige dies behaupten. Tatsächlich kann es schaden, sich zum Vergeben drängen zu lassen, obwohl Sie sich nicht danach fühlen. Ob Sie jemandem vergeben wollen, ist eine rein persönliche Entscheidung, und es kann Jahre oder sogar Jahrzehnte dauern, bis Ihnen klar geworden ist, daß Sie einem Menschen, der Sie verletzt hat, wirklich vergeben wollen. Anderen zu vergeben ist nicht das Ziel oder der Endpunkt der Arbeit in Ihrem Inneren. Wenn es dazu kommt, ist es in Ordnung, wenn nicht, können Sie die Heilung trotzdem erreichen.

Im Bereich der Traumatherapie besteht Einigkeit darüber, daß Vergeben immer nur eine Möglichkeit, also kein zwingendes Erfordernis ist. In einer Suchttherapie werden Sie wahrscheinlich häufiger hören, Sie müßten vergeben, aber diese Auffassung stammt noch aus der Zeit, bevor die Suchttherapie sich mit dem Trauma zu beschäftigen anfing. Heute herrscht ganz generell die Auffassung vor, daß Vergeben grundsätzlich eine Sache der persönlichen Entscheidung sein sollte. Sie können unabhängig von Ihrer Bereitschaft zu vergeben, Fortschritte in Ihrer Behandlung machen.

Entscheidend ist, daß Sie *sich selbst* vergeben. Andernfalls kann es sein, daß ein Bestandteil der Vergangenheit Sie ständig zurückhält.

✶ Erforschen Sie ... *Sich selbst vergeben*

Probieren Sie entweder eine der folgenden Übungen oder beide aus.

Übung 1: *Stellen Sie sich vor, daß Ihnen jemand, den Sie respektieren, vergibt.*

(a) Denken Sie an jemanden, von dem Sie wissen, daß Sie ihm oder ihr sehr wichtig sind, und der oder die außerdem aufrichtig gute Absichten hegt – das kann Ihr Vater oder Ihre Mutter, ein Freund, ein Lehrer, ein Mentor, ein spiritueller Ratgeber oder eine höhere Macht sein.

(b) Nun stellen Sie sich ein Gespräch mit dieser Person über Ihre Schwierigkeiten, sich selbst zu vergeben, vor. Was würden Sie zu der anderen Person sagen? Und was würde diese zu Ihnen sagen? Was würden Sie von Ihrem Gesprächspartner hören wollen? Welche Gefühle würde er Ihnen übermitteln?

Übung 2: *Schreiben Sie etwas darüber.*

Lesen Sie das folgende Zitat. Und schreiben Sie mit soviel Güte sich selbst gegenüber wie möglich etwas darüber.

> »... Zu vergeben bedeutet, jede Hoffnung aufzugeben, daß man eine andere Vergangenheit gehabt hätte.«
> — aus *Traveling Mercies* von Anne Lamott

✧ Warum wollen Sie sich selbst vergeben?

✧ Wie kann Sich-selbst-Vergeben zu Ihrer Genesung beitragen?

Stimmen Genesender

Bridget – »Ich hatte in meinem Herzen ein Schloß.«

»Ich bin als Kind sexuell mißbraucht und emotional mißhandelt worden. Ich war süchtig nach Essen, Geldausgeben, Beziehungen und emotionalem Chaos. Mir selbst zu vergeben war der schwierigste Teil meines Genesungsprozesses. Und es war das Letzte, was ich in Ordnung gebracht habe. Ich würde jemand anderem sagen: Du mußt wissen, daß du es schaffen kannst; es ist möglich. Aber du mußt dein Herz wirklich öffnen. Und manchmal geschieht es in so kleinen Schritten, daß du es kaum spürst. An diesem Kapitel gefällt mir besonders, daß es darin heißt, man müsse das Vergeben *spüren*; das ist das Schwierigste. Ich habe das intellektuell viel schneller verstanden als emotional. Ich konnte es spüren, wenn es um andere Menschen ging – ich war immer gut darin, anderen zur Seite zu stehen –, aber wenn es um mich selbst ging, habe ich es nicht gespürt. Ich habe viele Dinge ausprobiert – Religion, Affirmationen, positive Psychologie. Ich habe es auch mit der Übung versucht, bei der man sich vorstellt, man rede gütig mit einem kleinen Kind. Ich habe mich sogar um soziale Veränderung bemüht, um anderen zu helfen, und das war eine gute Sache. Aber auch dadurch bin ich nicht zum entscheidenden Punkt gekommen, nämlich zu der Frage, ob ich nur mit mir selbst hier sitzen kann. Kann ich mit mir allein hier sein? Ich weiß, daß ich bei meinem letzten Atemzug mit mir selbst im Reinen sein will.

Mein Vater war ziemlich bösartig. Er war ein Trunkenbold und hat mich ständig heruntergeputzt und verprügelt. Bei anderen Traumatisierten kann ich sehr gut zu ihrem Selbsthaß in Kontakt treten, zu ihrer durch und durch giftigen Einstellung sich selbst gegenüber, als hätten sie nicht das geringste Recht, sich auf diesem Planeten aufzuhalten. Und was die Sucht angeht, ganz gleich, um welche Art von Sucht es sich handelt – ob um Alkohol, Drogen oder welches Verhalten auch immer –, hat man das Gefühl, daß andere jederzeit mit dem Finger auf einen zeigen und einem sagen können: ›Das tust du dir selbst an.‹ Es gibt so viele Stigmata und Beschuldigungen, und man verinnerlicht das und denkt: ›Ja, ich bin hier das Problem.‹ Deshalb ging es für mich zunächst einmal darum, mir der Negativität bewußt zu werden, mit der ich mich selbst belastete. Und ich versuche, anderen Menschen klar und mir selbst immer wieder bewußt zu machen, daß es nie zu spät ist, aus der Hölle zu fliehen. Dazu ist es nie zu spät. So alt man auch ist, selbst wenn es 80 Jahre sind, man kann immer noch den Frieden erlangen, der entsteht, wenn man sich selbst vergibt – und das ist einfach ungeheuer gut.

Den Durchbruch hat für mich eine Situation gebracht, in der ich aus dem Fenster auf einen wunderschönen Mammutbaum schaute und dachte: ›Oh, mein Gott, ich habe mein ganzes Erwachsenenleben lang (und das ist mittlerweile eine ziemlich lange Zeit) als Beraterin für Substanzabhängige gearbeitet und diesen zu erkennen geholfen, daß sie Vergebung *verdienen*. Es war mir immer möglich, das Gute in ihnen zu erkennen; nur in mir selbst konnte ich es nicht finden. Es war immer: ›Ja, aber … ja, aber‹, wenn es um mich selbst ging. Doch schließlich sagte ich mir: ›Einen Augenblick mal – ich habe so vielen Menschen wegen dieser Sache geholfen; warum sollte es bei mir anders sein als bei ihnen? Die Dinge, die ich mir vorwerfe, warum lasse ich mich nicht endlich damit in Ruhe?‹ Ich hatte ein Schloß in meinem Herzen. Aber dann habe ich es kapiert – und was dabei den Ausschlag gibt, ist für jeden Menschen anders. Bei mir war entscheidend, daß mir plötzlich auffiel, daß ich 30 Jahre lang anderen Menschen erlaubt hatte, sich selbst zu vergeben, es mir selbst jedoch nicht zugestanden hatte. Ich hatte mit Menschen gearbeitet, die wirklich schreckliche Dinge getan hatten, beispielsweise andere ermordet. In der Suchtberatung habe ich entsetzliche Geschichten gehört. Dadurch habe ich schließlich verstanden, daß es sich mit mir selbst nicht anders verhält. Da ist viel Traurigkeit im Spiel – man trauert über die Zeit, die man verloren hat, über die Dinge, die man getan hat, und vielleicht auch darüber, daß andere Menschen einem nicht vergeben werden. Aber man muß wirklich kapieren, daß es nicht darum geht, ob sie einem vergeben oder nicht. Es geht darum, sich selbst zu vergeben. Sehr wichtig ist auch: Man muß verstehen, daß es nicht darum geht, anderen Menschen zu vergeben. Vielleicht tut man das, vielleicht aber auch nicht. Entscheidend ist, daß man sich selbst vergibt, weil man, solange man sich selbst nicht vergibt, weiter gefangen ist – und das zerstört ein Leben.«

17 Körper und Biologie

Der Körper sagt, was Worte nicht zu sagen vermögen.
— Martha Graham

Welche Geschichte erzählt Ihr Körper? Welche Rolle spielen Trauma und Sucht darin? Diese Fragen untersucht das vorliegende Kapitel – wobei es Vergangenheit und Gegenwart sowie Körper und Geist miteinander verbindet.

Trauma und Sucht sind physische Phänomene

Trauma und Sucht werden *im Körper* erlebt. Viele Traumata sind physische Ereignisse, beispielsweise körperliche Mißhandlung und sexueller Mißbrauch, Autounfälle, Orkane, schwere körperliche Krankheiten, Kriegsereignisse und Brände. Auch emotionaler Mißbrauch wirkt sich auf den Körper aus.

Süchte basieren auf physischen Exzessen – auf dem Konsum von zuviel Alkohol, dem Konsum von Drogen, auf übermäßigem Essen, Sex, Pornographie, Einkaufen, Bräunen, Körpertraining und Selbstschädigungen wie Schnittverletzungen. Sogar Süchte, die auf den ersten Blick nicht physischer Natur zu sein scheinen, wie das Glücksspiel, erzeugen im Gehirn Aktivitätsmuster, die denjenigen von Substanzmißbrauch ähneln. Suchtverhalten dient manchmal auch der Bewältigung physischer Probleme – etwa dazu, mit körperlichen Krankheiten oder Verletzungen fertig zu werden, der Gewichtsreduktion, der Förderung des Schlafs und der Bewältigung der körperlichen Veränderungen in der Adoleszenz und während des Alterungsprozesses.

Dies bedeutet, daß Sie im Zuge Ihrer Bemühungen um Genesung genau auf Ihren Körper achten müssen. Möglicherweise müssen Sie Ihrem Körper besser »zuhören« – indem Sie registrieren, wann Sie Schmerz oder Unbehagen empfinden, statt es zu ignorieren. Eventuell müssen Sie sich auch mehr Mühe geben, gut für Ihren Körper zu sorgen, indem Sie sich beispielsweise gesünder ernähren und Ihren Körper ausreichend trainieren. Oder Sie müssen eine neue, auf Respekt basierende

---

Dieses Kapitel ist eine Adaptation aus dem bei The Guilford Press erscheinenden Buch *Creating Change* von Lisa M. Najavits.

Beziehung zu Ihrem Körper entwickeln. So viele und so starke Traumata Sie auch erlebt haben mögen, Sie können in jedem Fall lernen, mit Ihrem Körper in Harmonie zu leben.

Die Biologie ist wichtig – aber sie ist kein unausweichliches Schicksal

In den folgenden Abschnitten werden physische Schwachstellen beschrieben, die infolge eines Traumas oder einer Sucht bei Ihnen bestehen können. Diese sind aber nicht unüberwindbar. Wenn Sie genesen, profitiert auch der allgemeine Zustand Ihres Gehirns und Körpers davon.

Im Konflikt mit dem Körper

Möglicherweise hassen Sie Ihren Körper oder Teile davon. Vielleicht ärgern Sie sich immer wieder über bestimmte physische Relikte einer Sucht wie Einstichnarben. Oder Sie sind entsetzt über die Reaktion Ihres Körpers während eines traumatischen Erlebnisses, beispielsweise wenn Sie während einer Vergewaltigung mit sexueller Erregung reagieren, statt sich zu wehren. Oder Sie haben stark zugenommen und sich so einen »weichen Panzer« zugelegt, um unerwünschter sexueller Aufmerksamkeit zu entgehen. Vielleicht ist auch Ihre Wahrnehmung dessen, wie andere Ihren Körper sehen, verzerrt.

> Als Teenager war Brian während eines Wochenendes am Meer von einem »Freund der Familie« sexuell mißbraucht worden. »Ich konnte an diesem Abend so oft duschen, wie ich wollte, das Gefühl, schmutzig zu sein, ließ sich dadurch nicht vertreiben. Als ich am nächsten Tag an einem Familienpicknick teilnahm, war ich mir sicher, daß jeder wußte und erkennen konnte, was mir passiert war – daß sie mich nur anzuschauen brauchten, um es zu merken. Ich trank dann ziemlich viel Bier – so viel, daß ich mich übergeben mußte. Sie wußten nicht, was mit mir los war, und ich konnte es ihnen nicht erklären.«

Ihr Körper spricht für Sie

Ihr Körper kann physisch ausdrücken, womit Sie sich emotional noch nicht auseinandergesetzt haben. Deshalb können Sie auf Erinnerungen an ein Trauma mit Übelkeit oder Kopfschmerzen reagieren. Einige Betroffene werden nach schweren traumatischen Erlebnissen sogar blind oder taub. Andere berichten über durch ein Trauma verursachte *Körpererinnerungen*, beispielsweise über das Gefühl, nicht atmen zu können – ähnlich dem Phänomen der Flashbacks (blitzartiger Erinnerungsfetzen), die aber in diesem Fall keine Vorstellungsbilder, sondern körperliche Empfindungen sind. Wenn Sie an Ihrem Trauma und Ihrer Sucht arbeiten und auszudrücken lernen, wie Sie sich fühlen, können Ihre körperlichen Probleme nachlassen.

✧ Erkennen Sie bei sich irgendwelche physischen Probleme, die auf emotionalem Schmerz basieren?

Des eigenen Körpers nicht gewahr

Trauma und Sucht können die Wahrnehmung des eigenen Körpers verringern. Sie können von Taubheitsempfindungen geplagt werden, körperliche Probleme nicht erkennen (beispielsweise Zahnschmerzen oder einen Knochenbruch ignorieren) oder auf Hunger und Durst nicht eingehen. Wenn Sie *dissoziieren*, zieht sich Ihr Geist in Reaktion auf Streß eine Weile zurück; in solchen Situationen kann es vorkommen, daß Sie Körperempfindungen nicht bemerken.

Probleme mit dem medizinischen Gesundheitssystem

Menschen mit trauma- und suchtbedingten Problemen haben starkes Mißtrauen gegenüber Ärzten und medizinischem Personal und sind oft nicht bereit, durchaus sinnvolle medizinische Ratschläge zu befolgen (indem sie wichtige Untersuchungen nicht durchführen lassen oder verschriebene Medikamente nicht einnehmen). Bei anderen führen Auswirkungen von traumatischen Erlebnissen und Süchten zu einer deutlich stärkeren Inanspruchnahme der medizinischen Versorgung als bei Menschen, die von Trauma und Sucht unbehelligt sind, beispielsweise in Form des häufigen Aufsuchens der Notaufnahme.

Sexuelle Probleme

Einige sexuelle Probleme hängen mit Trauma und Sucht zusammen: Betroffene fühlen sich während sexueller Aktivitäten getriggert, sie bringen sich durch Sex in Gefahr, sie bezahlen Drogen mit Sex, entwickeln eine Sucht nach Sex oder Pornoprodukten und lassen sich auf gefahrvollen Sex ein. Beim Sex können auch Aspekte eines erlebten Traumas *reinszeniert* werden. Andere durch Trauma und Sucht verursachte Reaktionen sind Angst vor Sex, Mangel an sexuellen Empfindungen und generelle Probleme mit Intimität. Manche Betroffene sind zu sexuellen Aktivitäten nur nach dem Konsum bestimmter Substanzen in der Lage.

Körperliche Probleme

Trauma und Sucht belasten den Körper. Menschen, die dem Einfluß beider unterliegen, haben mehr gesundheitliche Probleme als andere, beispielsweise Herz- und Magenbeschwerden, Geschlechtskrankheiten, Energiemangel, Kopfschmerzen, Gelenkschmerzen, Lebererkrankungen, Knochenbrüche, Immunabwehrschwäche, HIV, chronische Schmerzen, Hepatitis und Schwangerschaftsprobleme. Einige körperliche Beschwerden sind unmittelbare Folgen eines Traumas oder einer Sucht – beispielsweise kann eine körperliche Auseinandersetzung zu einer Schädigung des Gehirns führen, und Kokain kann einen Herzinfarkt auslösen. In einer umfangreichen Studie mit über 10.000 Teilnehmern wurde nachgewiesen, daß Kinder in dem Maße, wie sie in ihren Familien mit Trauma und Sucht konfrontiert waren, später größere Probleme mit ihrer körperlichen Gesundheit hatten (siehe www.acestudy.org).

Den eigenen Körper aufgeben

Trauma und Sucht können Menschen so stark belasten, daß sie sich um das Wohlbefinden ihres Körpers nicht mehr kümmern. Sie verwenden dann bereits benutzte Spritzen erneut, praktizieren ungeschützten Sex und verhalten sich in einer Schwangerschaft unvorsichtig. Manchmal vernachlässigen sie auch die allgemeinmedizinische und zahnmedizinische Vorsorge.

> Jamie hatte als Soldat zwei Jahre im Irak gedient. »Ich bin da drüben zwar nicht umgekommen, aber innerlich abgestorben. Was wir unschuldigen Menschen – Familien und Kindern – antun mußten, hat mich wahnsinnig gemacht. Meine Seele ist dadurch völlig verhärtet. Ich habe Bilder im Kopf, die mich mein ganzes Leben lang begleiten werden. Früher war ich körperlich ziemlich fit; jetzt lasse ich mich gehen. Ich habe 25 Kilo Übergewicht und leide an Diabetes. Außerdem rauche ich und trinke zuviel. Ich bin 38 Jahre alt und fühle mich wie im Körper eines viel älteren Mannes.«

Empfindlichkeit gegenüber physischem Schmerz

Menschen mit einer Traumavorgeschichte nehmen Schmerz stärker wahr als andere. Manche Abhängigkeiten, etwa Opiatmißbrauch, erzeugen ebenfalls eine Hypersensibilität für Schmerz.

Veränderungen im Gehirn

Das Gehirn ist ein physischer Bestandteil des Körpers wie Arme und Beine. Wenn Sie wissen wollen, wie verschiedene Substanzen auf das Gehirn wirken, können Sie eine Recherche mit dem Stichwort *Gehirn-Scans Substanzmißbrauch* durchführen. Die gute Nachricht lautet, daß das Gehirn nach längerer Abstinenz von den konsumierten Stoffen heilt und nach Auskunft des *National Institute of Drug Abuse* (2014) wieder normal funktioniert. Vernachlässigung oder wiederholter Mißbrauch in der Kindheit haben ebenfalls Auswirkungen auf die Gehirnentwicklung, und je häufiger solche Situationen vorkommen, um so stärker wirken sie. Trauma und Sucht beeinträchtigen mentale Prozesse wie die der Konzentration, der Aufmerksamkeit, der Fähigkeit zu planen, des Urteilsvermögens, des Denkens und der Flexibilität (möglicherweise werden Sie feststellen, daß Ihnen immer wieder die gleichen Gedanken durch den Sinn gehen, Sie mit Ihrem Denken also nicht weiterkommen). Diese Prozesse werden auch durch *Schädel-Hirn-Traumata* beeinträchtigt, die Folgen von Kopfverletzungen sind, wie sie etwa bei Autounfällen oder in militärischen Kampfsituationen entstehen. Ganz gleich, wie sich Ihr Gehirn verändert hat, in jedem Fall können Schäden, die aufgrund eines Traumas, einer Sucht oder eines Schädel-Hirn-Traumas entstanden sind, durch anschließendes neues Lernen neutralisiert werden. Neue Erlebnisse können das Gehirn auf unschädliche Weise umstrukturieren.

Die Wirkung von Triggern

Trigger sind schnelle, intensive negative Reaktionen sowohl physischer als auch emotionaler Art. Durch sie versucht Ihr Körper, Sie zu schützen. Möglicherweise reagieren Sie auf traumabasierte Trigger wie plötzliche Geräusche, Dunkelheit, bestimmte Nahrungsmittel oder bestimmte Orte. Sie können durch frühere traumatische Erlebnisse ständig in höchster Alarmbereitschaft sein und leicht erschrecken. Ihr Körper hat dann gelernt, daß manche Dinge gefährlich sind, und reagiert deshalb schon, bevor Sie diese Dinge bewußt wahrnehmen. Untersuchungen über PTBS zeigen, daß solche automatischen Reaktionen sogar nach Erreichen der Genesung noch jahrelang bestehen bleiben können. Aber selbst wenn der Instinkt Ihres Körpers eine solche Reaktion auslöst, können Sie die Kontrolle über Ihr Verhalten wiedererlangen.

Auch eine Sucht kann Trigger aktivieren. Menschen, Orte oder Dinge, die Sie an den Konsum bestimmter Substanzen erinnern, lösen eine Kaskade physischer Reaktionen aus, die es Ihnen erschweren, sich dem getriggerten Verhalten zu widersetzen. Untersuchungen haben gezeigt, daß das Gehirn in solchen Fällen schon reagiert, bevor Sie das Verlangen auch nur wahrgenommen haben. Doch je länger Sie sich im Zustand der Genesung befinden, um so schwächer wird die Triggerwirkung.

✧ Welche Trauma-Trigger sind bei Ihnen aktiv? Und welche Sucht-Trigger? Wie können Sie sich vor deren Einfluß schützen?

Streß

Streß bedeutet, daß Ihr Körper und Geist überfordert sind. Diese physische Reaktion tritt bei Menschen und Säugetieren auf und dient der Überlebenssicherung. Sind wir mit einer Gefahr konfrontiert, werden unsere Muskeln angespannt, wir atmen schneller, und das Gehirn verbraucht mehr Sauerstoff, was uns ermöglicht, mehr Informationen zu verarbeiten. All das soll uns helfen, einer Gefahr standzuhalten und uns auf die unter den gegebenen Umständen bestmögliche Weise zu verhalten (in Form von Kampf, Flucht oder Erstarren). Kurzfristig hilft uns Streß, aber wenn er länger bestehen bleibt, wird unser Körper erschöpft, weil er im Zustand erhöhter Wachsamkeit verharren muß. Nach einer Weile hat er dann Schwierigkeiten, in den normalen Zustand zurückzukehren. Anhaltender Streß führt zu physischen und emotionalen Problemen. Außerdem ist Streß nach Ansicht des *National Institute on Drug Abuse* die Hauptursache für Rückfälle in eine Sucht. Streß spielt auch bei der Posttraumatischen Belastungsstörung eine wichtige Rolle. Versuchen Sie, wann und wo immer möglich Streß zu reduzieren. Einige Menschen fühlen sich schon so lange gestreßt, daß sie gar nicht mehr wissen, wie sich ein streßfreier Zustand anfühlt.

✧ Was können Sie *heute* tun, um Ihren Streß zu verringern?

Die Anfälligkeit liegt in der Familie

Trauma- und Suchtprobleme häufen sich in bestimmten Familien, teilweise aufgrund von genetischen Einflüssen, die wir von unseren »Bluts«-Verwandten erben. So wie Augenfarbe und Körpergröße von bestimmten Genen abhängig sind, sind auch viele physische Krankheiten genetisch determiniert und eben auch die Anfälligkeit für PTBS und Substanzmißbrauch (letztere ist die am gründlichsten erforschte Sucht). Das bedeutet nicht, daß solche erblichen Einflüsse immer wirksam werden müssen; nur ist die Wahrscheinlichkeit ihres Wirksamwerdens deutlich erhöht, und möglicherweise müssen Sie bei Vorliegen einer solchen familiären Veranlagung auch härter arbeiten, um der Gefahr zu begegnen, und Sie sollten versuchen, Ihre Kinder vor solchen Einflüssen zu schützen.

✶ Erforschen Sie ... *Ihre Beziehung zu Ihrem Körper*

Markieren Sie in der folgenden Tabelle jeweils eine der möglichen Antworten bezogen auf Ihre Situation in den letzten drei Monaten. Lassen Sie sich bei der Beantwortung von den Wörtern in der obersten Reihe leiten: *gar nicht/ein wenig/mäßig/sehr stark*. Achten Sie nicht auf die Zahlen, denn in einigen Fällen erscheinen die Zahlen aus Bewertungsgründen in umgekehrter Reihenfolge.

Ihre Beziehung zu Ihrem Körper

	gar nicht	*ein wenig*	*mäßig*	*sehr stark*
1. Sind Sie körperlich gesund?	0	1	2	3
2. Sorgen Sie gut für Ihren Körper?	0	1	2	3
3. Haben Sie eine positive Einstellung zum Sex?	0	1	2	3
4. Haben Sie zur Zeit irgendwelche den physischen Bereich betreffenden Süchte (z. B. bezogen auf bestimmte Substanzen, Essen, Einkaufen, Sex, Sich-Bräunen, Operationen, Körpertraining)?	3	2	1	0
5. Wieviel Streß haben Sie in Ihrem Leben?	3	2	1	0
6. Gibt es jemanden, Sie selbst eingeschlossen, der Ihren Körper direkt schädigt (z. B. in Form von Selbstschädigung oder häuslicher Gewalt)?	3	2	1	0
7. Wie sicher fühlen Sie sich in Ihrem Körper?	0	1	2	3
8. Wenn Sie in den Spiegel schauen, fühlen Sie sich dann bezüglich Ihres Körpers positiv (Körperbild)?	0	1	2	3
9. Praktizieren Sie hochriskante physische Aktivitäten (z. B. ungeschützten Sex, gefährliche Sportarten, waghalsiges Autofahren, Autofahren unter Rauschmitteleinfluß)?	3	2	1	0
10. Fühlen Sie sich wohl, wenn jemand, den Sie mögen, Sie berührt?	0	1	2	3
11. Wie sehr sind Sie sich Ihres Körpers bewußt (seiner »Stimmungen«, Empfindungen, Veränderungen)?	0	1	2	3

12. Verschaffen Sie sich die notwendige medizinische Betreuung (durch Allgemeinärzte und Zahnärzte, und befolgen Sie deren Rat)?	0	1	2	3
13. Haben Sie zur Zeit gesundheitliche Probleme, die sich permanent auf Ihren Körper auswirken (z. B. chronische Schmerzen, Diabetes, Krebs, Schädel-Hirn-Trauma)?	3	2	1	0
14. Haben Sie momentan psychische Probleme, die Ihren Körper permanent beeinträchtigen (z. B. Eßstörungen, Trichotillomanie [Haare ausreißen], Dermatillomanie [Skin-Picking])?	3	2	1	0
15. Ignorieren Sie körperliche Schmerzen oder Verletzungen, um die Sie sich eigentlich kümmern müßten?	3	2	1	0
16. Wie sehr schätzen Sie Ihren Körper trotz seiner Mängel?	0	1	2	3

Auswertung: Addieren Sie die markierten Zahlen, Wie lautet die Summe? ______ Je näher Sie der Zahl 48 sind, um so positiver ist Ihre Beziehung zu Ihrem Körper.

✧ Wenn Ihr Körper sprechen könnte, was würde er dann sagen?

✧ Müßten Sie dringend irgendwelche Arzttermine vereinbaren? Könnten Sie das jetzt sofort erledigen?

✧ Wenn Sie Ihren Körper als Ihren besten Freund ansehen würden, was würden Sie dann jetzt anders machen?

✧ Erinnern Sie sich noch daran, wie es sich in Ihrem Körper anfühlt, wenn Sie wirklich ruhig sind?

✧ Wie können Sie sich angewöhnen, gesünder zu essen, Ihren Körper zu trainieren und besser zu schlafen?

Stimmen Genesender

Katrina – »Die Symptome waren die Hilfeschreie meines Körpers.«

Katrina ist Kriegsveteranin. Sie hat während ihrer Dienstzeit physische, sexuelle und emotionale Traumatisierungen erlebt. »In meiner aktiven Dienstzeit habe ich im Bereich der Elektronik und der Logistik gearbeitet. Ich erlitt eine schwere Verletzung bei einem Betriebsunfall, der zu meiner Dienstuntauglichkeit führte, obwohl ich zunächst nicht offiziell dienstuntauglich erklärt wurde. Ich arbeitete noch fünf Jahre weiter, bis mein Körper dazu nicht mehr in der Lage war; während der nächsten zehn Jahre war ich arbeitsunfähig. Ich konnte mich nicht selbständig anziehen und mich nicht duschen. Mir war einfach noch nicht klar geworden, wie übel es um mich stand – ich glaubte immer noch: ›Ich werde das schon schaffen.‹ Ich hatte meine Schmerzen und meine Symptome unterdrückt, wie man es mir beigebracht hatte. Ich blieb Soldatin, bis das einfach nicht mehr möglich war – genauer gesagt bis ich kollabierte. Die Einstellung zu physischen Beschwerden war beim Militär, daß man mit Schwäche allein fertig werden müsse. War man verletzt, mußte jemand anders die Aufgaben des Verletzten übernehmen. Man hatte die Pflicht, wieder voll funktionsfähig zu werden und die persönliche Ausrüstung in Schuß zu halten, was den eigenen Körper einschloß. Zu einem bestimmten Zeitpunkt konnte ich nicht mehr gehen. Mir wurde klar, daß die Symptome ein Hilferuf meines Körpers waren. Der menschliche Körper ist keine unerschöpfliche Ressource; wir können uns nicht immer noch mehr aufbürden.

Ich mußte einen Ort der Ruhe in meinem Kopf finden. Sonst hätte ich mich damit ausgelaugt, einen solchen Ort außen zu finden – die richtige Droge, die richtige Medizin, das richtige Körpertraining, die richtige Ablenkung. Findet man einen solchen Ort der Ruhe, kann man ihn jederzeit nutzen. Man kann so oft neu beginnen, wie es erforderlich ist. Bis ich das gelernt hatte, trank ich ziemlich viel Alkohol. Konnte ich den physischen Schmerz nicht mehr ertragen, genehmigte ich mir ein paar Drinks – ›Onkel Jack‹ [Daniels] half mir. Der Alkohol veränderte meinen psychischen Zustand, so daß ich Dinge ertragen konnte, die mich sonst zu sehr deprimiert, mich zu einsam gemacht und mir zu starke physische und emotionale Schmerzen bereitet hätten. Der Alkohol ermöglichte mir, ein paar Stunden nicht ich zu sein – nicht mehr ›im Kopf‹ zu sein und mich aus dem Zustand der Aufgewühltheit zu befreien. Schließlich wurde mir klar, daß ich meinen Zustand verbessern wollte und daß Alkohol nicht das richtige Mittel war, wenn ich dies erreichen wollte.

Ich habe bezüglich der Fähigkeit, meinem eigenen Körper zuzuhören, viel dazugelernt. Was will er in diesem Moment? Welche Abwehrstrukturen hat er? Was aktiviert ihn? Und was hilft ihm, sich zu beruhigen? Meine Aufgabe ist es, seine Sprache zu erlernen. Das ist nicht unbedingt angenehm, etwas, das ich will, aber es ist doch besser, als etwas im unterdrückten Zustand zu belassen. Inzwischen weiß ich, daß Symptome anzeigen, daß meine Bewältigungsfähigkeiten – ob physischer oder mentaler Art – nicht ausreichen. Tut man zuviel von etwas, taucht ein Symptom auf. Da uns in diesem Leben nur ein Körper zur Verfügung steht, sollten wir uns um ihn kümmern. Ein Teil von alldem ist radikales Akzeptieren. Ich mußte mich damit auseinandersetzen, daß ich nicht in der Lage sein würde, x, y und z wieder zu tun. Ich versuchte lange, wieder ›normal‹ zu werden; aber mittlerweile ist mir klar, daß es kein Zurück gibt. Man muß vorwärts gehen, um eine neue Normalität zu erreichen, mit dem Körper, den man ab heute hat. Früher habe ich immer gedacht: ›Wenn ich erst einmal den richtigen Arzt gefunden habe, werde ich auch wieder arbeiten können … sobald ich die richtige Medizin, die richtigen Einlagen, die richtige Matratze, den richtigen Therapeuten, das richtige Was-auch-immer gefunden habe, werde ich wieder ein ganz normales Leben führen.‹ Es gibt aber kein Zurück. Die Welt endet an unseren Fersen. Was wir haben, befindet sich direkt vor unseren Augen.«

18 Einen ruhigen Ort schaffen: Die Fähigkeit, sich zu erden

Laß dir Alles geschehn:
Schönheit und Schrecken.
Man muß nur gehen:
Kein Gefühl ist das fernste.
— Rainer Maria Rilke

Alle Gefühle sind normal. Sie gehören zum Menschsein. Doch wenn Sie unter einem Trauma oder einer Sucht leiden, können Ihre Gefühle entweder zu stark oder zu schwach sein. Sich zu erden hilft, sie auf ein gesundes Niveau zurückzuführen.

Der größte Teil gefährlichen Verhaltens tritt auf, wenn man in starken negativen Gefühlen gefangen ist. Gelingt es Ihnen, diese zu reduzieren, wird die Wahrscheinlichkeit, daß Sie darauf reagieren, geringer. Die Erdung ist eine Rettungsleine, die Sie mit dem sicheren Ufer verbindet und die Riesenwellen der Gefühle von Ihnen fernhält.

Erdung bedeutet, auf die äußere Welt statt nach innen, auf sich selbst, zu fokussieren. Sie können diesen Vorgang auch als *Zentrierung*, *Beruhigung*, *sicheren Ort*, *nach außen Schauen*, *inneren Frieden* oder *gesunde Distanzierung* verstehen.

Sie können sich jederzeit erden – vor, während oder nach einer schwierigen Situation. Dies wirkt bei *jeder* Art von negativen Gefühlen: Panik, Traurigkeit, Streß, Furcht, Begierde, Getriggert-Werden, Dissoziation, dem Impuls, jemanden zu verletzen usw. Beim Erden kommen einfache, aber hochwirksame Strategien zur Anwendung, die Sie überall nutzen können – im Bus, bei der Arbeit, in einem Klassenraum, während Sie mit jemandem sprechen oder in der Schlange im Lebensmittelgeschäft. Sich zu erden ist eine der wichtigsten unter den für die Genesung nützlichen Fertigkeiten, die Sie erlernen können. »Ich wünschte mir, ich hätte das vor zwanzig Jahren gelernt«, sagte Marvin, ein Vietnam-Veteran.

In diesem Kapitel werden drei Arten von Erdung beschrieben: die *mentale*, die *physische* und die *beruhigende* Erdung. Sie können feststellen, welche davon Ihnen die besten Dienste leistet. Durch die Überprüfung Ihrer Gefühle vor und nach der Erdung können Sie herausfinden, wie gut die Erdung Ihnen geholfen hat.

In gesunden Familien lernen Kinder informell, sich zu erden, indem sie sich von ihren Eltern trösten lassen, wenn es ihnen schlecht geht, und indem sie beobachten, wie andere mit ihren Emotionen umgehen. Falls Sie nicht das Glück hatten, in einer gesunden Familie aufzuwachsen, haben Sie möglicherweise nicht gelernt, sich aus negativen Gefühlen zu befreien. Dann fällt es Ihnen vermutlich schwer, sich selbst zu beruhigen. Der Zustand des Unbehagens könnte Ihnen dann so vertraut sein, daß Sie ihn als normal empfinden.

In vielen religiösen und spirituellen Traditionen spielt die Fähigkeit zur gesunden Distanzierung eine wichtige Rolle. Han van den Blink berichtet in seinem Buch *Trauma and Spirituality*, daß Distanzierung zur »Befreiung von den Myriaden von Gedanken, Gefühlen, Stimmungen, Ideologien, Ängsten, Sorgen, Befürchtungen und Wutempfindungen führt, die uns ständig durch den Sinn und durch den Körper gehen und die uns so oft gefangen halten, ohne daß wir dessen überhaupt gewahr sind.«

Gesunde Distanzierung beinhaltet nicht, daß wir gefühlstaub oder nicht liebevoll sind, sondern daß wir mit der Gegenwart in Kontakt, zentriert und ruhig sind. Methoden wie Meditation, Achtsamkeit und Entspannungstraining können solche Empfindungen ebenfalls hervorbringen, sie wurden aber nicht für den Umgang mit starken und gefährlichen Impulsen entwickelt. Sich zu erden ist ein aktiveres Verfahren als die anderen genannten Möglichkeiten, und weil die Augen dabei offen bleiben, sind Sie ständig mit Ihrer Umgebung in Kontakt. Das Verfahren der Erdung wurde in psychiatrischen Kliniken entwickelt, um Patienten, die schwere Traumata erlebt hatten, zu helfen, sich in einen ruhigeren Zustand zu versetzen und so zu verhindern, daß sie sich selbst und andere verletzten. Wenn Sie beispielsweise vorhaben, eine schädliche Substanz zu konsumieren, oder wenn Sie ein starkes Bedürfnis verspüren, gegen eine Wand zu schlagen, kann es Ihnen helfen, sich zu erden.

Probieren Sie es selbst mit den im folgenden beschriebenen Erdungsübungen aus.

✶ Erforschen Sie ... *Probieren Sie aus, sich zu erden*

Leitfaden

- Sich erden können Sie jederzeit und überall, und niemand außer Ihnen braucht es zu merken.
- Erden Sie sich, wenn Sie mit einem Trigger konfrontiert werden, wenn Sie einen Flashback erleben, wenn Sie dissoziieren, wenn Sie das Bedürfnis verspüren, eine schädliche Substanz zu konsumieren oder wenn Ihr Unbehagen auf einer Skala von 0 bis 10 über 6 liegt. Die Erdung schafft eine gesunde Distanz zwischen Ihnen und diesen negativen Gefühlen.

- Halten Sie die Augen offen, schauen Sie sich im Raum um, und schalten Sie das Licht ein, um mit der Gegenwart in Kontakt zu bleiben.
- Beurteilen Sie Ihre Stimmung vor und nach der Übung, um festzustellen, ob sich ein Erfolg eingestellt hat. Beurteilen Sie Ihr Unbehagen vor der Erdungsübung mit einem Wert zwischen 0 und 10, wobei 10 für »sehr starkes Unbehagen« steht, und überprüfen Sie den Wert nach der Übung. Ist er gesunken?
- Bleiben Sie neutral – vermeiden Sie Urteile im Sinne von gut oder schlecht, wie beispielsweise: »Die Wände sind blau; aber blau gefällt mir nicht, weil es mich an eine Depression erinnert.« Sagen Sie einfach nur: »Die Wände sind blau«, und wenden Sie sich anderen Dingen zu.
- Fokussieren Sie auf die Gegenwart, nicht auf die Vergangenheit oder Zukunft.

Schritt 1: Denken Sie an etwas nicht allzu Unangenehmes – also nicht an das Schlimmste, was Sie sich vorstellen können, sondern an etwas, das bei Ihnen nicht zu starke negative Gefühle hervorruft. Auf einer von 0 bis 10 reichenden Skala gemessen, sollte es etwas mit einem Wert zwischen 5 und 7 sein.

Schritt 2: Schätzen Sie Ihr Belastungsniveau mit einem Wert zwischen 0 (für keine Belastung) und 10 (für die größte vorstellbare Belastung) ein. Es geht darum herauszufinden, ob die Erdung zur Verringerung des Unbehagens beiträgt.

Schritt 3: Benutzen Sie so viele der Strategien, die im folgenden beschrieben werden, wie Sie können, in jeder beliebigen Reihenfolge, bis Sie insgesamt zehn Minuten damit verbracht haben. Und tun Sie einfach, was Ihnen empfohlen wird; enthalten Sie sich jedes Kommentars oder Urteils darüber, ob Sie etwas als gut oder schlecht einschätzen.

BEISPIELE FÜR *MENTALE ERDUNG*

- *Beschreiben Sie Ihre Umgebung detailliert*, und nutzen Sie dabei alle Ihre Sinne. Beispielsweise so: »Die Wände sind weiß, es gibt fünf rosafarbene Stühle, an der Wand steht ein hölzernes Bücherregal. ...« Beschreiben Sie Objekte, Geräusche, Texturen, Farben, Gerüche, Formen, Zahlen und die Temperatur.
- *Spielen Sie* mit sich selbst *ein Kategorienspiel*, indem Sie versuchen, an »verschiedene Arten von Hunden«, »Jazzmusiker«, »Staaten mit dem Anfangsbuchstaben A«, »Autos«, »Fernsehshows«, »Schriftsteller«, »Sportarten«, »Songs« oder »Städte« zu denken.
- *Beschreiben Sie eine Alltagsaktivität sehr detailliert*, beispielsweise ein Essen, das Sie kochen (»Zuerst schäle ich die Kartoffen, dann bringe ich das Wasser zum Kochen ...«).
- *Stellen Sie sich etwas vor.* Benutzen Sie ein Bild: Fahren Sie auf Rollschuhen von Ihren Schmerzen weg; wechseln Sie den Fernsehkanal, um eine bessere Show geboten zu bekommen.

- *Äußern Sie sich über Ihre Sicherheit.* »Mein Name ist __________________________. Ich bin momentan in Sicherheit. Ich befinde mich in der Gegenwart, nicht in der Vergangenheit. Ich befinde mich in ____; heute ist der _______________________ [Datum].«
- *Nutzen Sie Ihren Humor.* Denken Sie an etwas Komisches, um sich aus Ihrer negativen Stimmung herauszubringen. Sie können auch etwas Lustiges lesen oder sich eine Comedy-Sendung anschauen.

BEISPIELE FÜR *PHYSISCHE ERDUNG*

- *Lassen Sie kaltes oder warmes Wasser über Ihre Hände laufen.*
- *Halten Sie Ihren Stuhl fest mit den Händen umklammert, und spüren Sie, wie sich das anfühlt.*
- *Berühren Sie verschiedene Objekte in Ihrer Umgebung*: einen Stift, Schlüssel, Ihre Kleidung, den Tisch, die Wände. Achten Sie auf verschiedene Oberflächenstrukturen, Farben, Materialien, Gewichte, Temperaturen. Vergleichen Sie die Objekte, die Sie berühren. Ist eines davon kälter als die anderen? Oder leichter?
- *Stemmen Sie Ihre Fersen in den Boden* – dadurch »erden« Sie sie buchstäblich! Achten Sie dabei auf die Anspannung in den Fersen. Vergegenwärtigen Sie sich, daß Sie mit dem Erdboden verbunden sind.
- *Tragen Sie ein erdendes Objekt in der Tasche bei sich* – ein kleines Objekt (einen kleinen Stein, Ton, ein Stück Stoff oder Garn), das Sie berühren können, wenn Sie mit einem Trigger in Kontakt kommen.
- *Springen Sie.*

BEISPIELE FÜR *BERUHIGENDE ERDUNG*

- *Sprechen Sie gütig mit sich selbst* wie mit einem kleinen Kind: »Du bist ein guter Mensch, der gerade eine schwierige Zeit durchmacht. Du wirst darüber hinwegkommen.«
- *Denken Sie an Ihre Favoriten jeder Art*: Ihre Lieblingsfarbe, Ihr Lieblingstier, die Jahreszeit, die Ihnen am besten gefällt, Ihr Leibgericht, die Tageszeit, die Ihnen am besten gefällt, Ihre Lieblingssendung im Fernsehen, die Person, den Film, die Aktivität, den Ort, das Zitat, den Song oder den Geruch, die Ihnen alle am liebsten sind. Sie können aber auch Favoriten aus beliebigen anderen Bereichen, die Ihnen besonders gut gefallen, in diese Liste aufnehmen.
- *Stellen Sie sich Menschen vor, die für Sie besonders wichtig sind*, beispielsweise Ihre Kinder, und schauen Sie sich Fotos von ihnen an.
- *Erinnern Sie sich an den Text eines inspirierenden Songs, an ein Zitat oder ein Gedicht* – an etwas, das bewirkt, daß Sie sich besser fühlen, z. B. an das Gebet um Gelassenheit.
- *Erinnern Sie sich an einen sicheren Ort.* Beschreiben Sie einen Ort, den Sie als beruhigend empfinden (vielleicht am Strand, in den Bergen oder in Ihrem Lieblingsraum).

- *Erfinden Sie ein Statement, das zum Ausdruck bringt, daß Sie etwas schaffen werden*, beispielsweise: »Ich kann damit fertig werden.« – »Dieses Gefühl wird vorübergehen.«
- *Denken Sie daran, worauf Sie sich in der kommenden Woche freuen*, beispielsweise darauf, Zeit mit einem Freund zu verbringen oder sich einen Film anzuschauen.

Schritt 4: Anschließend sollten Sie Ihre negativen Gefühle erneut auf der von 0 (für »kein Unbehagen«) bis 10 (für »größtmögliches Unbehagen«) reichenden Skala einschätzen. Ist der Wert zumindest ein wenig gesunken? Fühlen Sie sich auch nur ein wenig besser als vor der Übung? Wenn nicht, sollten Sie erneut zehn Minuten lang versuchen, sich zu erden und anschließend Ihre negativen Empfindungen abermals beurteilen. Wenn Sie dies lange genug und mit vielen verschiedenen Methoden versuchen, führt es zum Ziel. Im nächsten Abschnitt finden Sie weitere Ideen hierzu.

Wie Sie Ihre Erdung verstärken können*

Erdung erfüllt ihren Zweck! Doch wie jede andere Fertigkeit müssen Sie auch üben, sich zu erden, um die Erdung so wirksam wie möglich zu machen. Es folgen einige Empfehlungen, die dazu beitragen könnten, daß die Erdung bei Ihnen die angestrebte Wirkung entfaltet.

- ***Üben Sie so oft wie möglich,*** auch wenn Sie es aktuell eigentlich gar nicht bräuchten, damit Sie die Übungen auswendig lernen. Probieren Sie sie in verschiedenen Situationen aus – wenn jemand Ihnen im Straßenverkehr die Vorfahrt nimmt, wenn Sie gestreßt oder depressiv sind oder wenn Sie nachts nicht schlafen können.
- ***Üben Sie schneller.*** Indem Sie das Tempo erhöhen, zwingen Sie sich, schnell auf die Außenwelt zu fokussieren.
- ***Versuchen Sie einmal, sich seeeeehr lange (20–30 Minuten) Erdungsübungen zu widmen.*** Und wiederholen Sie diese Übungen immer und immer wieder.
- ***Versuchen Sie herauszufinden, welche Erdungsmethoden Ihnen am besten gefallen*** – physische, mentale oder beruhigende oder eine Kombination aus diesen.
- ***Erfinden Sie eigene Erdungsmethoden.*** Jede Methode, die Sie erfinden, kann für Sie persönlich viel wertvoller sein als diejenigen, die Sie hier im Buch finden, einfach weil es *Ihre eigenen* sind.
- ***Beginnen Sie beim Aufkommen einer negativen Stimmung schon früh, sich zu erden:*** Sobald sich ein Verlangen oder ein Flashback ankündigt oder wenn Sie die ersten Vorboten von Wut bemerken.

---

* Diese Liste wurde mit Genehmigung der Autorin aus ihrem Buch *Seeking Safety* (Lisa M. Najavits 2002) adaptiert.

- ***Stellen Sie eine Liste Ihrer bevorzugten Erdungsmethoden zusammen***, in der auch vermerkt ist, wie lange Sie diese schon benutzen.
- ***Bitten Sie andere Menschen, Ihnen bei Ihren Bemühungen, sich zu erden, behilflich zu sein.*** Erklären Sie Ihren Freunden oder Mitgliedern Ihrer Familie, was Erdung ist, damit sie Ihnen helfen und Sie instruieren können, falls Sie in einen Zustand der Überwältigung versetzt werden.
- ***Bereiten Sie sich vor.*** Bereiten Sie zu Hause, in Ihrem Auto und an Ihrem Arbeitsplatz alles vor, was Sie brauchen, um sich erden zu können.
- ***Produzieren Sie eine Tonaufnahme von einer erdenden Botschaft***, die Sie nötigenfalls abspielen können. Bitten Sie eventuell Ihren Therapeuten oder einen Menschen, der Ihnen nahesteht, die Botschaft für Sie aufzunehmen, wenn Sie möchten, daß die Stimme eines anderen sie vorträgt.
- ***Denken Sie darüber nach, warum Erdung Ihren Zweck erfüllt.*** Was könnte der Grund dafür sein, daß Sie, indem Sie auf die äußere Welt fokussieren, Ihres inneren Friedens bewußter werden? Stellen Sie fest, welche der hier beschriebenen Methoden bei Ihnen ihren Zweck erfüllen – weshalb könnten sie bei Ihnen wirksamer sein als andere Methoden?
- ***Geben Sie nicht auf!***

Sich zu erden kann zu einem positiven emotionalen Reflex werden, ähnlich einer »Muskelerinnerung«, so daß Ihnen die Fähigkeit, sich zu erden, zur Verfügung steht, wann immer Sie sie brauchen.

✧ Wie fühlt sich Ihr Körper an, wenn Sie geerdet und ruhig sind?

✧ Welche Erdungsmethoden erfüllen bei Ihnen am besten ihren Zweck?

✧ Wie können Sie sich vergegenwärtigen, daß Sie sich erden sollten?

✧ In welchen Situationen ist es für Sie am wichtigsten, sich zu erden?

Stimmen Genesender

Rita – »Das erste Werkzeug, das mir geholfen hat, mit meinen Problemen fertig zu werden.«

Rita hatte in der Armee gedient. »Ich habe gelernt, nichts zu fühlen. Das ist Bestandteil der mentalen Härte, die man sich in der Ausbildung zum Soldaten aneignet. Ich gehörte zu den Besten meines Jahrgangs (die meisten waren Männer) und wurde von den Kerlen respektiert, weil ich in der Lage war, alles zu tun, was sie taten. Ich konnte es mit den besten unter ihnen aufnehmen. Und ich war ihnen auch an der Bar gewachsen. Trinken zu können war dort, wo ich stationiert war, ein fester Bestandteil des Soldatenlebens. Immer wenn etwas sehr Gutes oder sehr Übles passierte oder wenn wir uns langweilten, tranken wir. Also praktisch jeden Abend. Aber ich habe nie die Kontrolle verloren, bis mich eines Tages ein Soldat aus meiner Einheit vergewaltigte. Danach wurde das Trinken für mich zu einer Möglichkeit, meine Rage zu unterdrücken. Ich hatte Angst, den Vorfall zu melden, weil ich in der Situation getrunken hatte und weil mir klar war, daß man mir die Schuld geben würde. Ich versuchte, so weiterzuleben, als sei nichts geschehen, erlebte aber innerlich die Hölle. Ich trank immer mehr, bis ich schließlich wegen Trunkenheit am Steuer und wegen Auffahrens auf ein geparktes Fahrzeug in Arrest kam. Ich schämte mich fürchterlich. Man schickte mich daraufhin zwecks psychiatrischer Betreuung in ein Militärkrankenhaus, und in dieser Situation wurde mir zum ersten Mal klar, wie mein Trauma mich zu verstärktem Alkoholkonsum gebracht hatte. Ich wünschte, ich hätte schon damals gewußt, was ich heute weiß – daß der Alkohol mich betäubt hat. Ich war auf Autopilot und versuchte, mich über Wasser zu halten, indem ich die Gefühle, die an die Oberfläche zu dringen drohten, unterdrückte. Heute ist mir klar, daß das nicht funktioniert, aber damals war mir das alles völlig neu. *Erdung*, so wie sie in dem Buch *Seeking Safety* gelehrt wird, war das erste Werkzeug, das mir half, mit meinen Problemen fertig zu werden, weil es dabei nicht darum geht, die Aufmerksamkeit nach innen zu richten und sich zu fokussieren. ›Innen‹ war es bei mir entsetzlich. Indem ich lernte, auf etwas Konkretes außerhalb von mir zu fokussieren, gelang es mir, das Gefühl der Kontrolle wiederherzustellen, das mir die Vergewaltigung zehn Jahre vorher geraubt hatte.«

19 Die Kultur des Schweigens

Das habt ihr nicht erlebt, es ist niemals geschehen,
ihr wißt nicht, was ihr wißt.

— Jonathan Shay: *Achill in Vietnam* (1998)

Wenn ich gewußt hätte, daß mein Onkel kein Recht hatte, mich zu berühren, und daß ich ihn hätte verraten können, hätte ich in jener Nacht möglicherweise gebrüllt oder geschrieen. Wenn ich gewußt hätte, daß wir als Volk immer noch mit den lähmenden Nachwirkungen der Sklaverei und des Rassismus kämpfen, wäre mir klar gewesen, daß das Schweigen meiner Familie, nachdem das Geheimnis gelüftet worden war, nicht gegen mich persönlich gerichtet war. Es war durch Jahre der Furcht und Unterdrückung inspiriert und von einer Generation an die nächste weitergereicht worden.

— Robin Stone, *No Secrets No Lies: How Black Families Can Heal from Sexual Abuse* (2007)

Stärker als vielen anderen Themen begegnen Menschen Trauma und Sucht oft mit Schweigen. In Reaktion auf die Existenz einer Sucht bei einem ihrer Mitglieder reagieren Familien oft, indem sie den Eindruck zu erwecken versuchen, alles sei in bester Ordnung, selbst wenn die Familie nicht weit vom Zerfall entfernt ist. Nach einem Trauma kann entweder das Opfer bewußt zum Schweigen gebracht worden sein (verbunden mit Drohungen für den Fall, daß es sein Schweigen bricht), oder die Familienangehörigen sind gegenüber dem Geschehenen ganz einfach blind. Manchmal müssen sich Betroffene von ihren Angehörigen sagen lassen, ihre Probleme seien doch nicht der Rede wert, und es sei für sie selbst und alle anderen besser, sie sich aus dem Kopf zu schlagen. Verschweigen von Problemen, die durch Trauma und Sucht verursacht werden, ist auch im Sport, in Kirchen, Universitäten, Unternehmen und beim Militär sehr verbreitet.

Wenn niemand das, was geschehen ist, als real anerkennt, können die Betroffenen an der Realität ihrer Wahrnehmungen zweifeln. Dadurch kann das Gefühl entstehen, verrückt zu werden, denn wenn wir versuchen, uns über die Bedeutung unserer Wahrnehmungen klar zu werden, stützen wir uns auf andere. Dieser Vorgang wurde nach dem Filmklassiker *Gaslight*, in dem eine Frau allmählich verrückt gemacht wird, indem ihre Wahrnehmungen immer wieder geleugnet werden, »Gaslighting« genannt.

Der Ausdruck *Kultur des Schweigens* soll darauf hinweisen, daß der Zwang, etwas zu verschweigen, eine sehr starke Kraft sein kann. Die Betroffenen sehen sich dann später oft mit Äußerungen konfrontiert wie: »Warum hast du dich denn nicht gewehrt?« oder: »Du hättest jemanden darüber informieren sollen.« Dies ist vor allem ein Indiz für mangelndes Verständnis dessen, wie die Kultur – in einer Familie, Gemeinschaft oder Institution – außergewöhnlichen Druck erzeugen kann, um die Betroffenen dazu zu bringen, sich *nicht* zu wehren. Das Schweigen zu brechen ist oft gefährlich. Mit dem Zwang zum Verschweigen ist eine implizite und manchmal auch unmittelbare Drohung verbunden, die Betroffenen könnten gemieden, gedemütigt, herabgesetzt oder körperlich geschädigt werden. Und je extremer das Problem, um so extremer wird auch das Schweigen. Wie bei den berühmten drei Affen wird »nichts Böses sehen, nichts Böses hören, nichts Böses sprechen« zu einem Rezept für die Entstehung großer Probleme.

Schweigen führt auch zu einer entsetzlichen Isolation, die den mit Trauma und Sucht verbundenen Schmerz noch verstärken kann. Falls Sie nach einem Trauma isoliert wurden, haben Sie sich möglicherweise mißverstanden gefühlt, vielleicht haben Sie auch Ihre eigenen Erinnerungen angezweifelt, und eventuell sind Sie auch nie unterstützt worden. Indem Täter ihre Opfer zum Schweigen bringen, entziehen sie sich häufig jeder Ahndung ihrer Taten. Sie machen es den Opfern durch Drohungen unmöglich, über ihre traumatischen Erlebnisse zu reden (»Wenn du darüber redest, werde ich ______ «) oder sie stellen das, was ihre Opfer erlebt haben, als normal hin. Wenn es um Vernachlässigung geht, kann die Botschaft lauten: »Du willst und brauchst zuviel; *du* bist also das Problem, nicht ich.«

Manche Traumatisierte fühlen sich schuldig, weil sie sich nicht mit Worten zur Wehr gesetzt haben. Doch ihr Schweigen entsprang wahrscheinlich einem tieferen Wissen. Sie wußten, was die Täter von ihnen erwarteten, und bewahrten sich durch ihr Schweigen möglicherweise vor noch größerer Schädigung. Vielleicht dissoziierten sie und leugneten sich selbst gegenüber, wie schrecklich das Erlebte war – beides sind automatisierte Selbstschutzmechanismen, durch die sich der Geist verschließt, wenn der Schmerz zu stark wird. Diese angeborenen überlebenssichernden Instinktreaktionen repräsentieren eine Flucht, wo keine Flucht möglich ist, was als »eine kleine Gnade der Natur« verstanden werden kann, wie Judith Herman in ihrem Buch *Die Narben der Gewalt* (S. 66) schreibt.

Manche Traumatisierte brauchen Jahre, bis sie es schaffen, sich ihre Geschichte wieder zu erschließen, indem sie diese in der Therapie Stück für Stück, mittels Validierung durch andere Betroffene sowie mit Hilfe anderer Heilmethoden zurückerobern. Wenn Menschen zusammen mit einer größeren Gruppe ein Trauma durchleben, beispielsweise einen Hurricane oder einen Terroranschlag, genesen sie häufig schneller, weil sie mit diesen anderen zusammen eine gemeinsame Realität haben.

Auch eine Sucht kann das Schweigen fördern. Sie bleibt oft unbemerkt, und es wird nicht darüber gesprochen. Die Betroffenen lernen, nicht darüber zu sprechen, weil niemand über so etwas als ein Problem spricht. So wird die Sucht unsichtbar gemacht und ist schließlich akzeptabel.

Katrina beschreibt die Einstellung gegenüber dem Alkoholkonsum, die sie in der Armee beobachtet hatte. »Das Trinken wurde praktisch gefördert. Wir hatten Bierautomaten in den Unterkünften. Auch während der Filmvorführungen durften wir trinken. Obwohl andere Dinge rationiert waren, konnte man so viel Alkohol bekommen, wie man wollte. Auch Videospiele waren wichtig. Es ging zu wie bei einer Studentenverbindung. Warum spielte der Alkohol eine solche Rolle? Zum Teil wegen der vielen Traumata – ›Wenn ich getrunken habe, kann ich die Dinge, mit denen ich mich nicht befassen will, ausblenden.‹ Auch die Langeweile spielte eine Rolle; es gab einfach nicht viel anderes zu tun, als zu saufen. Und niemand sah das als Problem an. Die allgemeine Haltung war: »Ich benutze Alkohol zwar aus medizinischen Gründen, bin aber nicht davon abhängig.‹ Ein Problem war der Alkoholkonsum nur, wenn eindeutig Konsequenzen zu erwarten waren, z. B. wenn jemand nicht zum Dienst erschien, in eine Prügelei verwickelt wurde oder betrunken Auto fuhr. Ich glaube, es wäre hilfreich, wenn beim Militär Fragen gestellt würden wie: ›Haben Sie jemals Ihren Alkoholkonsum kleingeredet und warum? Glauben Sie, Sie sollten weniger trinken? Sind Sie enttäuscht darüber, wie viel Sie trinken? Ginge es Ihnen besser, wenn Sie weniger tränken?‹ Solche Fragen könnten Betroffene dazu bringen, ein Problem früher zu erkennen.«

Es gibt tiefe Machtdynamiken, die Kulturen des Schweigens unterstützen. Paulo Freire, ein brasilianischer Erziehungswissenschaftler und Philosoph der 1970er Jahre, prägte den Begriff *Kultur des Schweigens* aufgrund seiner Beobachtungen an unterdrückten Menschen. Die, die nicht über gesellschaftliche Macht verfügen, »werden von den dominierenden Mitgliedern ihrer Gesellschaft nicht gehört«, und sie »verinnerlichen negative Selbstbilder.« Trauma und Sucht wurzeln beide in Machtlosigkeit. Wenn jemand das Gefühl hat, keine Macht zu haben, verstummt er. Genesung ist das Gegenteil – sich die eigene Wahrheit zu eigen zu machen und sie, wenn man dies will, gegenüber Menschen, von denen keine Gefahr ausgeht, zu artikulieren.

✧ Haben Sie das Gefühl, daß man Ihnen bezüglich Ihres Traumas nicht geglaubt hat? Oder bezüglich Ihrer Sucht?

✧ Fällt es Ihnen schwer, an Ihrer persönlichen Wahrheit festzuhalten?

✧ Sind Sie bezüglich der Sicht Ihres Traumas ambivalent? Bezüglich Ihrer Sucht?

✧ Haben Sie das Gefühl, daß andere Menschen Ihr Trauma ernst genommen haben? Ihre Sucht?

Wie Sie das Schweigen brechen können – Empfehlungen

Es gibt keine einzig richtige Möglichkeit, das Schweigen zu brechen. Es kann bedeuten, daß man bestimmten Menschen die eigenen Erlebnisse offenbart. Man kann zu diesem Zweck auch ein Tagebuch führen und so die eigene innere Wahrheit erforschen. Und man kann jemanden verklagen, wenn einem das wichtig ist. Für welche Aktivität Sie sich auch immer entscheiden mögen, schauen Sie sich die nachfolgenden Empfehlungen an.

Führen Sie kleine Experimente durch. Öffnen Sie sich in kleinen Dingen, bis Sie wissen, daß jemand vertrauenswürdig ist und Sie unterstützen kann. Entwickeln Sie in Beziehungen allmählich Vertrauen und die Bereitschaft, sich verletzlich zu machen.

Machen Sie sich keine Sorgen, daß Sie dumm dastehen könnten. Es fühlt sich immer schrecklich an, schwierige Themen anzusprechen. Bleiben Sie auf Ihr Ziel fokussiert.

Schätzen Sie die Sicherheit der Situation ein. Evaluieren Sie stets sorgfältig, ob für Sie eine Gefahr physischer oder emotionaler Art bestehen könnte. Fragen Sie so viele verläßliche Menschen wie möglich nach ihrer Sicht, beispielsweise Therapeuten und Freunde. Falls Sie sich nicht schlüssig sind, ob Sie jemandem vertrauen sollten, fahren Sie am besten mit den weiter oben beschriebenen »kleinen Experimenten« fort.

Seien Sie geduldig mit sich selbst. Das Schweigen zu überwinden kann lange dauern. Üben Sie sich also, während Sie auf dieses Ziel hinarbeiten, in Geduld. Vielleicht schweigen Sie instinktiv auch in Situationen, in denen Sie sich inzwischen eigentlich gefahrlos äußern könnten. Ihre Reaktionen können so stark automatisiert sein, daß Sie sie nicht einmal bemerken.

Sie müssen sich darüber im klaren sein, daß ein großer Teil der Arbeit in Ihrem Inneren vonstatten geht. Wenn Sie sich für das Schweigen entscheiden, wissen nicht einmal mehr Sie selbst, wer Sie sind. Sie könnten sich dann fragen: »Ist mein Trauma wirklich so wichtig?« – »War das alles vielleicht doch gar nicht so schlimm?« – »Bin ich wirklich süchtig?« Blitzschnelle Wechsel zwischen Extrempositionen sind dann nicht ungewöhnlich: »Mir geht es gut / Ich stecke bis zum Hals drin«, »Es war schrecklich / Es war eigentlich gar nicht so schlimm«, »Ich kann genesen / Jeder Versuch ist sinnlos«. Während Sie genesen, gelangen Sie zu einer umfassenderen Ganzheit – zu der Fähigkeit, eine konsistente Selbstsicht aufrechtzuerhalten.

Sprechen Sie im berauschten Zustand niemals ernste Themen an. Im Augenblick, in dem Sie es tun, mag es sich richtig anfühlen, bestimmte Dinge zu sagen, die Sie später bereuen. Also: Keine großen Sprüche und keine Diskussionen über wichtige Themen, so lange Sie sich in einem Rauschzustand befinden.

Suchen Sie zu Beginn Ihres Weges zur Genesung nicht die Konfrontation mit jemandem, der bei Ihnen ein Trauma verursacht hat. Vielleicht haben Sie eine Phantasie über eine Entschuldigung – darüber, daß jemand, der Ihnen Schaden zugefügt hat, sich bei Ihnen für sein Tun entschuldigen wird, wenn Sie ihn zur Rede stellen –, etwas, das Sie sich immer gewünscht haben. Sie könnten tief enttäuscht werden. Viele Traumatisierte müssen erleben, daß sie nicht nur die ersehnte Entschuldigung nicht erhalten, sondern daß die Konfrontation auch zu neuen emotionalen und sogar physischen Schädigungen führt. Familien scharen sich um den Täter, statt das Opfer zu unterstützen. Einen Täter, durch den ein Trauma entstanden ist, zu konfrontieren, ist sehr schwierig und sollte zu Beginn eines Prozesses der Genesung von einem Trauma oder einer Sucht nicht versucht werden. Konzentrieren Sie sich zunächst ausschließlich auf sich selbst. Die einzige Ausnahme zu dieser Regel sollte Ihre Verpflichtung zu einer Zeugenaussage in einem Gerichtsverfahren sein, wobei Sie sich von einem Anwalt beraten lassen sollten.

Planen Sie Ihr Vorhaben, Ihre Wahrheit auszusprechen; handeln Sie nicht impulsiv. Wenn Menschen ihr jahrelanges Schweigen beenden, wechseln sie häufig zu schnell vom Schweigen zum Reden über. Sie überschütten andere dann oft mit ihren Äußerungen, die nicht adäquat aufnehmen können, was sie sagen. Abgesehen von den Therapiesitzungen, in denen Sie frei sprechen können, sollten Sie sich auf Gespräche mit anderen Menschen vorbereiten, damit Ihre Bemühungen die besten Aussichten auf Erfolg haben. Werden Sie sich über Ihre Ziele und darüber, was Sie sagen wollen, klar, und lassen Sie sich von Menschen, denen Sie vertrauen, unterstützen.

Informieren Sie sich noch intensiver darüber, wie Sie beim Brechen des Schweigens vorgehen sollten. Suchen Sie im Internet Informationsquellen. Es gibt auch Bücher über die Kunst, schwierige Themen zur Sprache zu bringen.

✧ Gibt es Themen, bezüglich derer Sie das Schweigen brechen wollen? Ist dies gefahrlos möglich? Wie könnten Sie dabei vorgehen?

STIMMEN GENESENDER

Becky – »Schon wenn man über das Zum-Schweigen-Bringen spricht, verliert das Schweigen an Macht.«

»Meine Familie hat nicht nur mein Trauma geleugnet (ich bin im Alter zwischen acht und zehn Jahren von meinem Schwager sexuell belästigt worden), sondern sie befahlen mir auch, keinen Unsinn über unsere Familie mehr zu erzählen. So kam ich zu der Überzeugung, daß es an mir liegen müsse. Meine Mutter ging mit mir zum Arzt, um ihn zu bitten, mir ein Medikament zu verschreiben, und er gab mir Valium. Ich glaubte, irgend etwas stimme nicht mit mir – nur was? Was war so schrecklich verkehrt mit mir, daß sogar meine eigene Familie nicht darüber sprechen konnte, was mit mir geschehen war? Was war an einem etwa acht Jahre alten Kind so attraktiv, daß ein erwachsener Mann mich so verletzt hatte? Und wie kam meine Familie dazu, zu glauben, wir dürften über diese Dinge nicht reden? Ich genehmigte mir einen Drink, der Drink nahm einen weiteren Drink, und so ging es weiter, und so wurde meine Sucht gefüttert. Mein Schwager starb viele Jahre später, und die letzten Worte meiner Mutter über diese Angelegenheit waren: ›Wir sprechen nicht schlecht über Tote.‹ Soll er mich denn weiter zum Schweigen verurteilen können, weil er tot war? Als Kind betete ich, daß der Mißbrauch endlich aufhörte, und später starb er dann. Irgend etwas in mir sagte, ich müsse ihn durch mein Beten getötet haben, obwohl ich wußte, daß das nicht stimmte. Und ich habe bis auf den heutigen Tag, 45 Jahre nach den Vorfällen, mit meiner Familie nicht darüber gesprochen. Ich bin seit Jahrzehnten von meinem Trauma und der Alkoholsucht genesen, und ich habe über das Zum-Schweigen-Bringen gelernt, daß es harte Arbeit ist, das Schweigen zu brechen, doch wenn man erst einmal über Dinge reden kann, kann man auch mit ihnen fertig werden. Es gelang mir, mich Menschen, die nicht zu meiner Familie gehörten, zu öffnen – nicht vielen, aber genug, um meine Heilung zu unterstützen. Schon allein wenn man über das Zum-Schweigen-Bringen spricht, verliert das Schweigen einen Teil seiner Macht, und es wird allmählich möglich, über Geheimnisse zu sprechen. Auch Zuhören kann zur Heilung beitragen – Menschen zuzuhören, die Dinge durchlitten haben, die den eigenen Erlebnissen ein wenig ähneln, hilft sehr. Es war ein schwieriger Weg, aber ihn zu gehen, war der Mühe wert.«

20 Motivation: Ein Problem als Hebel für die Arbeit an der Lösung eines anderen nutzen

Not knowing when the dawn will come I open every door.
— Emily Dickinson

Manchmal ist es schwer, den Willen aufzubringen, dem eigenen Leben eine neue Richtung zu geben. Man kann sich in solchen Situationen ausgelaugt und hoffnungslos fühlen.

Michele war 13 Jahre alt, als sie eine sehr seltene Medikamentenallergie überlebte. Diese verursachte bei ihr eine toxische epidermale Nekrolyse, die wie bei einer Ganzkörperverbrennung die gesamte äußere Hautschicht zerstörte. Sie wurde physisch geheilt, entwickelte aber eine PTBS, die über Jahre bestehen blieb. Sie schreibt: »Zu Beginn meiner Genesung war es wie folgt:

1. Ich zwinge mich, einmal pro Woche für eine Stunde zur Therapie zu gehen.
2. Ich betrete den Behandlungsraum und erwarte, daß der Therapeut die Arbeit allein erledigt.
3. Während des Rests der Woche tue ich so, als sei nichts weiter zu tun, und versuche, die Tage durchzustehen und mit den Symptomen fertig zu werden.

Warum tat ich so, als sei nichts weiter zu tun? Falls Sie jemals auch nur für eine Sekunde mit den Auswirkungen eines Traumas oder einer PTBS zu kämpfen hatten, wissen Sie, wie es sich anfühlt, nicht schlafen zu können und depressiv, emotional labil, kraftlos, hoffnungslos und manchmal einfach völlig niedergeschlagen zu sein. In diesem Geisteszustand glaubte ich oft, es sei unmöglich, mich zu retten – ich sei verrückt und würde es immer bleiben.

Die Auswirkungen eines Traumas auf Geist, Körper und Seele können eine enorme Erschöpfung verursachen, die jede motivierende Energie aufzehrt. Doch um ein Trauma oder eine PTBS überwinden zu können, muß man sich dazu motivieren oder zwingen, Handlungen zu initiieren, durch die das Problem überwunden werden kann.« (Michele Rosenthal: *Get Your Brain Motivated to Recover from PTSD)*

Im Zustand der Stagnation erscheint Ihnen Motivation als etwas, das Sie entweder haben oder nicht haben. Es kommt Ihnen so vor, als sei die Motivation – ähnlich wie Geld – irgendwann einfach nicht mehr da. Aber Motivation läßt sich verändern: Sie können Ihre Motivation stärken, indem Sie auf eine neue Art darüber denken. *Wie* sich dies erreichen läßt, werden Sie feststellen, wenn Sie ein *Warum* definieren. Eine der wichtigsten Möglichkeiten, es zu erreichen, besteht darin, die Motivation indirekt zu stärken.

Ein Problem lösen, indem man an einem anderen Problem arbeitet

Wenn Sie stärker dazu motiviert sind, an etwas anderem als am eigentlich anstehenden Problem zu arbeiten, können Sie diese Motivation nutzen, um sich für die Arbeit an letzterem zu inspirieren. Es geht also um eine Art Win-Win-Situation, um das, was die Redensart »eine aufkommende Flut hebt alle Boote an« zum Ausdruck bringt. Die folgenden Beispiele veranschaulichen, was dies beinhalten kann.

> »*Ich möchte der beste Vater/die beste Mutter sein, die zu sein mir möglich ist.* Es fällt mir zwar schwer, an meiner PTBS zu arbeiten, aber wenn ich das nicht tue, haben meine Kinder keine(n) gesunde(n) und stabile(n) Mutter/Vater.«
>
> »*Ich möchte wirklich gern einen Partner fürs Leben finden.* Aber wenn ich nicht an meiner Sexsucht arbeite, habe ich in zehn Jahren eine riesige Menge von Affären hinter mir, jedoch keine echte Beziehung aufgebaut.«

In diesen Beispielen beschreibt jeweils der erste Satz etwas, woran zu arbeiten sich die Person motiviert fühlt (ein[e] gute[r] Vater/Mutter zu sein, einen Lebenspartner zu finden). Im zweiten Satz verbindet sie diese Motivation mit etwas, woran zu arbeiten sie weniger stark motiviert ist (PTBS, Sexsucht).

✧ Ergänzen Sie den folgenden Satz: »Ich will wirklich erreichen, ____________

____.

Um das zu können, muß ich an ______________________________________

____

arbeiten, auch wenn mir dazu jede Lust fehlt.«

Die Motivation zur Arbeit an Trauma und Sucht

Wenn Sie sowohl sucht- als auch traumabedingte Probleme haben, fühlen Sie sich möglicherweise stärker zur Arbeit an einem von beiden Bereichen motiviert. Das ist häufig so.

In der Regel wirkt ein Trauma motivierender als eine Sucht. Niemand wünscht sich ein Trauma, und niemand möchte die damit verbundenen Empfindungen erleben – Flashbacks, Albträume, Depression, Wut usw. Im Fall einer Sucht ist die Situation weniger klar: Sie selbst konsumieren ja die Droge, schauen sich die Pornos an oder benutzen die Kreditkarte, und das Suchtverhalten fühlt sich zumindest eine Zeitlang gut an. Selbst wenn es sich zum Problem entwickelt hat, erkennen Sie dies möglicherweise als letzter, weil es für die Menschen in Ihrer Umgebung (Familienangehörige und Freunde, Arbeitgeber, Ärzte oder die Polizei) in der Regel deutlicher zu erkennen ist.

Sie können sowohl ein Trauma als auch eine Sucht zur Stärkung Ihrer Motivation nutzen, nämlich mit Hilfe des Problembereichs, an dem zu arbeiten Sie ohnehin stärker motiviert sind. Zwei Beispiele:

Sie sind für die Arbeit an Ihrem Trauma motiviert: »Ich habe ein Trauma überlebt. Ich habe ein entsetzliches Trauma erlebt und möchte davon genesen. Meine Therapeutin hat mir gesagt, ich müßte auch an meinem problematischen Alkoholkonsum arbeiten. Vielleicht hat sie Recht, daß es meine Genesung beschleunigt, wenn ich an beiden Problemfeldern gleichzeitig arbeite.«

Sie sind für die Arbeit an Ihrer Sucht motiviert. »Ich habe immer gedacht, nur meine Sucht sei problematisch, und ich habe intensiv an dessen Lösung gearbeitet. Nun ist mir klar, daß unter der Sucht meine traumabedingten Probleme verborgen lagen und die Sucht befeuert haben. Ich werde also an beidem arbeiten müssen.«

In beiden Beispielen ist die betroffene Person stärker zur Arbeit an einem von zwei Problemen motiviert, zeigt sich aber offen für die Möglichkeit, sich mit beiden Problemen gleichzeitig zu befassen. Das ist das Ziel.

»Gekaperte« Motivation

Motivation ist ein sehr komplexes Phänomen. Bei Bestehen einer Sucht oder eines Traumas kann die Motivation auf schädigende Ziele gerichtet werden. Dies wird *gekaperte* Motivation genannt – womit gemeint ist, daß die Betroffenen viel Zeit und Energie auf eine ihre Sucht oder ihr Trauma verstärkende Weise einsetzen.

Beispielsweise wurde Lornas Leben nach einer Vergewaltigung immer stärker eingeschränkt. Sie verbrachte täglich Stunden damit, sich zu vergewissern, ob ihre Türen und Fenster wirklich verschlossen waren, jeden Raum zu kontrollieren, um sicher zu sein, daß niemand darin war, und Barrikaden zur Abwehr potentieller Eindringlinge aufzubauen. Ihr gesamter Alltag wurde zu einer von ihrem Trauma bestimmten zwanghaften Routine.

In diesem Sinne kann Ihre durchaus starke Motivation auf Ausdrucksformen Ihrer Krankheit statt auf die Genesung von dieser gerichtet sein. Es geht also darum, Ihre Energie, Ihre Lebenskraft so einzusetzen, daß sie aufbauend wirkt, statt Ihnen das Leben schwer zu machen.

✶ Erforschen Sie ... *Ihre Motivation*

Die folgenden Fragen sollen Ihnen helfen, über Ihre Motivation nachzudenken und sie besser für Ihre Genesung zu nutzen. Bei der Beantwortung dieser Fragen gibt es kein richtig oder falsch. Wenn Sie ausschließlich traumabasierte Probleme oder ausschließlich Suchtprobleme haben, können Sie die Fragen, die nicht auf Sie zutreffen, überspringen.

1. Auf welches Lebensziel bezogen ist Ihre Motivation momentan *am stärksten*? (Beispiele: Ein besserer Vater/eine bessere Mutter zu werden? Sich eine bessere Arbeit zu suchen? Noch einmal zur Schule zu gehen? Einen Partner zu finden? Mehr Geld zu verdienen? In ein besseres Viertel umzuziehen? Anderen zu helfen?)

   ____

   ____

   a. Wie kann die Genesung von einer Sucht Ihnen helfen, diesem Ziel näher zu kommen?

      ____

      ____

   b. Wie kann die Genesung von Ihrem Trauma Ihnen helfen, diesem Ziel näher zu kommen?

      ____

      ____

2. Wie stark motiviert sind Sie, gemessen mit Hilfe einer von 0 bis 10 reichenden Skala, für die Arbeit an

   a. Ihren traumabedingten Problemen? ______
   b. Ihren suchtbedingten Problemen? ______

3. Wie stark empfinden Sie Ihre Motivation (auf einer Skala von 0 bis 10) als gekapert für ungesunde Ziele in Zusammenhang mit

   a. Ihren traumabedingten Problemen? ______
   b. Ihren suchtbedingten Problemen? ______

4. Wenn sich die Situation im einen Bereich bessert, könnte sich das dann auf den anderen ebenfalls positiv auswirken?

   a. Wie könnte sich das Nachlassen Ihrer Suchtprobleme auf die Genesung von Ihrem Trauma positiv auswirken?

   ____

   ____

   b. Wie könnte sich das Nachlassen Ihrer traumabedingten Probleme auf die Genesung von Ihrer Sucht positiv auswirken?

   ____

   ____

5. Gibt es irgendwelche inspirierenden Äußerungen, Zitate, Beispiele oder Ideen, die Ihre Motivation verstärken für Ihre Arbeit an der Genesung von

   a. Ihrem Trauma?

   ____

   ____

   ____

   b. Ihrer Sucht?

   ____

   ____

   ____

STIMMEN GENESENDER

Travis – »Eine Chance, etwas Besseres zu erreichen«

»Als Feuerwehrmann habe ich viele schlimme Dinge gesehen. Ich vermute, daß ich seit vielen Jahren eine PTBS habe, aber bis vor kurzem wäre ich lieber gestorben, als mit jemandem über dieses Problem zu reden. Wo ich arbeite, werden physische Erfolge gelobt und emotionale Schwächen lächerlich gemacht. Im übrigen wollte ich auch keine Hilfe, weil ich ziemlich viel Kokain konsumiert habe und wußte, daß mich das meinen Job kosten konnte, denn mein Arbeitgeber verfolgte in dieser Hinsicht eine Null-Toleranz-Politik. Deshalb habe ich den Mund gehalten und so getan, als sei alles bestens. Eine meiner Methoden, jede Auseinandersetzung mit diesen Dingen zu vermeiden, bestand darin, mich in körperliche Anstrengungen zu stürzen – beispielsweise durch zu intensives Training oder indem ich zu viele Dienste übernahm. Es ging mir um einen Adrenalinrausch. Das Resultat ist, daß ich nun völlig erschöpft bin, müde an Körper und Geist. Der Abschnitt mit der Überschrift ›gekaperte Motivation‹ in diesem Kapitel sagt mir viel. Ich war zu vielen destruktiven Verhaltensweisen motiviert – nicht nur zu übermäßig starker physischer Aktivität, sondern auch zu Wutanfällen, durch die einige andere Menschen, darunter auch meine Freundin, körperlich und emotional geschädigt wurden. Inzwischen ist mir klar, daß Motivation nicht immer positiv ist. Man muß zu Dingen motiviert sein, die Gutes bewirken, zu Dingen, die Bestand haben. Ich stehe ganz am Anfang der Genesung von meiner PTBS und bin mir nicht sicher, ob es mir gelingen wird, sie abzuschließen. Manchmal denke ich, ich sollte es besser gar nicht erst versuchen, um nicht zu versagen. Aber wenn ich weiter den altbekannten Weg gehe, verglühe ich entweder oder verfalle dem Burnout. Ich kann nicht weiter tun, was ich immer getan habe. Ich nehme an, daß man das Motivation nennen kann. Zumindest ist es ein Anfangspunkt, der mir eine Chance gibt, etwas Besseres zu erreichen.«

21 Ein Plan für die Genesung

... Vergiß nie: Du bist tapferer, als du glaubst, stärker, als du zu sein scheinst, und klüger, als du denkst.
— A. A. MILNE, Autor von *Puh der Bär*

Letztlich entscheidend für die Genesung ist, daß Sie *Ihr positives Verhalten verstärken und Ihr schädigendes Verhalten verringern.*

Verhaltensweisen, die Sie zu verringern versuchen, können suchtbezogen (exzessiver Alkoholkonsum, Drogenkonsum, Geldausgeben, übermäßiges Essen, Spielsucht usw.), traumabezogen (Isolation, Selbstschädigung oder Schädigung anderer Menschen usw.) oder ein Gemisch aus beidem sein.

Es geht darum, eine Entwicklung zum Positiven zu initiieren. Es ist wie auf einer Art Wippe: Sie erhöhen das Gewicht auf der Seite der positiven Verhaltensweisen und verringern es auf der Seite der schädigenden Verhaltensweisen.

Indem Sie sich auf das konzentrieren, was Sie *verstärken* (positives Verhalten), und auf das, was Sie *verringern* (schädigendes Verhalten), können Sie besser mit einer der großen Ängste fertig werden, die zu Beginn des Genesungsprozesses auftreten – der Angst, Sie könnten ohne das schädigende Verhalten nicht leben. Einige Menschen verbinden die Loslösung von ihrem schädigenden Verhalten mit dem Gefühl, vor einem dunklen Abgrund zu stehen, vor einer riesigen Grube, und sie fürchten, in entsetzlichen Gefühlen, die sie niemals würden ertragen können, gefangen zu bleiben. Die Realität ist jedoch wesentlich dynamischer und interessanter und gibt Grund zum Optimismus. Es handelt sich um einen Entwicklungsprozeß, in dessen Verlauf Sie viel Hilfe brauchen. Man braucht bei dieser Arbeit nicht perfekt zu sein; es geht vielmehr darum, möglichst genau in die richtige Richtung zu gehen.

In diesem Kapitel werden Sie mit sechs Fragen konfrontiert, die Ihnen helfen sollen, Ihren persönlichen Plan für die entscheidende Umorientierung zu entwickeln. Arbeiten Sie selbst dann an diesem Plan, wenn Sie den Eindruck haben, daß die ganze Mühe zu nichts führt, oder wenn Sie etwas Ähnliches schon vorher ausprobiert haben. Einen Plan zu Papier zu bringen und auszuprobieren ist einfach, kann aber tiefreichend wirken. Untersuchungen haben ergeben, daß solche Pläne selbst dann zur Verbesserung von Stimmungslage und Funktionsfähigkeit beitragen, wenn Sie nicht glauben, daß sie etwas bewirken werden.

Wenn Ihnen nicht klar ist, welche Ihrer Verhaltensweisen positiv sind und welche nicht, sollten Sie sich noch einmal Kapitel 7, »Lauschen Sie Ihrem Verhalten«, anschauen. In diesem Kapitel werden außerdem andere Begriffe als *positiv* und *schädigend* benutzt, falls Ihnen diese nicht gefallen.

✶ Erforschen Sie ... *Entwickeln Sie Ihren Genesungsplan*

Diese Übung besteht in einer Serie von Fragen. Arbeiten Sie einfach eine nach der anderen durch.

Schritt 1: *Verringern schädlichen Verhaltens*

Beantworten Sie die folgenden drei Fragen, und lesen Sie die Informationen jeweils unter den Fragen, die Ihrem Plan zum Erfolg verhelfen sollen.

(a) Welches schädigende Verhalten wollen Sie *verringern?* ______________________

Beispiele: »Zuviel Alkoholkonsum« • »Meinen Partner anbrüllen« • »Mich mit Junkfood vollfressen« • »Mit gewalttätigen Menschen zusammen sein« • »Zuviel Glücksspiel« • »Zuviel essen« • »Zu viele Pornofilme anschauen« • »Mir selbst Schnittverletzungen zufügen« • »Zuviel Zeit im Internet verbringen« • »Mich isolieren« • »Drogen konsumieren« • »Zuviel fernsehen«

Fokussieren Sie nun zunächst auf ein zentrales schädigendes Verhalten. Später können Sie auch an anderen Verhaltensweisen dieser Art arbeiten. Wählen Sie ein Verhalten aus, das Sie selbst oder andere Menschen aus Ihrem Lebensumfeld momentan schädigt – ein Verhalten, daß Sie wirklich dringend verändern müssen. Falls erforderlich, können Sie in Kapitel 7, »Lauschen Sie Ihrem Verhalten«, ein Verhalten identifizieren, an dem zu arbeiten für Sie wichtig ist.

(b) In welchem Maße praktizieren Sie das unzuträgliche Verhalten zur Zeit* wöchentlich? ______________________

Beispiele: »Ich trinke jeden Tag eine Flasche Wein« • »Ich gebe ungefähr 300 € wöchentlich für Glücksspiel aus.« • »Ich überfresse mich jede Woche dreimal« • »Ich füge mir durchschnittlich zweimal pro Woche Schnittverletzungen zu« • »Ich nehme sieben Schmerztabletten pro Tag ein, wenn ich feiere, und das tue ich an ungefähr drei

* Mit »zur Zeit« ist eine typische Woche im Laufe des letzten Monats gemeint.

Abenden pro Woche, was einen Konsum von 21 Tabletten wöchentlich ergibt« • »Ich esse sechsmal täglich Süßes, also etwa 42 Mal pro Woche (6 x 7 Tage)« • »Ich brülle meinen Partner ungefähr dreimal pro Tag an, also ca. 21 Mal pro Woche (3 x 7 Tage)«.

Ihre Antwort hängt von der Art des Verhaltens ab. Beispielsweise kann sie sich auf die *Zahl der Dollars, Flaschen, Tabletten* oder *Male pro Woche* beziehen. Äußern Sie sich möglichst konkret, und konzentrieren Sie sich auf das, was für Sie typisch ist, auch wenn es sich von Woche zu Woche verändert.

Nehmen Sie sich nun einen Moment Zeit, um gründlich über diese Frage nachzudenken. Vielen Menschen ist gar nicht klar, wie oft sie ein schädigendes Verhalten praktizieren; sie wissen nur, daß sie dies zu oft tun. Sie könnten diese Frage als unangenehm empfinden, weil sie das schädigende Verhalten wesentlich häufiger benutzen, als Sie meinen. Doch wie auch immer die Wahrheit aussehen mag, Sie können an einer Verbesserung der Situation arbeiten.

(c) Welches Ziel streben Sie bezüglich Ihres schädigenden Verhaltens an?

»Ich will mein ____________-Verhalten reduzieren zu ______________________.«

Beispiele: »Ich will mein Fernsehen auf eine Stunde pro Tag reduzieren.« • »Ich will meine Selbstverletzung durch Schnitte auf 0 Mal pro Tag reduzieren.« • »Ich will meinen Kokainkonsum auf 0 Mal pro Tag reduzieren.« • »Ich will meinen Schnapskonsum auf 0,03 l dreimal wöchentlich reduzieren.« • »Ich will mein Glücksspiel auf zweimal monatlich je 25 € (also insgesamt 50 €) reduzieren.

Drei Arten von Genesungszielen

Nachdem Sie Ihr Ziel festgelegt haben, müssen Sie entscheiden, welche der drei im folgenden beschriebenen Möglichkeiten in Ihrem Fall die gesündeste ist.

ABSTINENZ

Sie verpflichten sich, das betreffende Verhalten völlig aufzugeben. Diese Option existiert nur für Verhaltensweisen, bei denen dies möglich ist, etwa bei Substanzkonsum, selbstschädigendem Verhalten und Spielsucht, hingegen nicht bezogen auf Arbeit, Nahrungsaufnahme oder Geldausgeben, denn diese Dinge können Sie nicht völlig vermeiden, wenn Sie überleben wollen. Abstinenz ist immer die beste Möglichkeit, sofern Sie sich dazu bereit und in der Lage fühlen. Im übrigen ist Abstinenz ohnehin unumgänglich, wenn Sie große Probleme mit einem bestimmten Verhalten haben oder wenn Sie es schon lange praktizieren.

Wenn Sie sich zur Abstinenz entschließen, müssen Sie auf die obige Frage (c) mit »0 pro Tag« antworten. Z. B.: »Ich will mir 0 Mal pro Tage Schnittverletzungen zufügen.«

SCHADENSVERRINGERUNG

In diesem Fall wird das unzuträgliche Verhalten allmählich verringert, also nicht auf der Stelle völlig aufgegeben. Wenn Sie es beispielsweise gewöhnt sind, jeden Tag Marihuana zu rauchen, könnten Sie sich zum Ziel setzen, nur noch an jedem zweiten Tag zu rauchen. Dies wird *Schadensverringerung* genannt, weil hierbei das Ziel ist, den potentiellen Schaden auf jede Ihnen im Augenblick mögliche Art zu verringern – »Fünfzig Prozent von etwas sind besser als hundert Prozent von nichts.« Dieser Ansatz wird meist genutzt, wenn Menschen noch nicht bereit sind, sich zu völliger Abstinenz zu verpflichten. Schadensverringerung ist oft ein Zwischenschritt auf dem Weg zur Abstinenz.

Wenn Sie sich für die Schadensverringerung entscheiden, definieren Sie in Ihrer Antwort auf die Frage (c) Ihr Limit. Beispielsweise: »Ich will meinen Alkoholkonsum auf 0,03 l Schnaps pro Tag reduzieren.«

KONTROLLIERTER KONSUM

Kontrollierter Konsum beinhaltet, daß Menschen, die nur ein *leichtes Problem* haben, ihren Konsum möglicherweise auf einem ungefährlichen Niveau aufrechterhalten können. Mit kontrolliertem Konsum können Sie einen Versuch machen, wenn Sie das Problem früh erkennen, sehr stark motiviert sind, keine nennenswerten Probleme in anderen Lebensbereichen haben und Sie ganz offensichtlich nur ein sehr leichtes Abhängigkeitsproblem haben. Was unter »leicht« zu verstehen ist, wird in Kapitel 4, »Es ist ein medizinisches Problem – Sie sind weder verrückt noch faul noch schlecht«, beschrieben. Wenn Sie ein starkes oder seit langem bestehendes Problem haben, ist Abstinenz (oder zunächst Schadensverringerung und später Abstinenz) ratsam und wahrscheinlich die einzige Option, die Ihnen wirklich hilft.

Selbst wenn Sie glauben, kontrollierter Konsum könnte für Sie in Frage kommen, sollten Sie zunächst mindestens 30 Tage lang auf jeden Konsum verzichten und erst dann mit kontrolliertem Konsum beginnen. Dies ermöglicht Ihnen, eine völlig neue Gewohnheit zu entwickeln. Wenn Sie es nicht schaffen, dreißig Tage ohne jeden Konsum auszukommen, müssen Sie ohnehin davon ausgehen, daß Sie wahrscheinlich ein ernstes Suchtproblem haben, und in diesem Fall ist kontrollierter Konsum für Sie ohnehin nicht das Richtige.

Sollten Sie sich für kontrollierten Konsum entscheiden, dann notieren Sie als Antwort auf Frage (c) auf der vorigen Seite Ihr Limit. Beispielsweise: »Im nächsten Monat werde ich mich nicht dem Glücksspiel widmen. Danach werde ich für Glücksspiel nicht mehr als zweimal 25 € (also insgesamt 50 €) im Monat ausgeben.«

Was immer Ihr Ziel ist, formulieren Sie es möglichst konkret. Es reicht nicht, nur zu sagen: »Ich werde versuchen, weniger zu konsumieren.« Sie mögen glauben, daß Sie das können; aber wahrscheinlich werden Sie in der Realität doch mehr konsumieren, als Sie eigentlich vorhatten. Defnieren Sie Ihr Ziel also möglichst klar: Wie viel und wie oft. Auf dieser Grundlage können Sie Ihren Erfolg Woche für Woche messen. Wählen Sie einen für Sie besonders geeigneten Zeitrahmen. Einige verpflichten sich immer nur für einen Tag, andere für eine Woche, einen Monat oder ihr ganzes weiteres Leben.

Schritt 2: *Verstärken positiven Verhaltens*

Beantworten Sie nun die beiden nachfolgenden Fragen. Wenn Sie eine dauerhafte Veränderung erreichen wollen, ist die *Verstärkung Ihres positiven Verhaltens* ebenso wichtig wie die *Verringerung Ihres schädigenden Verhaltens.*

Dem Fokus Ihrer Aufmerksamkeit folgt Ihre Energie. Stellen Sie sich vor, Sie bringen ein Pferd mit Hilfe der Zügel dazu, eine neue Richtung einzuschlagen. Weil Ihre Energie momentan auf Ihr schädigendes Verhalten gerichtet ist, müssen Sie sich von diesem abwenden.

Positive Verhaltensweisen ermöglichen Ihnen, Ihr Gehirn »neu zu verdrahten« und dadurch dem schädigenden Verhalten allmählich einen Teil seiner Macht zu nehmen. Anfangs werden Sie noch einen Drang nach dem schädigenden Verhalten spüren, der aber allmählich nachlassen wird. Jeder Mensch kann neue Gewohnheiten entwickeln. Viele haben es geschafft, selbst von den schädlichsten Verhaltensweisen zu genesen. Auch wenn Sie nicht glauben, daß Ihnen dies möglich ist, sollten Sie es einfach ausprobieren.

(a) Welche positiven Verhaltensweisen wollen Sie *verstärken?* (Markieren Sie diese im folgenden)

Bleiben Sie aktiv, und tun Sie etwas – sofern es etwas Positives ist –, um Ihre Genesungs-»Muskeln« zu trainieren. Wählen Sie Aktivitäten, die Ihnen Freude machen, die nützlich sind oder einfach nur Zeit ausfüllen. Besetzen Sie Ihren mentalen Raum mit Dingen, die Sie von Ihren Begierden ablenken.

Markieren Sie so viele der folgenden Empfehlungen wie möglich, sofern diese für Sie persönlich realistischerweise machbar und gesund sind.

Beispiele: Rufen Sie einen Freund oder ein Mitglied Ihrer Familie an, bei dem Sie sich sicher fühlen können. • Probieren Sie unterschiedliche Kleidungsstile oder Frisuren aus. • Duschen Sie. • Streichen Sie Ihr Zimmer neu. • Helfen Sie jemandem, der Hilfe braucht. • Besuchen Sie eine Bibliothek. • Kochen Sie sich etwas. • Gehen Sie mit Ihrem Hund spazieren. • Sortieren Sie die Wäsche. • Organisieren Sie einen Ausflug mit Freunden. • Gehen Sie zum Bowling. • Trainieren Sie im Fitneßstudio. • Lernen Sie etwas Neues. • Besuchen Sie ein Treffen einer Selbsthilfegruppe. • Ruhen Sie sich ein wenig aus. • Beginnen Sie mit einem Behandlungsprogramm. • Erden Sie sich. •

Reinigen Sie ein Zimmer. • Erledigen Sie anstehende Arbeiten. • Stöbern Sie in einem Laden. • Erledigen Sie eMail-Korrespondenz. • Hören Sie sich ein Audiobuch oder Musik an. • Besuchen Sie Ihre Kirche oder einen anderen religiösen Ort. • Suchen Sie sich einen Online-Kurs, oder melden Sie sich zu einer lokalen Kursveranstaltung an. • Gehen Sie nach draußen, nehmen Sie ein paar interessante Fotos auf, und schreiben Sie Untertitel dazu. • Rufen Sie eine Hotline an. • Beseitigen Sie Gerümpel. • Widmen Sie sich einem Hobby. • Malen, zeichnen oder schreiben Sie etwas. • Schauen Sie sich eine Sendung im Fernsehen oder einen Film an. • Gehen Sie zum Laufen in die Natur. • Überlegen Sie, ob Sie ein Ehrenamt übernehmen wollen. • Nehmen Sie an einem elektronischen Selbsthilfetreffen (über Telefon) teil. • Reparieren Sie zu Hause etwas, das dringend repariert werden muß. • Kaufen Sie etwas zu essen ein. • Lesen Sie im Internet etwas über Möglichkeiten der Genesung. • Bitten Sie andere, Ihnen von ihrem Genesungsprozeß zu berichten. • Richten Sie sich einen Kalender ein, so daß Sie Ihre Termine darin verfolgen können. • Spielen Sie mit Ihren Kindern. • Lesen Sie die Nachrichten. • Stellen Sie Listen von Dingen, die Ihnen besonders gefallen, von Ihren Stärken, von Orten, die Sie besuchen wollen, usw., zusammen. • Spielen Sie ein Spiel. • Besuchen Sie ein Konzert. • Beten Sie. • Bauen Sie etwas (z. B. ein Möbelstück). • Fahren Sie Fahrrad. • Meditieren Sie. • Probieren Sie ein neues Kochrezept aus.

Andere? ______________________________

____

____

Fahren Sie fort, bis Sie eine möglichst lange Liste zusammengestellt haben.

(b) i. Wie viele Stunden täglich *verbringen Sie zur Zeit* mit positiven Verhaltensweisen?

____

ii. Wie viele Stunden täglich *wollen Sie* mit positiven Verhaltensweisen *verbringen*?

____

Ganz gleich, wie viele Stunden Sie momentan täglich mit positiven Verhaltensweisen verbringen, verlängern Sie diese Zeitspanne. Der Grund ist eine einfache, aber sehr wichtige Rechnung: Je mehr Stunden Sie mit positiven Verhaltensweisen verbringen, um so stärker genesen Sie. Es ist ein Zahlenspiel – verwenden Sie soviel Zeit und Energie auf positive Verhaltensweisen wie möglich. Das hält das Geplapper aus Ihrem Kopf fern, durch das Sie in schädigendes Verhalten zurückfallen. Das Resultat ist, als würden Sie Ihr Fernsehen auf einen anderen Kanal umschalten.

Schritt 3: *Verfolgen Sie Ihr positives und schädigendes Verhalten*

Geben Sie sich eine Weile regelmäßig Rechenschaft über Ihr positives und schädigendes Verhalten. Probieren Sie das eine Woche lang aus, und stellen Sie fest, wie sich das anfühlt. Die Kontrolle braucht nicht perfekt zu sein und auch keine große Sache zu werden. Schon kleine Anstrengungen können sich sehr lohnen. Sie lernen auf diese Weise, sogar subtile Veränderungen, die Sie andernfalls übersehen würden, zu erkennen. Dadurch entsteht eine positive Feedbackschleife; Sie können stolz sein, wenn es Ihnen gelingt, eine positive Entwicklung zu initiieren. Durch diese Beobachtung können Sie früher erkennen, daß ein Problem stärker wird, und etwas dagegen unternehmen. Das ist in jedem Fall von Vorteil, weil Sie aufgrund dessen weiter an der Verbesserung Ihrer Situation arbeiten können. Gewahrsein ist beim Genesungsprozeß sehr wichtig. Wie ein guter Freund ist es Ihnen gegenüber ehrlich, um Ihre Weiterentwicklung zu unterstützen.

Im folgenden werden verschiedene Arten beschrieben, auf die Sie Ihre aktuelle Situation kontrollieren können.

- *Elektronische Methoden:* Im Internet finden Sie Tageskalender und kostenlose Programme, mit deren Hilfe Sie bestimmte Verhaltensweisen verfolgen können. Außerdem können Sie einen entsprechenden Text oder eMail-Stichwörter formulieren und Ihre Aufzeichnungen auf Ihrem Smartphone oder Tablet speichern.
- *Benutzen eines Weckers:* Dies kann sehr nützlich sein. Nehmen Sie eine Küchenuhr oder den Wecker Ihres Handys zur Hilfe, um für eine begrenzte Zeitspanne strikt ein bestimmtes positives Verhalten zu praktizieren, beispielsweise eine halbe Stunde, eine Stunde oder zwei Stunden. Klingelt der Wecker, können Sie entscheiden, welches positive Verhalten Sie als nächstes praktizieren wollen, und den Wecker dann wieder auf eine bestimmte Zeit einstellen.
- *Benutzen eines Kalenders:* Dokumentieren Sie in einem ganz normalen gedruckten Kalender entweder laufend (was am besten ist) oder jeweils abends Ihr positives und schädigendes Verhalten.

Erfolgsstrategien

Sie können Ihr Vorhaben mit verschiedenen Mitteln unterstützen. Je stärker Sie sich engagieren, um so schneller nähern Sie sich der vollständigen Genesung.

✧ Markieren Sie mindestens fünf der im folgenden beschriebenen Methoden, die Sie dann ausprobieren sollen.

- ☐ ***Kreieren Sie ein* Warum*, und es führt Sie zum* Wie.** Arbeiten Sie auf Ihre Genesung hin, weil Sie genug gelitten haben. Tun Sie es, weil Sie dadurch Ihren Kindern ihre Mutter oder ihren Vater zurückgeben.

- ☐ ***Es soll Ihnen Freude machen.*** Gehen Sie spielerisch an die Arbeit heran: Füllen Sie einen kleinen Behälter mit Zetteln, auf denen Sie jeweils ein positives Verhalten notiert haben. Ziehen Sie einen dieser Zettel aus dem Behälter, führen Sie das Verhalten, das darauf notiert ist, aus, ziehen Sie anschließend erneut einen Zettel, und verfahren Sie damit ebenso usw. Sie können auch eine elektronische Version dieses Spiels entwickeln, indem Sie im Internet nach einem kostenlosen *variablen Zufallsgenerator* suchen (einfach diesen Begriff eingeben). Sie können aber auch eine Liste positiver Verhaltensweisen zusammenstellen und dann, wenn die Zeit gekommen ist, eine dieser Verhaltensweisen auszuwählen, blind mit einem Finger irgendwo auf die Liste tippen, dann die Augen öffnen und das Verhalten, auf das Ihr Finger zeigt, praktizieren. Tragen Sie die Liste ständig bei sich, oder speichern Sie sie auf Ihrem Handy, damit Sie sie jederzeit benutzen können, wenn Sie sich von schädigendem Verhalten fernhalten wollen.

- ☐ ***Hüten Sie sich vor der Alles-oder-nichts-Falle.*** Wenn es um Suchtprobleme geht, wird dies *Abstinenzverletzungseffekt* genannt: Wenn ein Ausrutscher Sie einmal zurück in die Sucht führt, denken Sie: »Nachdem ich jetzt sowieso schon gegen meinen Plan verstoßen habe, kann ich auch weiter trinken.« Um dieser Tendenz etwas entgegenzusetzen, können Sie sich vorstellen, daß Sie es mit einem Spektrum, einem stufenlosen Übergang, nicht mit einem Kippschalter (»Alles oder nichts«) zu tun haben. Sie müssen damit ähnlich umgehen, wie Sie sich auf einer Skipiste verhalten: Sie müssen lernen, Ihr Tempo zu verringern und sogar zu stoppen, statt zuzulassen, daß Sie bis ganz unten, in den vollständigen Rückfall, durchsausen.

- ☐ ***Sprechen Sie mit Menschen, die Ihnen den Erfolg wünschen.*** Je mehr Sie mit anderen über Ihren Plan reden, um so wahrscheinlicher bleiben Sie dabei. Sprechen Sie mit Menschen, die Ihnen Erfolg wünschen. Natürlich werden Sie auch auf einige treffen, die sich durch Ihr Vorhaben bedroht fühlen oder die Ihre Bestrebungen zu unterminieren versuchen, wenn sie Ihre Fortschritte miterleben.

- ☐ ***Wie lange? Jeweils mindestens eine halbe Stunde.*** Diese Zeitspanne ist erforderlich, um die meisten Begierden zu verringern. Arbeiten Sie sich von einer halben Stunde zur nächsten vor. Mit jedem halbstündigen Erfolg kommen Sie dem endgültigen Wandel ein Stückchen näher.

- ☐ ***Vergessen Sie nicht: Es geht um Fortschritt, nicht um Perfektion.*** Viele Menschen mit sucht- und traumabedingten Problemen verfallen in Selbstekel, wenn sie ihre Ziele nicht erreichen. Geben Sie einfach nicht auf, und wenn Sie einmal einen Fehler machen, dann stürzen Sie sich wieder ins Gefecht, und starten Sie einen neuen Versuch.

- ☐ ***Sie sollten wissen, was Sie erwarten können.*** Wahrscheinlich werden Sie schon früh Begierden verspüren und mit inneren Konflikten konfrontiert werden (mit dem »Engel/Teufel« auf Ihrer Schulter). Außerdem könnten Sie sich sehr leicht getriggert fühlen. Ein Sonnenuntergang kann Sie an das Trinken erinnern und ein Computer an Ihre Gewohnheit, sich Pornofilme anzuschauen. Machen Sie sich klar, daß es für Sie ganz bestimmt leichter wird, wenn Sie sich an Ihrem Plan orientieren. Hören Sie sich die Berichte von Menschen an, denen es gelungen ist zu genesen. Irgendwann lassen die Begierden, die inneren Konflikte und die Wirkung der Trigger ganz sicher nach.

- ☐ ***Denken Sie über die Teilnahme an einem Behandlungsprogramm nach.*** Wenn Sie intensiv Drogen konsumiert haben oder wenn Sie sich beim besten Willen nicht in der Lage fühlen, den Konsum zu reduzieren, sollten Sie in eine Behandlung einwilligen. Das kann in Form einer Einzeltherapie, einer Selbsthilfegruppe, einer ärztlichen Betreuung, einer Sucht-Reha oder einer stationären psychiatrischen Behandlung geschehen. Versuchen Sie nicht, um jeden Preis allein zurechtzukommen. Welche Möglichkeiten Sie haben, können Sie in den Kapiteln 7 (»Lauschen Sie Ihrem Verhalten«), 9 (»Finden Sie Ihren Weg«) und 33 (»Zwei Arten von Beratung bei Traumata«) nachlesen.

- ☐ ***Geben Sie Ihrem Plan einen Namen.*** Beispiele sind: »Hier bin ich«-Plan, Richtungswechsel-Tagebuch, Genesungskalender oder was auch immer Ihnen sonst gefällt.

- ☐ ***Entfernen Sie die Versuchung.*** Schützen Sie sich vor Triggern. Ihr Gehirn gleicht einem Hund, der nach einem Knochen springt, wenn Sie beispielsweise durch einen Spirituosenladen oder ein Spielcasino an ein schädigendes Verhalten erinnert werden. Die Anonymen Alkoholiker empfehlen, den Umgang mit Menschen, Orten und Dingen zu verändern. Beispielsweise könnten Sie sich einen anderen Weg zur Arbeit überlegen, um einen Spirituosenladen zu umgehen. Füllen Sie für ein Spielcasino einen sogenannten *Selbstausschlußantrag* aus, ein Formular, in dem Sie das Personal beauftragen, Sie nicht ins Gebäude zu lassen. Hindern Sie sich so oder ähnlich am Kontakt mit für Sie relevanten Triggern.

- ☐ ***Machen Sie sichtbar, was Sie vorhaben.*** Nutzen Sie jede sich bietende Möglichkeit, um Ihren Plan ständig vor Augen zu behalten. Führen Sie eine Kopie davon in Ihrem Portemonnaie bei sich, damit Sie ihn sehen, wenn Sie Geld hervorholen wollen. Speichern Sie den Plan außerdem auf Ihrem Handy. Versehen Sie Ihren Kalender mit einer Markierung, die Sie täglich an Ihren Plan erinnert. Geben Sie einem Menschen, dem Sie wichtig sind, eine Kopie davon, und sprechen Sie mit ihm jede Woche über Ihre Fortschritte.

- ☐ ***Ignorieren Sie momentan, wie Sie sich fühlen.*** Vielleicht fühlen Sie sich versucht zu sagen: »Es ist zu hart für mich«, »Ich bin zu deprimiert, um das tun zu können« oder: »Ich bin völlig abgestumpft, und mir ist ganz egal, ob das noch etwas wird.« Bei Ihrem Genesungsplan geht es aber nicht um Ihre momentanen Gefühle. Es ist ein sehr einfacher und doch eleganter Plan: Ersetze schädigendes Verhalten immer wieder durch positives Verhalten, bis du es in deinen Knochen spürst und diese Gegenreaktion zu einem instinktiven Vorgang wird. Du magst diesen Plan lieben, ihn hassen, ihm neutral gegenüberstehen, ihn fürchten, dich seinetwegen niedergeschlagen fühlen. Du kannst bezogen auf ihn alle möglichen Gefühle haben. Entscheidend ist, daß du ihn weiter verfolgst.

- ☐ ***Belohnen Sie sich.*** Gönnen Sie sich für jeden Tag oder jede Woche, an dem oder in der Sie Ihrem Plan folgen, eine nicht schädigende Belohnung. Sollten Sie Ihr Ziel nicht erreichen, so stellen Sie fest, was Sie besser machen könnten, und starten Sie morgen einen neuen Versuch mit neuen Bewältigungsansätzen.

- ☐ ***Tun Sie etwas, egal was.*** Tun Sie einfach *irgend etwas*, das für Sie nicht schädlich ist. Gehen Sie spazieren, oder fahren Sie irgendwohin, wenn Ihnen nichts anderes einfällt. Hören Sie Musik. Kochen Sie sich etwas. Es geht einfach darum, eine simple Sache nach der anderen zu tun.

- ☐ ***Lassen Sie sich nicht durch »vielleicht« verführen.*** Vielleicht bedeutet gewöhnlich nein. Also weder nein noch vielleicht. Einfach nur ja.

- ☐ ***Geben Sie dem Experiment dreißig Tage Zeit.*** Untersuchungen haben ergeben, daß es dreißig Tage dauert, bis sich eine neue Gewohnheit gefestigt hat. Bleiben Sie deshalb so lange dran.

- ☐ ***Nutzen Sie alle Bewältigungsfähigkeiten, über die Sie verfügen.*** Schauen Sie sich hierzu noch einmal die Kapitel 12 (»Sicheres Coping«) und 18 (»Einen ruhigen Ort schaffen: Die Fähigkeit, sich zu erden«) sowie andere Kapitel an, in denen Ideen für den Umgang mit schwierigen Situationen beschrieben werden.

- ☐ ***Jetzt – nicht später.*** Vielleicht geraten Sie in Versuchung zu sagen: »Ich werde morgen damit aufhören« oder: »Nur noch einmal.« Beginnen Sie jetzt, und nutzen Sie jede Chance, die sich Ihnen bietet. Ersetzen Sie Ihr schädigendes Verhalten durch positives Verhalten, immer und immer wieder.

✧ Können Sie sich selbst versprechen, daß Sie mindestens eine Woche lang versuchen werden, Ihren Plan auszuführen?

✧ Mit wem könnten Sie über Ihren Plan sprechen, einer Person, die Ihnen helfen kann, Ihr Vorhaben zu verwirklichen?

Stimmen Genesender

David – »Meine Handlungen lügen nie.«

»Mir gefällt dieses Kapitel sehr gut; es hilft mir, die Aufmerksamkeit zu fokussieren. Mein Verhalten ist das beste Barometer dafür, wie es mir geht. Manchmal ist mein Kopf wie eine weite, nebelverhangene Landschaft. Ich habe dann das Gefühl, daß ich nicht erkenne, wohin ich gehe, und daß sich direkt vor mir eine für mich unsichtbare potentielle Gefahr befindet. Indem ich verfolge, welche meiner Handlungen positiv und welche schädigend sind, entwickle ich eine Art Landkarte dessen, wo ich bin und wie es mir geht. Typisch für Sucht und PTBS ist das mit ihnen verbundene Lügengespinst, das es mir unmöglich macht, meinem Denken völlig zu vertrauen. Der Plan für die Entwicklung neuer Gewohnheiten hilft mir sehr effektiv, in die richtige Richtung zu gehen. Ich halte diesen Plan für sinnvoll. Wenn ich Drogen konsumiere, mir einen Pornofilm nach dem anderen anschaue, mir Schnittverletzungen zufüge oder mich überfresse und anschließend alles wieder auskotze, gleichzeitig aber verfolge, wann und wie intensiv ich das tue, erkenne ich nach kurzer Zeit Muster, die mir zeigen, wann ich die größten Probleme habe, und vielleicht finde ich so heraus, daß es mir schlechter geht, als mir bisher klar war. Wenn man high ist und manchmal sogar dissoziiert, kann man leicht den Überblick über die Folge der Ereignisse und den zeitlichen Ablauf des Geschehens verlieren. Alle relevanten Verhaltensweisen zu verfolgen – etwa wieviel Geld ich für Drogen, Essen, Pornos und Einkäufe ausgebe – ist sehr nützlich. Dabei bin ich selbst derjenige, der das Geschehen verfolgt; ich selbst stelle also die Tatsachen fest. Und gegen sich selbst Stellung zu beziehen ist schwer, obwohl ich genau das möglicherweise zu tun versuche. Auch positive Aktivitäten zu verfolgen ist nützlich. Ich sehe Zusammenhänge zwischen unzureichenden Ruhephasen, dem Überschlagen von Mahlzeiten und negativen Verhaltensweisen. Mir gefällt auch, daß dieses Kapitel dazu ermahnt, sich nicht wegen des eigenen Verhaltens zu verurteilen und keinen Druck auf sich selbst auszuüben, alles auf einmal zu verändern. Bevor ich mich verändern kann, muß ich herausfinden, was genau verändert werden muß und mit welchen Veränderungen ich beginnen sollte. Das Nützlichste an diesem Kapitel ist für mich, daß es mir hilft, genau festzustellen, wo ich *nicht* stehe, im Gegensatz dazu, wo ich zu stehen *glaube*. Mir fällt in diesem Zusammenhang das Gerätetauchen ein. Unter Wasser kann ein Taucher leicht die Orientierung verlieren, so daß er nicht mehr weiß, wo es aufwärts geht. Schwimmt er dann abwärts statt in Richtung Wasseroberfläche, kann er umkommen. Doch seine Luftblasen geleiten ihn zur Oberfläche – sie lügen nie. Mein Verhalten sagt mir genau, wie es mir geht; deshalb halte ich dieses Kapitel für sehr nützlich und den darin beschriebenen Ansatz für sehr logisch. Ich selbst sage vielleicht nicht immer die Wahrheit, aber meine Handlungen lügen nie.«

22 Jedes Kind ist ein Detektiv

Jede Familie ist ein Geheimnis,
jedes Kind ein Detektiv.
— Sharon O'Brien

Die Familiengeschichte ist einer der zuverlässigsten Prädiktoren sowohl für suchtbedingte als auch für traumabedingte Probleme. Wenn Verwandte von Ihnen an einer Sucht leiden, besteht auch bei Ihnen erhöhte Gefahr der Entstehung einer Sucht; und entsprechend können bei Ihnen auch mit höherer Wahrscheinlichkeit traumabedingte Probleme auftreten, wenn das schon bei Verwandten von Ihnen der Fall war. Dieses Phänomen wird *intergenerationell* genannt und kann sich auf ein Trauma ebenso wie auf eine Sucht beziehen; beide können über mehrere Generationen »vererbt« werden, wenn nicht die Genesung zur Priorität gemacht wird.

Sie können den Teufelskreis durchbrechen. Es handelt sich nicht um ein Skript, das automatisch aktiviert wird. Beispielsweise entwickeln nicht die meisten Kinder von Alkoholikern Suchtprobleme (bei nur ca. 36 Prozent ist dies der Fall); und auch nur ein kleinerer Teil der Menschen, die als Kinder mißbraucht oder mißhandelt wurden, mißbrauchen/mißhandeln ihre eigenen Kinder (ca. 30 Prozent).

Eine Möglichkeit, den Teufelskreis der intergenerationellen Prägung zu durchbrechen, besteht darin, sich der in der Kindheit und Jugend verinnerlichten Botschaften bewußt zu werden. Sie leben, was Sie gelernt haben, wobei Sie allerdings das meiste unbewußt und ohne daß jemals darüber gesprochen wurde, gelernt haben. Das Erlernte war ein unhinterfragter Bestandteil der Einflüsse, denen Sie ausgesetzt waren, während Sie aufwuchsen.

Botschaften, die im Falle einer Sucht eine Rolle spielen, sind:

- »Lebe für den heutigen Tag.«
- »Dein Geld ist dein Wert.«
- »Essen ist Liebe.«
- »Alkohol ist die beste Möglichkeit, sich zu entspannen.«

Botschaften, die bei einem Trauma eine Rolle spielen, sind:

- »Tu' so, als sei alles in bester Ordnung.«
- »Gewalt ist normal.«
- »Spüre nichts.«
- »Deine Bedürfnisse spielen keine Rolle.«

Solche Botschaften erzeugen ein starkes Kraftfeld in Ihrem Leben. Das Zitat am Anfang des Kapitels erfaßt sehr treffend, worum es hier geht: »Jede Familie ist ein Geheimnis, jedes Kind ein Detektiv.« Kinder finden sehr genau heraus, welche Regeln in ihrer Familie maßgeblich sind. Das müssen sie auch, um überleben zu können.

Für Sie geht es jetzt darum, den umfassenderen Kontext zu betrachten, der über Sie als Individuum hinausreicht – die Botschaften zu untersuchen, die Sie in Ihrer Kindheit und Jugend verinnerlicht haben und die erklären, weshalb Ihre Sucht- und Traumaprobleme so hartnäckig sind. Sie sind das Produkt vieler Einflüsse; dazu zählen diejenigen Ihrer Familie, Ihrer Freunde und Bekannten, Ihrer ethnischen Zugehörigkeit, Ihres Geschlechts, Ihrer Generation, der Medien, der Institutionen (z. B. Schulen, religiöser Gemeinschaften, des Militärs), Ihrer beruflichen Arbeit, der politischen Überzeugungen, mit denen Sie konfrontiert werden, Ihrer physischen Umgebung, der Musik, die Sie hören, und viele andere. Möglicherweise sind Sie sich nur einiger dieser Einflüsse bewußt. Gewöhnlich sind die Einflüsse am stärksten, die Sie nicht wahrnehmen. Es heißt, Kultur sei unbewußt. Manche Kulturen schätzen den persönlichen Ausdruck, andere die Konformität. Einige befürworten eine strenge Machtstruktur, andere Gleichheit. Manche fördern Suchtverhalten, andere versuchen es zu verhindern. Es gibt viele kulturspezifische Botschaften, die Sie verinnerlichen können.

✧ Identifizieren Sie eine wichtige *positive* Botschaft, die Sie in Ihrer Familie oder der Gemeinschaft, in der Sie leben, verinnerlicht haben, und eine verinnerlichte *schädigende* Botschaft.

Frühe soziale Botschaften werden zu einem Teil Ihres Seins. Dies sind die Bausteine des Bewußtseins. Sie schlagen sich in Ihren Entscheidungen nieder, in dem, was Sie schätzen, was Sie tolerieren, wen Sie mögen oder nicht mögen, wie Sie kommunizieren, und in vielen anderen Dingen. Sie können sich im Laufe der Zeit verändern, und möglicherweise sind Sie mit einigen dieser Botschaften weiter einverstanden und lehnen andere mittlerweile ab. Einige haben einen positiven Einfluß auf Sie, andere einen negativen und wieder andere einen neutralen. Botschaften können eine schädigende Wirkung entfalten, wenn sie starr oder extrem sind und es Ihnen unmöglich machen, sich auf verschiedene Situationen einzustellen. Flexibilität ist wichtig für das Überleben.

Außerdem kann die gleiche Botschaft eine unterschiedliche Wirkung haben, je nachdem, wer sie wie übermittelt. Die Botschaft »Essen ist Liebe« kann am Eßtisch einer Familie herzliche Verbundenheit fördern, kann aber in einem anderen Kontext zur Entstehung einer Eßstörung führen. Werden Sie sich dessen bewußt, welche Botschaften Sie verinnerlicht haben und wie diese Sie beeinflussen.

✶ Erforschen Sie ... *Wählen Sie die Botschaften aus, die Sie weiter beherzigen wollen.*

An welche Botschaften wollen Sie sich weiterhin halten? Welche werden Ihnen helfen, das Leben zu führen, das Sie sich wünschen?

Auf den nachfolgenden Seiten sind in der linken Spalte Botschaften aufgeführt, die größtenteils *schädlich* sind, in der rechten Spalte Botschaften, die man in der Regel als *positiv* bezeichnen kann. Dabei ist zu beachten, daß die Wirkung einer solchen Botschaft auch vom konkreten Kontext abhängt. Lesen Sie diese Botschaften also sorgfältig. Es gibt keine grundsätzlich richtigen oder falschen Antworten. Es geht um Gewahrsein.

Schritt 1: Die Botschaften, *die Sie als Kind verinnerlicht haben*

Markieren Sie in jeder Spalte die Botschaften, *mit denen Sie aufgewachsen sind.* Diese Botschaften konnten Sie nicht frei wählen; sie waren ein fester Bestandteil Ihrer Umgebung. Wahrscheinlich handelt es sich dabei um ein Gemisch aus positiven und schädigenden Botschaften.

Schritt 2: Die Botschaften, *an denen Sie sich in Ihrem Leben als Erwachsener orientieren wollen*

Gehen Sie anschließend die Tabelle noch einmal durch, und markieren Sie die Botschaften, *an denen Sie sich jetzt orientieren wollen*, mit einem Stern. Ganz gleich, was man Ihnen als Kind mit auf den Lebensweg gegeben hat, Sie können heute Botschaften wählen, die Sie im weiteren Verlauf Ihres Lebens beherzigen wollen.

Botschaften	
schädigende	***positive***
Vertraue niemandem.	Guten Menschen kann man vertrauen.
Essen ist Liebe.	Essen ist Essen.
Steck dir deine Gefühle sonstwo hin.	Schätze deine Gefühle.
Wenn du nichts Nettes sagen kannst, dann sag' besser nichts.	Man kann über alles reden, wenn man es freundlich anspricht.
Du wirst es zu nichts bringen.	Du kannst viel erreichen.
Suchtstoffe lösen Probleme.	Suchtstoffe ermöglichen keine echte Lösung.
Halte den Ball flach.	Bemühe dich zu erreichen, was du willst.
Dein Wert ist deine Arbeit.	Du bist auch unabhängig von dem, was du erreicht hast, von Wert.
Nimm, was andere dir geben.	Bitte um das, was du willst.
Es ist okay aufzugeben.	Gib nie auf.
Das Leben sollte leicht sein.	Das Leben ist ein Kampf; du mußt daran arbeiten.
Du bist weniger wichtig als andere.	Du bist ebenso wichtig wie andere.
Paß auf dich selbst auf.	Wir sitzen alle in einem Boot.
Kinder sollte man sehen, nicht hören.	Kinder sollten die Möglichkeit haben, sich auszudrücken.
Über Konflikte kann man nicht reden.	Über Konflikte kann man reden und sie lösen.
Andere Menschen haben ihr Leben auf der Reihe.	Jeder hat in seinem Leben zu kämpfen.
Dein Geld und dein Besitz zeigen, was du wert bist.	Du bist auch unabhängig von deinem Geld und deinem Besitz wertvoll.
Andere fühlen sich bedroht, wenn du mehr erreichst als sie.	Erreiche so viel, wie du kannst.
Wenn du süchtig bist, ist das deine eigene Schuld.	Eine Sucht ist eine Krankheit.

Botschaften

schädigende	*positive*
Du hast dir dein Trauma selbst zuzuschreiben.	Niemand entscheidet sich für eine Traumatisierung.
Das Leben ist einfach nur Streß.	Das Leben umfaßt auch Freude.
Macht hat recht.	Integrität ist entscheidend.
Die äußere Erscheinung ist alles.	Entscheidend ist, wer du bist.

Haben Sie noch irgendwelche anderen *positiven* Botschaften von Ihrer Familie übernommen? ____

____

____

Haben Sie noch irgendwelche anderen *schädigenden* Botschaften übernommen? ______

____

____

REFLEXIONEN ...

Weiten Sie Ihren Blick. Untersuchen Sie Ihre vielen frühen Einflüsse – Menschen, Medien, Gemeinschaften, die Kultur, in der Sie aufgewachsen sind, und die Geschichte Ihrer Familie.

Keine Beschämung, keine Beschuldigung. Registrieren Sie mit offenem Herzen, was Sie beeinflußt hat, damit Sie Ihrer jetzigen Situation gegenüber mehr Mitgefühl entwickeln können. Es geht nicht um Urteile, sondern um Einsicht.

Bedenken Sie, daß es viele Gründe für trauma- und suchtbasierte Probleme gibt. In diesem Kapitel geht es nur um den Aspekt der frühen sozialen Botschaften.

STIMMEN GENESENDER

Jade – »Die Botschaften waren so stark in die Geschichte unserer Familie eingebettet.«

»Ich wurde in meiner Kindheit und Jugend vernachlässigt. Deshalb habe ich die meisten Dinge gelernt, weil sie mir fehlten, nicht weil ich mit ihnen in Kontakt gekommen bin. Dieses Kapitel hat mir zu erkennen geholfen, daß ich ständig Botschaften verinnerlicht habe, obwohl niemand sich mit mir hingesetzt und mir diese Botschaften in Worten übermittelt hat. Weil ich so wenig mit den ›sehr erfolgreichen‹ Erwachsenen in meinem Leben interagiert habe, habe ich nicht gelernt, daß das Leben permanente Anstrengung erforderte. Ich griff zu Drogen, sobald ich in der Mitte meiner Schulzeit an sie herankam, weil ich tatsächlich glaubte, es stünde mir zu, mich permanent gut zu fühlen, und weil ich nicht wußte, wie mir das ohne diese Hilfsmittel möglich gewesen wäre. Die Drogen halfen mir tatsächlich, bis sie es natürlich irgendwann nicht mehr taten.

Ich bin in einer reichen Familie aufgewachsen, aber meine Eltern waren funktionierende Alkoholiker. Ich habe einige der Lektionen so gut gelernt, daß es mir heute schwerfällt, sie zu verändern, obwohl sie nicht besonders nützlich sind. Die wichtigste war: ›Vertraue niemandem‹. Ich hatte festgestellt, daß es nur darum ging, einen äußeren Anschein aufrechtzuerhalten, sich aber innerhalb oder außerhalb der Familie nie verletzlich zu zeigen. Das Ganze ähnelte einem Spiel oder einem Theaterstück, und es ging darum, möglichst gut zu spielen. Ich wußte nie, was ich mit – wie ich jetzt weiß – normalen kindlichen Gefühlen anfangen sollte: mit Furcht, Verwirrung, Scham und Unbehagen. Andere Botschaften helfen mir auch heute noch und verletzen mich gleichzeitig, weshalb es mir schwerfällt zu entscheiden, inwieweit ich mich davon lösen sollte. Beispiele hierfür sind: ›Du bist, was du erreichst‹ und: ›Konflikte sollte man vermeiden‹. Diese Botschaften haben mir in meinem Beruf zu Erfolg verholfen, aber der Entwicklung meiner Beziehungen geschadet.

Das Zitat am Anfang des Kapitels faßt zusammen, wie ich mich fühle. Tatsächlich waren die Botschaften, die ich verinnerlicht habe, so tief in die Geschichte meiner Familie eingebettet, daß ich erst das mittlere Alter erreichen mußte, um mir ihr Geheimnis zu erschließen.«

23 Wie man über einen Rückfall hinwegkommt

*Fail again. Fail better.**
— Samuel Beckett

Ein *Rückfall* beinhaltet, daß man nach einer Besserung der Situation einen Rückschlag erlebt. Eine Zeitlang ist es Ihnen gelungen, ein bestimmtes Verhalten einzuschränken, aber dann haben Sie wieder damit angefangen. Von Rückfällen spricht man meist in Zusammenhang mit einer Sucht, sie können aber bei jedem Verhalten, das verändert werden soll, eintreten – z. B. wenn Sie zu einem Partner, der Sie verletzt hat, zurückkehren, wenn es sich um ein heimliches Verhalten, das mit Scham behaftet ist, handelt, oder wenn jemand die Angewohnheit hat, andere anzubrüllen.

Der Begriff *Ausrutscher* bezeichnet einen weniger starken oder intensiven Rückschlag. Beispielsweise könnten Sie ein alkoholisches Getränk konsumiert, sich dann aber schnell gefangen haben und zur Abstinenz zurückgekehrt sein. Die folgenden Tipps helfen Ihnen sowohl bei Ausrutschern als auch bei Rückfällen.

Was Sie bei einem Rückfall in eine *Sucht* tun können

Die Zeit unmittelbar nach einem Rückfall ist sehr schwierig. Man kann dann leicht anfangen, mit sich selbst zu hadern und sich zu schelten. Dies wirkt oft so entmutigend, daß es zu einer Verstärkung des Suchtverhaltens führt. Probieren Sie einige der folgenden Empfehlungen aus, um sich wieder sicher fühlen zu können.

- *Falls Sie den Kampf verlieren, dann sorgen Sie dafür, daß Sie zumindest Lehren daraus ziehen.* Haben Sie durch den Rückfall etwas gelernt, das Ihnen in einer ähnlichen Situation helfen kann?
- *Identifizieren Sie Ihre unerfüllten Bedürfnisse.* Ein Rückfall zeigt an, daß Sie etwas wollten oder brauchten und nicht wußten, wie Sie sich dies anders erfüllen konnten. Vielleicht sehnten Sie sich nach Entspannung, Linderung, positiver Erregung, Verbundenheit mit anderen, Verständnis oder Selbstachtung? Achten Sie genau auf Ihre Bedürfnisse, und reagieren Sie auf eine nicht schädigende Weise darauf.

---

* Scheitere wieder, scheitere besser.

- *Konzentrieren Sie sich auf etwas, das sich gut entwickelt,* selbst wenn es nichts weiter ist als »Ich atme noch«. Verlassen Sie sich auf diese dünne Verbindung wie auf eine Rettungsleine. Wenn Sie noch leben, müssen Sie etwas richtig gemacht haben. Führen Sie eine Bestandsaufnahme dessen durch, was Sie noch haben, beispielsweise Freunde, Ihre Familie, einen Job.
- *Nutzen Sie Überlebensfertigkeiten.* Menschen, die in einer Wildnis überlebt haben (und wenn Sie einen Rückfall erleben befinden Sie sich in einer Wildnis), sagen, entscheidend sei, daß man ruhig bleibe, nicht den Kopf verliere, einen Plan entwickle und nicht die Hoffnung aufgebe, daß es einem gelingen werde, einen Weg aus der Wildnis zu finden.
- *Stillen Sie die Blutung.* Sorgen Sie dafür, daß der Rückfall möglichst kurz bleibt. Es verhält sich damit ähnlich wie mit einem Druckverband: Schnelle Erste Hilfe verhindert eine größere Schädigung. Auch bei einem Rückfall ist wichtig, wie schnell Sie die Situation in den Griff bekommen.
- *Sie müssen begreifen, daß ein Rückfall nicht einem Kippschalter, sondern eher einem Dimmer ähnelt.* Es passiert nicht alles in einem einzigen Augenblick (das wäre wie bei einem Kippschalter). Vielmehr handelt es sich um eine Reihe subtiler Anzeichen, deren Intensität allmählich stärker wird (wie bei einem Dimmer). Zu diesen Anzeichen zählen Streß, Langeweile, Gereiztheit, Anspannung, Launigkeit und körperliche Symptome wie Kopf- oder Bauchschmerzen. In der Welt der Alkoholiker steht das Kürzel »BUD« für die Entwicklung, die schließlich zu einem Rückfall führt (**B**uilding **U**p to a **D**rink). Achten Sie auf für Sie persönlich charakteristische Muster. Wenn Sie diese wahrnehmen, während sie sich entwickeln, können Sie besser darauf reagieren. Tun Sie in solchen Situation *irgend etwas anderes* – trainieren, spazierengehen, mit Ihrem Hund spielen, jemanden anrufen, einen Film anschauen usw.
- *Wiederholen Sie die Situation sofort noch einmal.* Stellen Sie sich die Szene lebhaft vor. Welche Bewältigungsfertigkeiten hätten Ihnen vor, während und nach dem Rückfall helfen können?
- *Handeln Sie mit sich selbst.* Zögern Sie Selbstbeschuldigungen eine Weile hinaus. Beschließen Sie, daß Sie sich, wenn es Ihnen gelingt, das schädigende Verhalten jetzt sofort zu stoppen und danach eine Stunde/einen Tag/eine Woche clean/trocken zu bleiben, während dieser Zeitspanne nicht hassen werden. So können Sie sich wieder auf das Handeln konzentrieren, statt wie gelähmt im Zustand der Selbstbeschuldigung zu verharren, der alles nur verschlimmert.
- *Rückfälle sind eine Tatsache.* Sie gehören bei den meisten Menschen mit sucht- und traumabasierten Problemen zum Genesungsprozeß. Irgendwann war dann ein Rückfall der letzte. Ihr momentaner Rückfall könnte auch bei Ihnen der letzte sein.

Was Sie bei einem Rückfall in *traumabedingte Probleme* tun können

Rückfälle in traumabedingte Probleme sind ebenso Realität wie Rückfälle in eine Sucht, und alle obigen Empfehlungen für den Umgang mit Rückfällen in eine Sucht sind auf Rückfälle in traumabedingte Probleme übertragbar. Allerdings können letztere subtiler sein. Möglicherweise können Sie in solchen Fällen kein klar definierbares Verhalten beobachten, etwa das Konsumieren eines Drinks oder einer Droge. Bei traumabedingten Problemen handelt es sich um einen Rückfall in ein »jüngeres Ich«, etwa in einen kindlichen Anteil, der aufgrund von Panik oder Furcht die Kontrolle übernimmt. Sie können aber auch in einen paranoideren Zustand zurückkehren. Oder Sie fühlen sich unfähig, sich auf angemessene Weise um sich selbst zu kümmern.

✧ Was sagt Ihnen das Zitat am Anfang dieses Kapitels?

✧ Welche der Empfehlungen, die in diesem Kapitel gegeben werden, könnten sich bei Ihnen persönlich als besonders wirksam erweisen?

Stimmen Genesender

Maggie – »Meine Bedürfnisse sind berechtigt.«

Maggie wurde als Kind vernachlässigt, körperlich mißhandelt und sexuell mißbraucht. Sie leidet unter chronischer Pankreatitis, weil sie seit ihrer Zeit als Teenager jahrelang viel Alkohol getrunken hat. »Jedesmal wenn ich wegen eines akuten Pankreatitis-Anfalls ins Krankenhaus muß, werde ich wieder zum Kind – zu einem kleinen Mädchen. Es ist, als befänden sich diese verzweifelten und verängstigten ›Kleinen‹, die sich anklammern, in mir. Ich bekomme dann Wutanfälle (weil ich nicht ins Krankenhaus will), werde ›zickig‹ und lasse meine Laune an meinem Mann aus. Ich denke dann daran, meinem Leben ein Ende zu setzen oder mir Schnittverletzungen zuzufügen (was ich manchmal tatsächlich tue), und ich gerate in Panik, weil ich fürchte, daß dies mein Ende ist. Mein Mann, gute Freunde und mein Therapeut versuchen in solchen Situationen, mich aus diesem Zustand zu befreien. Schließlich gelingt es mir, mich daran zu erinnern, daß ich schon oft im Krankenhaus war und mich danach jedesmal besser gefühlt habe und wieder nach Hause gehen konnte. Ich trage immer ein Bild von meinem Sohn bei mir, das mich daran erinnert, warum ich ins Krankenhaus gehen und mich um meinen Körper kümmern muß. Mir gefällt an diesem Kapitel, daß es mich ermutigt, das Bewußtsein dessen aufrechtzuerhalten, was ich in der Gegenwart denke, fühle und will. Ich muß mir vor Augen führen, daß meine Bedürfnisse berechtigt und authentisch sind, daß ich sie auf irgendeine Weise erfüllen oder zumindest versuchen kann, mitfühlend auf sie einzugehen. In meiner Kindheit sind meine Bedürfnisse nicht erfüllt worden; deshalb kann es leicht passieren, daß ich in eine jüngere Identität zurückkehre, in der ich brüllen muß, um gehört zu werden. Bei einem Rückfall in traumabedingte Probleme bin ich wieder das Kind, das ich einmal war. Ich glaube wirklich, daß ich lernen kann, mein Erwachsenen-Ich besser präsent zu halten. Es ist mir gelungen, die Alkoholabstinenz zu erreichen; darauf bin ich stolz. Jetzt arbeite ich intensiv an meinen traumabedingten Problemen.«

24 Die Verbindung sehen

Neugier vermag Furcht noch besser
zu bezwingen als Tapferkeit.
— James Stephens

Sind Trauma und Sucht in Ihrem Alltag eng miteinander verbunden? Dies zu sehen hilft Ihnen zu verstehen, warum Sie tun, was Sie tun. Neugier ermöglicht Ihnen den Blick unter die Oberfläche der anfänglichen Reaktionen und Frustrationen.

✶ Erforschen Sie … *Die Verbindung zwischen Sucht und Trauma in der Gegenwart*

Schritt 1. Wählen Sie ein Verhalten, das Sie zu häufig praktizieren, selbst wenn es sich dabei nach Ihrer Auffassung nicht um eine Sucht oder Abhängigkeit handelt.

Wenn Sie mehr als ein Verhalten dieser Art bei sich erkennen, dann wiederholen Sie die Übung später für die übrigen Verhaltensweisen.

Beispiele für Verhaltensweisen: Alkoholkonsum • Drogenkonsum • Einkaufen • Essen • Spielsucht • Geldausgeben • Arbeit • Körpertraining • Fernsehen • Computerspiele • Selbstschädigung • Sex • Internet • Sport oder Hobby • Pornographie

Warum praktizieren Sie ____?

Schritt 2. Prüfen Sie die in *Spalte 1* (siehe nächste Seite) angegebenen Gründe für das Verhalten, das Sie soeben angegeben haben.

Falls Alkohol für Sie ein Problem ist, benutzen Sie ihn dann, *um einschlafen zu können? Um sich zu betäuben? Um sich sexuell zu stimulieren?* Markieren Sie alle in Spalte 1 genannten Punkte, die auf Sie zutreffen.

Schritt 3. Schauen Sie nun in *Spalte 2* (siehe nächste Seite) nach, ob Sie Verbindungen zu Ihrem Trauma finden.

	SPALTE 1 um:	**SPALTE 2** *Beispiel für Traumabezug*
☐	schlafen zu können	*Schlafstörungen treten nach einem Trauma häufig auf.*
☐	Erinnerungen zu entfliehen	*Traumaerinnerungen können als zu schmerzhaft empfunden werden.*
☐	mich lebendiger zu fühlen	*Ein Trauma kann das Gefühl erzeugen, man sei »innerlich gestorben«.*
☐	sich sexuell angeregt zu fühlen	*wenn Sex triggernd oder beängstigend wirkt oder als langweilig empfunden wird*
☐	mich selbst zu verletzen oder zu bestrafen	*um ein Trauma zu reinszenieren*
☐	zu rebellieren	*gegen Menschen, die Macht über Sie haben*
☐	sich cool oder populär zu fühlen	*wenn Sie sich wie ein Outsider fühlen*
☐	Wut auszudrücken	*wenn die Rage sich nicht verflüchtigt*
☐	ein Gefühl vorzutäuschen	*um als normal zu erscheinen*
☐	zu anderen in Kontakt zu treten	*wenn Sie isoliert sind*
☐	Gefahr zu erleben	*weil Gefahr so vertraut ist*
☐	sich zu betäuben	*wenn es zu unangenehm ist zuzulassen, daß man etwas spürt*
☐	sich zu rächen	*an jemandem, der Sie verletzt hat*
☐	sich zu entspannen	*wenn Sie gestreßt oder verängstigt sind*
☐	die Vergangenheit zu vergessen	*wenn sie nicht verblassen will*
☐	Energie zu mobilisieren	*weil traumabasierte Probleme die Energie aufzehren*
☐	sich einem Partner nahe zu fühlen	*wenn echte Nähe fehlt*
☐	langsamen Suizid zu begehen	*wenn ein Trauma in Ihnen den Wunsch zu sterben weckt*
☐	Nervenkitzel zu suchen	*um als Ausgleich für unangenehme Erlebnisse positive Erregung zu erleben*
☐	Symptome zu reduzieren	*Albträume, Flashbacks, Anspannung, Wut*
☐	sich selbst zu belohnen	*als Ausgleich für das Ertragene*

SPALTE 1 um:	SPALTE 2 *Beispiel für Traumabezug*
☐ der Verzweiflung am Leben Ausdruck zu geben	*wenn sich alles einfach zu hart anfühlt*
☐ Intensität zu spüren	*wenn ein Trauma Sie gefühlstaub gemacht hat*
☐ sich gut zu fühlen	*zumindest eine Zeitlang*
☐ zu feiern	*um zur Abwechslung einmal Freude zu empfinden*
☐ seinen Spaß zu haben	*weil es nicht leicht ist, seinen Spaß zu haben*
☐ die Leere zu füllen	*wenn das Trauma eine Leere erzeugt hat*
☐ Trauer zu erleben	*wenn Sie nicht weinen können*
☐ sich mächtig zu fühlen	*weil das Trauma das Gefühl der Machtlosigkeit vermittelt*
☐ den Streß zu verringern	*wie bei der PTBS*
☐ Schmerz ertragen zu können	*wegen eines früheren oder aktuellen Traumas oder seiner Nachwirkungen*
☐ sich zu erinnern	*falls Sie bezüglich eines traumatischen Erlebnisses Erinnerungslücken haben*
☐ mehr zu empfinden	*wenn Sie sich abgetrennt oder taub fühlen*
☐ weniger zu empfinden	*wenn Sie von Gefühlen überwältigt werden*
☐ Einsicht zu erlangen	*um einen Ausweg zu finden, wenn Sie glauben, sich verirrt zu haben*
☐ mit Ihrer Situation fertig zu werden	*wenn sich jeder Tag wie ein Kampf anfühlt*
☐ in Ihrem Körper zu sein	*wenn Sie dissoziieren*
☐ jemanden zu imitieren	*weil Sie sich nicht ähnlich genug fühlen*
☐ sich zu beruhigen	*weil andere Sie nicht getröstet haben*
☐ von Ihrem Körper wegzukommen	*wenn Sie Ihren Körper nicht mögen*
☐ den Job erledigen zu können	*um zu überleben*
☐ weitere: ____________________	________________________________
☐ weitere: ____________________	________________________________

✧ Haben Sie neue Erkenntnisse gewonnen?

✧ Wie haben Sie sich bei dieser Übung gefühlt?

Dieses Kapitel verstärkt etwas, das Sie wahrscheinlich auf irgendeiner Ebene ohnehin wissen: Suchtverhalten ist eine kurzfristige Problemlösungsstrategie, deren Wirkung schnell nachläßt. Es kann ein Trauma nicht dauerhaft auflösen. Ehren Sie Ihre Bedürfnisse – falls Sie echte traumabedingte Probleme haben, brauchen Sie echte Hilfe. Das gleiche gilt für Sucht und Abhängigkeit.

✧ Was beinhaltet das Zitat am Anfang des Kapitels nach Ihrer Auffassung?

Stimmen Genesender

David – »Dies hilft mir, von meinen Selbstbeschuldigungen wegzukommen.«

»Ich habe viele Male versucht, meine Suchtprobleme und meine traumabedingten Probleme jeweils separat zu behandeln. Manchmal gelang es mir, meinen Zustand kurzfristig zu verbessern, aber ich habe diese Veränderungen zum Positiven nie länger aufrechterhalten können. Meine Rückfälle in den Drogenkonsum und in Traumareinszenierungen wurden nur noch schlimmer, bis ich meinen Alltag gar nicht mehr bewältigen konnte. Dieses Kapitel hat mir gezeigt, wie eng mein Trauma und meine Sucht miteinander verbunden waren. Ich mußte wirklich aufhören, Drogen zu konsumieren, weil die Drogen erschöpfende und gefährliche Traumareinszenierungen befeuerten; hingegen befeuerte mein Trauma die Überzeugung, ich sei wertlos und hätte es verdient, in meinem Leben Schlimmes zu erleben. Das Kapitel hat mir geholfen, von meiner Neigung zu Selbstbeschuldigungen Abstand zu nehmen und statt dessen Fertigkeiten zu entwickeln, die es mir ermöglichen, an beiden Bereichen gleichzeitig zu arbeiten. Ich kann mich nun voll und ganz meiner Genesung widmen.«

25 Üben

Das ganze Leben ist ein Experiment. Und je mehr man experimentiert, um so besser.
— RALPH WALDO EMERSON

Üben Sie sich darin, mit schwierigen Ereignissen fertig zu werden. Wählen Sie unter den in diesem Kapitel beschriebenen Szenarien einige aus, oder suchen Sie andere, die für Sie von Bedeutung sind. Gestalten Sie sie so real und lebendig wie möglich – vollziehen Sie jeden Schritt nach; und stellen Sie sich vor, was Sie denken, fühlen, sagen und tun würden.

Je mehr Sie üben, um so besser sind Sie darauf vorbereitet, mit allem, was Ihnen begegnet, fertig zu werden. Wie ein Golfer sich einen Schlag in Zeitlupe vorstellt, müssen Sie die konkreten Einzelheiten Ihrer Aktivität in Ihr Körpergedächtnis integrieren. Machen Sie das Coping zu Ihrem Sport – lassen Sie nicht zu, daß Trauma und Sucht gewinnen. Jedesmal wenn es Ihnen gelingt, mit einer schwierigen Situation gut fertig zu werden, stärken Sie Ihre Resilienz.

Wählen Sie stets Coping-Strategien, die weder Sie selbst noch jemand anderen verletzen. Entsprechende Ideen finden Sie in Kapitel 12, »Sicheres Coping«.

✶ Erforschen Sie ... *Wie würden Sie mit diesen Situationen fertig zu werden versuchen?*

- Ihr Arzt entdeckt eine Geschwulst, die histologisch untersucht werden muß.
- Ein Gericht weigert sich wegen Ihrer Sucht, Ihnen das Sorgerecht für Ihr Kind zuzusprechen.
- Ihr Vater macht Sie in Anwesenheit anderer schlecht.
- Ein Mann, mit dem Sie ausgehen, setzt Sie unter Druck, sich auf ungeschützten Sex mit ihm einzulassen.
- Sie sind Veteran und hören in einem Bus jemanden sagen, der Krieg, in dem Sie gekämpft haben, sei völlig sinnlos gewesen.

Dieses Kapitel wurde mit Genehmigung der Autorin aus dem Buch *Seeking Safety* von Lisa M. Najavits (Guilford Press 2002) adaptiert.

- Sie sind in jemanden verliebt, der Ihre Liebe nicht erwidert.
- Ein Polizist hält Sie wegen Geschwindigkeitsüberschreitung an und macht eine rassistische Bemerkung.
- Ihre Freunde sind zu einer Party eingeladen, Sie nicht.
- Sie finden heraus, daß Ihr Partner Sie betrügt.
- Jemand, der Sie überfallen hat, wird vor Gericht nicht schuldig gesprochen.
- Ihr Auto muß in die Werkstatt, und Sie bekommen anschließend eine Rechnung, die Sie nicht bezahlen können.
- Ein Zeitungsartikel, der Sie an Ihr Trauma erinnert, hat Sie getriggert.
- Ihr Mitbewohner kümmert sich nicht genug um den Haushalt.
- Ihr Kind erkrankt schwer.
- Sie haben das Geld für die Miete nicht, und Ihr Freund bietet Ihnen eine illegale Möglichkeit, an Geld zu kommen, an.
- Sie haben drei Pfund zugenommen, obwohl Sie sich große Mühe gegeben haben, eine Diät einzuhalten.
- Ihr Chef teilt Ihnen mit, daß Ihre Leistungen zu wünschen übrig lassen und Sie sich bessern müssen.
- Ihr Ex-Mann hat Sie schikaniert.
- Jemand hat Ihre Geldbörse gestohlen.
- Ein Kollege fordert Sie immer wieder auf, mit ihm zum Lunch zu gehen, und Sie wollen das nicht.
- Sie versuchen, sich den Alkoholkonsum abzugewöhnen, fallen aber immer wieder in die alte Gewohnheit zurück.
- Ein Freund von Ihnen ist ständig zu beschäftigt, um sich mit Ihnen zu treffen.
- Ihr Onkel, der Sie mißbraucht hat, wird an einem Familientreffen teilnehmen.
- Jemand schneidet Ihnen im Straßenverkehr den Weg ab und demoliert fast Ihr Auto.
- Thanksgiving-Day rückt näher, und Sie wissen nicht, wo Sie diesen Tag verbringen sollen.
- Ihre Psychopharmaka gehen zur Neige, und Ihr Arzt ist nicht erreichbar.
- Ihre Mutter sagt, sie glaube nicht, daß Sie sexuell mißbraucht worden seien.
- Ein guter Freund von Ihnen erzählt jemandem ein Geheimnis, das Sie ihm unter dem Siegel der Verschwiegenheit offenbart hatten.
- Sie erhalten eine Absage für ein Jobangebot, das Sie wirklich interessiert hätte.
- Weitere? ______________________________

  ____

  ____

Empfehlungen

Stellen Sie sich die Situation als Szene in einem Film vor. Beobachten Sie, wie Sie mit der Situation fertig werden, als wären Sie der Star in dem Film. Oder spielen Sie den Regisseur, der dem Schauspieler sagt, was er tun soll. Stellen Sie sich das wirklich vor.

Vergleichen Sie nicht schädigendes und schädigendes Coping. Wenn es um das Szenario »Ihr Arzt entdeckt eine Geschwulst, die histologisch untersucht werden muß« geht, was wäre dann *schädigendes Coping* (»High werden«, »In Panik geraten«, »Das Schlimmste annehmen«)? Versuchen Sie sich anschließend vorzustellen, wie Ihr nicht schädigendes Coping aussehen würde (»So viele Informationen wie möglich herausfinden«, »Mit einem Freund über die Situation reden«).

Beginnen Sie mit etwas Einfachem. Arbeiten Sie sich allmählich zu schwierigeren Szenarien vor. So erreichen Sie die Meisterschaft, so wie ein Musiker zunächst einfache Tonleitern üben muß und später komplizierte Stücke spielen kann.

Beschaffen Sie sich Feedback. Dies ist für jede Art von Üben wichtig – ob im sportlichen, musikalischen oder akademischen Bereich. Ein Coach gibt Ihnen realistisches Feedback und ermutigt Sie gleichzeitig. Suchen Sie sich Menschen, die Ihnen ehrliches Feedback darüber geben können, wie gut Sie mit Ihren Problemen fertig werden.

Denken Sie stets an das Endergebnis. Nichts – was auch immer geschieht – muß zu schädigendem Verhalten führen. Nicht schädigendes Coping ist immer möglich.

Die Arbeit sollte Ihnen Spaß machen. Suchen Sie sich einen Freund, mit dem Sie die Szenarien gemeinsam üben können.

Nehmen Sie sich genügend Zeit zum Üben. Das Erlernte verblaßt schnell, wenn man mit dem Üben aufhört. Üben Sie, während Sie gehen, kochen, die Wohnung reinigen, autofahren, sowie bei allen anderen Routinetätigkeiten im Laufe eines Tages.

✧ Wie könnte sich Ihr Leben durch das Üben von Coping-Fertigkeiten in einer Woche, einem Monat, einem Jahr verbessern?

Stimmen Genesender

Barbara – »Durch das Üben fördert man die Entstehung neuer Verbindungen im Gehirn.«

»Ich war fast mein ganzes Leben lang in Therapie und habe viel Traumaarbeit hinter mir. Aber ich glaube, ein wichtiger Teil meines Genesungsprozesses war das Üben. Ich spiele im Geist kleine Szenarien durch – wie ich etwas zu jemandem sagen könnte, wie ich etwas durchdenken oder wie ich eine Situation bewältigen könnte. Es ist wirklich so, wie es in diesem Kapitel beschrieben wird: wie wenn ein Sportler sich psychologisch auf einen Wettkampf vorbereitet. Er stellt sich die Wettkampfszene vor, jede Bewegung, die er ausführen wird, und wie er es schaffen kann, ruhig zu bleiben, wenn um ihn Chaos herrscht. Ich sage mir, es ist wie bei einem Muskel, der nur stark ist, wenn man ihn trainiert. Spielen bei Ihrem Trauma beispielsweise Schußgeräusche eine Rolle, und plötzlich hören Sie auf der Straße eine laute Explosion, haben Sie aus Sicht der Neurobiologie des Traumas nicht die geringste Chance, adäquat darauf zu reagieren, wenn Sie nicht vorher üben, sich in solch einer Situation angemessen zu verhalten. Durch das Üben fördert man die Entstehung neuer Verbindungen im Gehirn, und man entwickelt eine Alternative, statt in schädigende sucht- und traumabasierte Verhaltensweisen abzugleiten. Der neurobiologische Aspekt ist wirklich wichtig – er ist in Ihrem Körper aktiv, bis Sie diesem Trigger durch Ihr Training etwas Neutralisierendes entgegensetzen. Trauma und Sucht wirken als Trigger, und ich muß in diesem Fall doppelt wachsam sein und mich durch das Üben auf beide Triggerarten vorbereiten.«

26 Identität: Wie Sie sich selbst sehen

Alle wichtigen Schlachten finden im Selbst statt.
— Sheldon Kopp

Wer sind Sie?

In diesem Kapitel geht es um Identität. Wer sind Sie, und wie sehen Sie sich selbst? Es ist wichtig, an dieses zentrale Thema mitfühlend heranzugehen, wobei die Rolle, die Trauma und Sucht spielen, einbezogen werden sollte.

Arthur war von einem Nachbarn sexuell mißbraucht worden und hatte später ein Alkoholproblem entwickelt. Als er sich im Alter von 36 Jahren auf einen Entzug einließ, war sein Leben ein Chaos. Er stand kurz vor einer Scheidung und mußte aufgrund seiner Alkoholabhängigkeit seine Arbeit als Flugzeugpilot aufgeben. Er war ein freundlicher und umgänglicher Mensch, aber von dem, was in ihm vor sich ging, sehr abgeschnitten: »Eine Zeitlang fühlte ich mich sehr weit weg – als befände ich mich in einem großen Unterseeboot vor der Küste und versuchte, zum Ufer zu gelangen. Ich erlebte immer noch in Flashbacks den Mißbrauch durch den Nachbarn. Ich fragte mich: ›Habe ich mir das alles ausgedacht?‹ Ich fürchtete mich davor, mir selbst zu vertrauen. Eine Zeitlang fungierten meine eigenen Kinder für mich als Trigger. Ich versuchte, die Gedanken in Alkohol zu ertränken. Ich hatte das Gefühl, nichts führe zu etwas. Jetzt ist es viel besser. Ich empfinde es als merkwürdig, zu mir selbst in Kontakt zu treten und nicht auf der Hut zu sein. Es fühlt sich an, als sei ich ein Fremder.«

Die Identität ist unser mentales Modell von uns selbst. Sie ist unsere Antwort auf die Frage »Wer bin ich?« Es gibt keine einzig mögliche Antwort, und wie wir die Frage beantworten, sagt viel darüber aus, wer wir sind. Ein Beispiel: »Ich bin 23 Jahre alt und noch in der Schule. Ich bin freundlich und aufgeschlossen, komme anderen Menschen aber nicht nahe. Ich bin in Chicago aufgewachsen, habe aber auch vier Jahre in Austin gelebt. Ich bin Amerikaner in erster Generation. Ich bin klug und attraktiv und lese gern Romane. ...« oder: »Ich bin College-Abbrecher und arbeite als Korrekturleser. Es macht Freude, mit mir zusammen zu sein, wenn ich nicht gerade depressiv bin. Ich schaffe es nicht, eine Arbeitsstelle oder eine Beziehung länger zu behalten. Ich bin wirklich ziemlich verkorkst. ...«

Wer wir sind, ist ein Kaleidoskop aus Alter und Geschlecht, Nationalität, Religion, Ethnizität und sozialer Klasse, unseres Temperaments, unserer Beziehungen und dessen, wie wir unsere Zeit verbringen, wo wir leben, was wir schätzen, was wir durchgemacht haben usw. Unsere Identität reicht bis ins Zentrum dessen, was wir erlebt haben.

> Die Identität umfaßt nicht nur unsere edlen Merkmale oder unsere guten Taten oder die tapfere Miene, die wir aufsetzen, um unsere Verwirrung und Komplexität zu verbergen. Unsere Identität hat … ebensoviel mit unseren Schattenseiten und Grenzen, unseren Verletzungen und Ängsten zu tun wie mit unseren Stärken und Potentialen. Unsere Identität [ist der Ort,] … wo all die Kräfte, die mein Leben ausmachen, im Mysterium des Selbst zusammenkommen: meine genetische Beschaffenheit, die Natur des Mannes und der Frau, denen ich mein Leben zu verdanken habe, die Kultur, in der ich aufgewachsen bin, die Menschen, die mich versorgt haben, und die Menschen, die mir geschadet haben, das Gute und das Böse, das ich anderen und mir selbst zugefügt habe, das Erlebnis von Liebe und Leiden – und viel, viel mehr. (Parker Palmer & Megan Scribner: *The Courage to Teach Guide for Reflection and Renewal)*

✧ Wenn es nicht darum ginge, jemanden zu beeindrucken oder eine bestimmte Wirkung hervorzurufen, wie würden Sie dann nur für sich selbst die Frage »Wer bist du?« beantworten?

✧ Wie würden Sie sich selbst anderen gegenüber beschreiben?

Wie Trauma und Sucht die Identität beeinflussen

Trauma und Sucht können ebenso Bestandteile Ihrer Identität sein wie andere Aspekte. Sie beeinflussen Sie auch dann, wenn Sie dies gar nicht möchten.

Wie Arthur es in seinem Bericht auf der vorigen Seite beschreibt, fühlen auch Sie sich möglicherweise abgeschnitten und sind sich nicht sicher, was Sie mögen und nicht mögen, was Sie fühlen und was für Sie wichtig ist. Insbesondere wenn ein Trauma oder eine Sucht bei Ihnen schon sehr früh entstanden ist, kann es sein, daß

Sie nie eine starke Identität entwickelt haben. Vielleicht hat man Ihnen nicht gestattet, Ihre eigene Sicht zu entwickeln. Vielleicht mußten Sie schnell erwachsen werden und Ihren eigenen Eltern oder jüngeren Geschwistern gegenüber Elternfunktionen erfüllen. Vielleicht sind Sie betäubt und abgeschnitten worden und spüren ganz generell nicht viel.

Sie könnten aber auch viele gegen Sie selbst gerichtete starke Gefühle haben: Selbsthaß und Selbstbeschuldigungen plagen Sie, und Sie können nichts richtig machen. Eine starke Stimme, die Sie ständig kritisiert, setzt Sie immer wieder herab, einfach weil Sie die Person sind, die Sie sind. Die Kehrseite dieser Dynamik ist, daß Sie diese negativen Gefühle auf andere richten, meist auf Menschen, die schwächer sind als Sie selbst, Menschen, die sich Ihnen gegenüber nicht wehren können, beispielsweise ein Kind und oder ein Partner.

Trauma und Sucht verändern unsere Identität manchmal von einem auf den nächsten Augenblick. Eine Schlacht in einem Krieg kann gesunde Menschen in Krüppel verwandeln; Autofahren unter dem Einfluß einer suchterzeugenden Substanz kann eine Gefängnisstrafe nach sich ziehen. Sie finden sich dann plötzlich in einer völlig neuen Welt wieder, in der Kliniken oder die Justiz die Hauptrolle spielen.

Ein weiteres Identitätsmuster besteht in der vollständigen Identifikation mit der Rolle des »Traumaopfers« oder des »Süchtigen«. Sie haben dann das Gefühl, daß Sie diese Rollen *sind*, statt daß es sich dabei um Probleme handelt, die Sie haben: »Ich *bin* ein Junkie« statt: »Ich bin jemand mit einem Heroinproblem.« Im anderen Extremfall können Sie zutreffende Aspekte Ihrer Identität negieren. Beispielsweise sagen Sie dann: »Mein Trauma war eigentlich nicht so schlimm«, obwohl Sie sich zu Hause isolieren, weil Sie sich davor fürchten auszugehen; oder: »Alle sagen, ich sei süchtig; aber das stimmt nicht.«

Ebenso häufig schwanken Menschen zwischen zwei Extrempositionen hin und her: »Mit mir ist alles bestens / ich stecke in der Klemme« – »Ich kann das wieder hinbekommen / Es hat überhaupt keinen Sinn, es auch nur zu versuchen« – »Ich hatte das nicht verdient / alles war meine Schuld«. Wenn Sie an Ihrer Genesung arbeiten, gelangen Sie zu einer umfassenderen Ganzheit – zu einer konsistenteren Sicht Ihrer selbst, einer Sicht, die mehr umfaßt als Trauma und Sucht.

Und schließlich sind Trauma und Sucht mit *Spaltungen* verbunden. Damit ist eine bruchstückhafte Identität gemeint, was bedeutet, daß Sie zu einem bestimmten Zeitpunkt nur einen Teil von sich selbst wahrnehmen. Ein klassisches Beispiel für Spaltungen in Verbindung mit einer Sucht wird in *Der seltsame Fall des Dr. Jekyll und Mr. Hyde* (eine berühmte Erzählung von Robert Louis Stevenson) beschrieben: Die eine Seite der Persönlichkeit möchte weiterhin Suchtstoffe konsumieren, die andere möchte sich davon befreien. Auch in Zusammenhang mit einem Trauma kann es zu Spaltungen kommen. Manchmal sind Menschen nur einer Seite von sich gewahr, beispielsweise einer jüngeren Seite oder einer wütenden Seite. Jeder Mensch hat Anteile, die er zu bestimmten Zeiten wahrnimmt, doch bei Vorliegen eines Traumas und/oder einer Sucht sind die Spaltungen gewöhnlich stärker und weniger bewußt und führen oft zu schädigendem Verhalten. Mit der Genesung kommt die Integration – ein ausgewogenes Gewahrsein aller Aspekte des Selbst und eine umfassendere Möglichkeit, auf sie Einfluß zu nehmen.

✧ Wie haben Trauma und Sucht Ihre Selbstsicht beeinflußt?

Nutzen Sie Ihre Identität, um Ihre Genesung zu fördern

Einige Aspekte der Identität stehen mehr oder weniger fest, beispielsweise das Alter, das Geschlecht und die Ethnizität. Andere sind deutlich formbarer. Beispielsweise sind Persönlichkeitszüge Bestandteile unserer Identität und können auf positive und schädigende Weise zum Ausdruck gelangen. Meist ist die schädigende Version zu extrem oder auf Ziele ausgerichtet, die es nicht wert sind, sie zu verfolgen.

Sie können Ihre Genesung fördern, indem Sie solche Aspekte Ihrer Identität einem positiven Ausdruck näherbringen.

schädigender Wesenszug	**positiver Wesenszug**
gefallsüchtig; zu sehr daran interessiert, wie andere ihn sehen	umgänglicher Mensch, der gut Kontakt aufnehmen kann und der andere schätzt
perfektionistisch, zwanghaft	auf Qualität fokussiert, detailverliebt
wenig Energie, faul	gelassen, unbekümmert, unkompliziert
kritisierend, verurteilend	berücksichtigt das Gesamtbild, beobachtet gut
impulsiv	spontan
manipulativ	fesselnd, bezaubernd, strategisch agierend
billig, zurückhaltend	unabhängig, schätzt Sicherheit
wütend, rachsüchtig	starke Energie, sensibel für Richtig und Falsch, starkes Gerechtigkeitsgefühl

Es geht hier nicht um bloße Umformulierungen – nicht darum, zu sagen, was schlecht ist, ist gut, oder darum, etwas Negatives als positiv hinzustellen. Es geht darum, zu akzeptieren, wer Sie sind, und die Züge, die für Sie charakteristisch sind, so zu nutzen, daß sie keine Probleme verursachen, sondern zu Ihrem Erfolg beitragen.

Beispiel Laura ist College-Studentin und sieht sich als »perfektionistisch und zwanghaft«, wenn sie unter Streß steht. Sie verbringt zuviel Zeit damit, sich wegen kleiner Dinge zu sorgen, und danach fühlt sie sich schlecht, weil sie ihre Arbeit nicht erledigt hat, was zur Folge hat, daß sie sich isoliert und sich überfrißt.

Wenn sie besser für sich selbst sorgen kann (indem sie Pausen einlegt, sich klare Ziele setzt, um ihre Arbeit gut machen zu können, für genügend Schlaf sorgt, Zeit in Gesellschaft verbringt, statt ständig allein zu sein), sieht sie sich als »auf Qualität fokussiert und detailorientiert«. Diese sind positive Eigenschaften, die ihr in der Schule zu Erfolg verhelfen. Sie ist zwar immer noch die, die sie nun einmal ist, aber dieser Teil ihrer Persönlichkeit beinhaltet eine positive im Gegensatz zu einer schädigenden Version, die sie bei Bedarf hervorholen kann. Es geht darum, bestimmte Aspekte der Identität so zu nutzen, daß Sie Ihre Situation verbessern, statt Sie in noch größere Schwierigkeiten zu bringen.

✧ Gibt es bei Ihnen eine persönliche Charakteristik, die Sie zu einer positiveren Version umformen können?

Wie sich Ihre Identität im Rahmen der Genesung verändert

Bei erfolgreichem Verlauf der Genesung lernen Sie, eine neue Geschichte darüber, wer Sie sind, zu erzählen. Sie werden zum Helden Ihrer Geschichte:

- vom Opfer zum Überlebenden
- vom Schweigenden zu dem, der seine eigene Stimme findet
- von jemandem, der sich machtlos fühlt, zu einem Menschen, der das Gefühl hat, die Kontrolle über sein Leben wiedererlangt zu haben
- vom Isolierten zum Verbundenen
- vom im Verborgenen Lebenden zum allgemein Bekannten
- vom Fragmentierten zum ganz Gewordenen

✧ Wie würden Sie es empfinden, wenn Sie Ihre Identität auf die beschriebenen Weisen verändern würden?

✧ Auf welche Aspekte Ihrer Identität sind Sie besonders stolz?

✧ Sehen Sie sich als den *Helden Ihrer Geschichte?* Wenn nicht, wie können Sie sich diese Perspektive erschließen?

STIMMEN GENESENDER

Sarah – »Nun ist meine Genesungsidentität ziemlich stark.«

Sarah ist seit Jahren von Kindheitstraumata, Substanzmißbrauch, Selbstschädigungen (durch Schnittverletzungen), einer Kaufsucht und Anorexie genesen. »Ich bin schon lange von meinem Trauma und meiner Sucht frei, arbeite aber noch immer an meiner *Identität.* Über einige andere Dinge, die in diesem Buch beschrieben werden, bin ich hinausgekommen, aber an der Identität arbeite ich immer noch sehr intensiv – das ist für mich eine ziemlich wichtige Sache. Zurückschauend kann ich sagen, daß ich es mit fünf größeren Identitäten versucht habe. Die erste, die eines ›religiösen katholischen Mädchens‹, entstand, als ich auf einer katholischen Schule in der vierten Klasse war. Ich nahm die Sache damals sehr ernst und stellte sogar selbst eine Hostie her, brachte sie zum Priester, ließ sie von ihm segnen, nahm sie dann wieder mit nach Hause und bewahrte sie in meinem Schrank auf. Einige Jahre lang war ich bezüglich des Katholizismus sehr engagiert, bis meine Familie beschloß, mich einem Exorzismus zu unterwerfen. Danach kehrte ich nie mehr zum Katholizismus zurück. Dann konsumierte ich ziemlich häufig Drogen. In dieser Phase hatte ich keine klare Identität, bis ich meine nächste, die eines ›atheistischen Cambridge-Bücherwurms‹, entwickelte. Das war eine sehr starke Identität, die bei den Leuten in Cambridge gut ankam. Anschließend wurde ich eine ›religiöse orthodoxe Jüdin‹ und dann eine ›Psychiatriepatientin‹. Ich ging als tüchtige Selbständige in die Klinik und kam völlig regrediert und mit einem Teddybären im Arm wieder heraus; das war in den 1990er Jahren. Nach dieser Phase verwandelte ich mich in eine Vorstadthausfrau. Das war für mich am härtesten; ich habe diese Identität am meisten gehaßt, aber es war die solideste. Die Frage nach meiner Identität geht mir Tag für Tag durch den Kopf. Ich spüre jetzt diese leise Stimme in mir, aber sie ist eben noch sehr schwach. Ich spüre sie beim Yoga und wenn ich sehr ruhig bin. Die meisten Menschen begründen ihre Identität in ihrer Kindheit; bei mir war das nicht so. Mein inneres Leben war eine Reaktion auf entsetzliche Ereignisse in meinem äußeren Leben – ich war ausschließlich mit meinem Überleben beschäftigt; für die Entwicklung einer verläßlichen Identität blieb mir keine Zeit und Energie. Ich wechselte von einer Sucht zur nächsten und betäubte mich völlig. Ich bin überzeugt, daß es mir hauptsächlich darum ging, von den Fragen über meine Identität wegzukommen. Wenn man sich mit dem konfrontiert, was im eigenen Inneren vor sich geht, ohne daß man etwas hat, womit man sich betäuben kann, ist das verdammt hart, bis man gelernt hat, wie man damit umgehen muß. Mein Geist versuchte ständig, Möglichkeiten zu fliehen zu finden, um sich nicht mit alldem auseinandersetzen zu müssen, was mich überflutete. Inzwischen ist meine Genesungsidentität ziemlich stark geworden. Sie ist zwar kein fester Zustand, und ich werde im Laufe eines Tages immer noch mit schwierigen Situationen konfrontiert; aber wenn das passiert, gelingt es mir meist, mich für die Genesungsidentität zu entscheiden, auch wenn das hart ist. Früher wurde ich bei einem Flashback in den Alkohol- oder Pillenkonsum oder in das Schneiden hineingezogen, weil ich etwas spüren wollte, das mir wie Behagen erschien. Heute habe ich andere Möglichkeiten, damit umzugehen, die verläßlicher und echter sind. Auf die Frage, die in diesem Kapitel gestellt wurde – ›Wo sind Sie?‹ –, antworte ich: ›Ich bin klein, aber sehr stark.‹ Ich gleiche einer kompakten Materiemasse mit viel Energie.«

27 Wahrnehmung: Wie andere Sie sehen

Wir alle neigen dazu, selbst zu glauben,
was die Welt über uns glaubt.
— George Eliot

Haben Sie massivere Befürchtungen in Bezug darauf, *wie andere Sie sehen*? Viele Menschen, die ein Trauma erlebt haben und/oder an einer Sucht leiden, sind direkt oder indirekt den negativen Wahrnehmungen anderer ausgesetzt. Dies kann in Form einer Bezeichnung wie »die verrückte Schwester«, »der Junkie«, »der Wutbolzen-Veteran« oder »das schwarze Schaf der Familie« zum Ausdruck kommen. Auch wenn Sie keinen entsprechenden Schimpfnamen erhalten haben, können Sie das Gefühl haben, als verdorben, schlecht, schwach oder gefährlich angesehen zu werden.

In einer unterstützenden Umgebung kann das gleiche in umgekehrter Richtung geschehen. Das Bild, das die Menschen in Ihrer Umgebung von Ihnen haben, ist dann eher positiv, und sie sehen Sie beispielsweise als »Spezialisten für knifflige Situationen«, »alte Seele«, »Kopf der Familie«, und Sie gelten als geschätztes Mitglied der betreffenden Gruppe, als guter Mensch.

Wahrscheinlich *projizieren* andere ein Gemisch aus positiven und negativen Bildern auf Sie – und alle diese Bilder stammen von diesen anderen.

Trauma, Sucht und soziale Wahrnehmung

Es ist schwierig genug, mit Trauma und Sucht umzugehen, aber wenn eine negative soziale Wahrnehmung dazukommt, wird es noch schwieriger.

Trauma und Sucht zählen zu den am stärksten stigmatisierenden emotionalen Problemen. Wenn Sie unter ihnen leiden, können Sie sich zurückgewiesen, beschuldigt oder zum Sündenbock gemacht fühlen. Es ist, als würden andere Menschen Sie nicht richtig sehen; sie sehen eine Karikatur, ein Schwarzweißbild von Ihnen bzw. von der Person, für die diese anderen Sie halten. Sie sind für diese Menschen ein Problem oder eine Peinlichkeit, und es ist Ihnen unmöglich, diese Wahrnehmung Ihrer Person zu erschüttern, wie auch immer Sie dies versuchen mögen.

Erving Goffman, ein Sozialpsychologe, beschreibt drei Kategorien von Menschen:

1. die *Stigmatisierten*,
2. die *Normalen*, die nicht stigmatisiert sind,
3. die *weisen Normalen*, die Stigmatisierte verstehen und akzeptieren: »Weise Personen sind [diejenigen,] vor denen das Individuum mit einem Fehler weder Scham zu fühlen noch Selbstkontrolle zu üben braucht, weil es weiß, daß es trotz seines Mangels als ein gewöhnlicher anderer gesehen wird.« (Goffman, *Stigma*, Suhrkamp 1967, S. 40)

In früheren Zeiten und in manchen Kulturen noch heute werden Menschen, die ein Trauma wie das einer Vergewaltigung erlitten haben, beschuldigt und fortan gemieden. Manchmal werden Traumatisierte sogar eher gefürchtet als unterstützt.

Auch Süchtige werden stigmatisiert. Sogar manche Ärzte und andere im Gesundheitsbereich Tätige und gelegentlich selbst andere Süchtige beurteilen Suchtkranke sehr negativ. Negative soziale Wahrnehmungen von Traumatisierten und Suchtkranken kommen in jeder sozialen Umgebung vor – am Arbeitsplatz, in der Schule, im Strafvollzug, im Gesundheitssystem und in Familien und Gemeinwesen. Sogar wenn Sie schon auf dem Weg zur Genesung sind, können Sie das Gefühl bekommen, daß man Ihnen wegen Ihrer Vergangenheit nie vergeben wird und Ihnen somit keine Chance auf einen Neubeginn einräumt.

Auch wenn einige Ihrer Mitmenschen an unfairen negativen Wahrnehmungen von Ihnen festhalten mögen, gibt es in der Welt ganz sicher auch Menschen, die das nicht tun. Es gibt liebevolle und kluge Menschen, denen klar ist, was Traumatisierungen und Suchterkrankungen mit sich bringen; man muß solche Menschen nur finden. Ebenso wichtig ist es, daß Sie Ihre Fähigkeit, sich auf die eigene Wahrheit zu verlassen, stärken – die Wahrheit dessen, wovon Sie wissen, daß es gut an Ihnen ist.

✧ Glauben Sie, daß andere Sie unfairerweise für verdorben (schlecht, schwach oder gefährlich) halten?

✧ Haben Sie das Gefühl, daß Sie »nichts richtig machen« können und daß einige Menschen Sie in einem negativen Licht sehen, ganz gleich, was Sie tun?

✧ Empfinden Sie die Art, wie andere Sie wahrnehmen, als schmerzhaft oder beunruhigend?

✧ Haben Sie Eigenschaften, die einige Menschen als positiv und andere als negativ deuten (z. B.. Sie sind sehr sensibel, und einige Menschen schätzen das, während andere es Ihnen vorhalten)?

»Die Herrschaft des Irrtums«

Abgesehen von Trauma und Sucht reagieren andere Menschen möglicherweise auch noch auf andere Eigenarten von Ihnen automatisch negativ, ohne Sie überhaupt zu kennen: eine Behinderung, Obdachlosigkeit, eine HIV-Infektion oder eine andere Krankheit, frühere Straftaten (auch wenn Sie Ihre Strafe abgesessen haben), psychische Krankheiten in Ihrer Familie, Ihre sexuelle Orientierung, Rasse, Geschlecht, Ethnizität oder Ihren Beruf (z. B. Sexarbeiter).

All dies wird zusammenfassend sehr treffend als »Herrschaft des Irrtums« (engl.: *reign of error*) bezeichnet, weil es eine starke Verzerrung der Realität beinhaltet. Mitglieder einer auf diese Weise entwerteten Gruppe werden als grundsätzlich alle gleich eingestuft. Es gibt keine Person mehr – nur eine Charakteristik von Ihnen oder einen Teil Ihrer Lebensgeschichte, den alle fürchten oder nicht mögen.

Dieses Phänomen existiert in jeder Gesellschaft und in der gesamten Menschheitsgeschichte. Eine Erklärung dafür läßt sich aus der Evolution herleiten: Menschen distanzieren sich von Mitmenschen, die sie als schwach ansehen, weil die Betreffenden ihnen als Gefahr für ihrer aller Überleben erscheinen. Außerdem tritt das Phänomen auf, wenn Menschen sich nicht mit ihren eigenen Schwächen abfinden können und deshalb andere angreifen.

Ein Beispiel

Angehörige des Militärs, die unter einer PTBS leiden, werden in vielerlei Hinsicht stigmatisiert. Während der Militärdienstzeit können sie als schwach angesehen werden, weil sie eine psychologische Beratung beanspruchen; sie wurden zur Härte gegen sich selbst trainiert. Nachdem sie das Militär verlassen haben, werden sie von der Öffentlichkeit manchmal als tickende Zeitbomben angesehen, als Menschen, die wahrscheinlich irgendwann irrsinnig gewalttätig werden. Leiden sie außerdem unter einer Sucht, verstärkt das ihr Stigma noch.

Arbeitgeber zögern aus solchen Gründen, Veteranen einzustellen. Tatsächlich fügen die meisten Veteranen niemandem körperlichen Schaden zu, und wenn sie gewalttätig werden, tun sie eher sich selbst etwas an (in Form von Suizid) als ihren Mitmenschen.

> C. J. Grisham verbrachte seine Dienstzeit als Sergeant der Armee im Irak. Infolge der Kämpfe, an denen er teilnahm, entwickelte er eine PTBS, unter anderem weil er einen Menschen hatte erschießen müssen, der von einem Gegner als Schutzschild benutzt worden war. Seine PTBS kam in Form von Flashbacks, einer Depression und suizidalen Empfindungen zum Ausdruck. »Eine Million Stimmen

in meinem Kopf sagten mir, ich sei es nicht wert, lebendig zu sein.« Wegen seiner Depression fühlte er sich schwach, und weil er überlebt hatte, während seine Freunde umgekommen waren, fühlte er sich egoistisch. Er litt unter starker Angst: »In Menschenmengen werde ich sehr nervös. … Bevor ich ein Gebäude betrete, schaffe ich mir rasch einen Überblick über alle Menschen in meiner Umgebung und registriere, wo Ausgänge sind, durch die ich das Gebäude verlassen kann. Ich setze mich grundsätzlich mit dem Rücken zur Wand, damit ich sofort sehe, wenn sich jemand mir nähert. Und wenn ich unerwartete und laute Geräusche höre, erschrecke ich und bekomme Angst. Ich werde aber nie gewalttätig und bedrohe auch nie jemanden.« (Charlotte Tucker: *The Nations Health. »U. S. veterans struggle with pain, stigma of posttraumatic stress«.)*

Wie Sie werden, wofür andere Sie halten

Einige Menschen absorbieren die negativen Wahrnehmungen anderer so gründlich, daß sie sich tatsächlich so verhalten, wie man es ihnen unterstellt hat. Dieses Phänomen wird unter anderem »sich selbst erfüllende Prophezeiung«, »Selbststigmatisierung« und »Inszenieren der Projektion« genannt. Es ist, als hätte jemand für Sie ein Skript entwickelt, das Sie dann ausführen – wobei das, was daraufhin geschieht, erschreckend real ist. Maxine Harris und Kollegen, die traumatisierte und gleichzeitig süchtige Frauen interviewten, beschreiben diesen Vorgang sehr prägnant:

»Einige Frauen erklärten, sie fühlten sich vom Gewicht früherer schädlicher Entscheidungen erdrückt. Den Konsum von Drogen und Alkohol assoziierten sie trotz der damit verbundenen eindeutig negativen Folgen auch mit einer gewissen Vertrautheit, die ihnen ein merkwürdiges Gefühl des Behagens vermittelte … der Konsum von Drogen war in ihren Familien akzeptiert und eine zu erwartende Lebensgewohnheit. Über die Hälfte der befragten Frauen berichtete, Verwandte von ihnen konsumierten nicht nur selbst Drogen, sondern verkauften diese auch, und die Familienvorstände erwarteten von den Töchtern, daß sie irgendwann selbst Drogen konsumieren und sich zu deren Finanzierung prostituieren würden. Einige Frauen berichteten sogar, ihre Mütter, Cousinen oder Tanten, die selbst schon der Drogensubkultur angehörten, hätten sie mit dem Drogenkonsum und der Prostitution bekannt gemacht. In solchen Familien wurde die Nachricht, jemand habe den Zustand der Abstinenz erreicht, mit Spott und Hohn aufgenommen. … Und schließlich berichteten einige der Frauen, sie seien nach der Drogenkultur selbst süchtig. Für sie hatten die mit einer Sucht verbundenen Aktivitäten einen eigenen Reiz.« (*Psychiatric Services. »Special section on relapse prevention«)*

Wenn Sie den negativen Erwartungen anderer entsprechend gelebt haben, fällt es Ihnen vermutlich schwer, sich in einem neuen Licht zu sehen, beispielsweise als »Ich bin ein guter Mensch«, »Ich kann etwas Wichtiges bewirken«, »Ich kann Erfolg haben«, »Ich kann ein guter Vater/eine gute Mutter sein«, »Ich kann positive Beziehungen aufbauen«. Aber Sie *können* neue Strategien erlernen, die Ihnen helfen, solchen positiven Identitäten gemäß zu leben.

Was Sie tun können

Negative Wahrnehmungen anderer können sich wie ein Kraftfeld von überwältigender Stärke anfühlen. Um dagegen ankämpfen zu können, brauchen Sie starke Mittel. Versuchen Sie es mit einer Kombination der im folgenden beschriebenen Möglichkeiten.

Distanz

Indem Sie zu Menschen, die negative Vorstellungsbilder auf Sie projizieren, auf Distanz gehen, können Sie sich den emotionalen Raum verschaffen, den Sie brauchen, um herauszufinden, wer Sie unabhängig von den Betreffenden wirklich sind. Sie können dies durch eine physische Distanz erreichen, indem Sie sich z. B. in eine Entzugsinstitution aufnehmen lassen oder umziehen oder durch psychische Distanz, indem Sie sich nicht auf Diskussionen einlassen, in denen es um das negative Bild anderer von Ihnen geht. Durch Distanz verschaffen Sie sich Zeit, in der Sie sich ändern können.

✧ Wäre es nützlich, zu Menschen, die Sie nicht verstehen, Abstand zu halten?

»In einem neuen Sandkasten spielen«

Suchen Sie sich Menschen, die in der Lage sind, Sie so zu sehen, wie Sie heute sind, frei von den Lasten der Vergangenheit. Solche Menschen können viel Positives bewirken, indem sie das Beste in Ihnen verstärken und die Zukunft, die Sie aufzubauen versuchen, würdigen.

✧ Wie können Sie Menschen finden, die Sie in einem neuen Licht zu sehen vermögen?

Achten Sie auf Merkmale, die gegensätzliche Bedeutungen haben können

Entwickeln Sie eine neue Sicht der Merkmale, die andere an Ihnen kritisiert haben. Sind Sie beispielsweise sehr sensibel, sehen einige Ihrer Mitmenschen dies als Schwäche an; man kann es aber auch als Fähigkeit zu besonderem Gewahrsein verstehen. Mehr über die verschiedenen Möglichkeiten der Sicht bestimmter Eigenschaften wird in Kapitel 26, »Identität: Wie Sie sich selbst sehen«, erläutert.

✧ Versuchen Sie, Ihre Eigenarten aus zwei gegensätzlichen Perspektiven zu betrachten.

Verstärken Sie eine neue Selbstwahrnehmung

Vergrößern Sie Ihre Basis, indem Sie sich eine neue Selbstsicht zu eigen machen. Es verhält sich damit wie mit einem Mantra oder der Endlosschleife eines Ton- oder Videobandes, das ständig wiederholt: »Ich kann mit allem, was auftaucht, fertig werden« oder: »Ich bin ein geduldiger Mensch, niemand, der brüllt.« Ausführlichere Informationen darüber, wie man ein solches Selbstbild festigen kann, finden Sie in Kapitel 31, »Ein heilendes Bild schaffen«.

✧ Welche neue Art der Selbstwahrnehmung würden Sie gern verstärken?

Entwickeln Sie einen Plan für den zweiten Akt

Entwickeln Sie eine klare Vorstellung von sich selbst in bestmöglicher Verfassung. Manchmal wird dies *zweiter Akt* genannt: Der erste Teil Ihres Lebens war der erste Akt, und Sie sollen nun als Schriftsteller und Regisseur den zweiten Akt, den nächsten Abschnitt Ihres Lebens, schaffen. Statt das Skript zu akzeptieren, das andere Ihnen gegeben haben, entwickeln Sie eine Vision dessen, was *Sie* wollen. Dies wird auch als *»sich neu erfinden«* bezeichnet. Dabei ist wichtig, daß Ihr neues Skript realistisch ist, denn nur dann können Sie es tatsächlich umsetzen.

✧ Wie lautet Ihr Plan für den zweiten Akt? Stellen Sie ihn sich vor, schreiben Sie ihn auf, zeichnen Sie ihn – was auch immer ihn zum Leben erweckt.

Leben Sie dem neuen Plan gemäß

Ein wichtiger Aspekt von Bemühungen, negative Wahrnehmungen Ihrer Person zu überwinden, besteht darin, tatsächlich anders zu *sein*. Worte allein reichen nicht – Ihr neues Bild muß durch Ihr Verhalten in der realen Welt sichtbar gemacht werden. Selbst wenn die anderen Menschen an ihrer Sichtweise festhalten sollten, üben Sie auf die beschriebene Weise, sich an Ihrer eigenen Wahrheit zu orientieren und nicht in Verhaltensweisen zurückzufallen, die beweisen würden, daß die anderen mit ihrer Sicht richtig liegen. Nutzen Sie alle Ihnen zur Verfügung stehenden Werkzeuge, um Ihre neue Identität zu erreichen und aufrechtzuerhalten.

✧ Wie werden Sie Ihrem neuen Plan gemäß leben? Wie werden sich Ihre neuen Handlungsweisen von den bisherigen unterscheiden?

Suchen Sie sich Vorbilder

Halten Sie nach Menschen Ausschau, die eine Stigmatisierung überwunden haben. Forschen Sie bei Bekannten sowie in Büchern und im Internet nach solchen Erlebnissen.

✧ Kennen Sie inspirierende Beispiele von Menschen, die sich selbst neu erfunden haben?

Tun Sie sich mit anderen zwecks Förderung der sozialen Gerechtigkeit zusammen

Denken Sie darüber nach, ob Sie sich als ehrenamtlicher Helfer einer Organisation, die Stigmatisierten hilft, anschließen wollen. So können Sie Ihre eigenen schwierigen Erlebnisse für einen positiven Zweck nutzen. Siehe hierzu Kapitel 34, »Was Verletzte zurückgeben können«.

✧ Würde es Ihnen helfen, mit anderen zusammen gegen Stigmatisierung zu kämpfen?

Stimmen Genesender

Gina – »Ich ermahne mich immer wieder, mich an die Wahrheit zu erinnern.«

Gina war emotional mißhandelt worden und hatte seit ihrer Teenagerzeit mit Eßsucht und Marihuana-Abhängigkeit gerungen. »Ich hatte immer das Gefühl, ich sei zu nichts gut und was auch immer ich täte, sei nie gut genug. Das hat man mir viele Male gesagt, und ich hatte das Gefühl, es sei unbestreitbar. Ich erinnere mich, daß mir schon sehr früh im Leben klar wurde, daß sich die Menschen in meiner Umgebung immer dann, wenn mir etwas wichtig war, darüber lustig machten oder es mir sogar wegnahmen. So mußte ich lernen, nichts wichtig zu nehmen; und eines Tages merkte ich, daß ich mich genauso negativ sah, wie meine Familie mich immer gesehen hatte. Ich war damals vierzehn Jahre alt. Das vorliegende Kapitel hilft mir, die genannten Dinge auf eine völlig neuartige Weise zu sehen. Aus meiner Gruppentherapie weiß ich, daß andere ganz ähnliches erlebt haben. Das hat mir sehr geholfen zu verstehen, daß ein Kind, das immer wieder hört, es tauge nichts, das irgendwann selbst glaubt – so wie es mir ergangen ist. Aber da mir nun klarer ist, wie dies vor sich geht, ermahne ich mich immer wieder, mich an die Wahrheit zu erinnern – daran, daß ich ein gutes Kind war und daß ich einige Dinge sehr gut gemacht habe.

Interessant fand ich, was in diesem Kapitel über die drei Arten von Menschen gesagt wird: ›die Normalen, die Stigmatisierten und die weisen Normalen‹. Diese Sicht hat mich davon abgebracht zu glauben, allein ich sei das Problem. Sogar als Erwachsene werde ich von meiner Familie weiter negativ gesehen – als ›die Verrückte, die nichts gut macht‹. Ich würde heute nichts anders machen als früher – was sicher einer der Gründe dafür ist, daß sie wegen mir so frustriert sind; sie wollen mich immer noch dazu bringen, ihre Sicht der Wirklichkeit zu übernehmen. Ich sehe die Dinge einfach anders als sie. Besonders gut hat mir in diesem Kapitel der Absatz darüber gefallen, daß einige Menschen uns als Karikatur, wie ein Schwarzweißbild oder als ›das Problem‹ sehen. Dong! Genau so fühlt es sich für mich an. Ich muß wohl noch lange an diesem Thema arbeiten, weil es mir so schwerfällt, an einer positiven Sicht meiner selbst festzuhalten. Ich habe zwar Fortschritte erzielt, aber ich verfalle immer noch zu leicht in harte einseitige Urteile über mich, die spiegeln, was andere in all den Jahren über mich gesagt haben. Wenn ich zunehme oder etwas verpfusche, beschimpfe ich mich selbst, und das treibt mich noch stärker in negatives Verhalten. Ich habe mir vorgenommen, an verschiedenen Aspekten dieses Kapitels zu arbeiten; besonders wichtig ist mir zu versuchen, mehr Umgang mit Menschen zu pflegen, die mich akzeptieren und mich in einem positiven Licht sehen.«

28 Die Entscheidung für die Entwicklung

Ich möchte Sie, so gut ich es kann, bitten, lieber Herr, Geduld zu haben gegen alles Ungelöste in Ihrem Herzen und zu versuchen, die Fragen selbst liebzuhaben wie verschlossene Stuben und wie Bücher, die in einer sehr fremden Sprache geschrieben sind. … Und es handelt sich darum, alles zu leben. Leben Sie jetzt die Fragen. Vielleicht leben Sie dann allmählich, ohne es zu merken, eines fernen Tages in die Antwort hinein.

— Rainer Maria Rilke, Briefe an einen jungen Dichter

Dieses Kapitel beschreibt, wie man lernt, das Leben zu studieren. Selbst wenn Sie kein guter Schüler waren und sich in der Schule nie besonders hervorgetan haben, können Sie ein überragender Student des Lebens werden. So wie die Natur immerfort wächst, während die Jahreszeiten wechseln, Geburten und Tode einander folgen und unablässig Erneuerung stattfindet, können auch Sie sich emotional permanent weiterentwickeln; und je stärker Ihre emotionale Entwicklung ist, um so erfolgreicher genesen Sie von Sucht und Trauma.

Emotionale Entwicklung basiert vor allem auf einer *Entscheidung*. Sie können sich so abgekämpft fühlen, daß Sie aufgeben. Ihr Fokus kann auf das rein physische Überleben, die nackte Existenz eingeengt sein. Vielleicht interessiert Sie dann gar nicht mehr, was geschieht. Sie stehen den Tag verschlossen und von allem abgeschnitten durch. Aber sogar Menschen mit einem schweren Trauma und einer starken Sucht haben sich in einem Augenblick der Inspiration oder auch tiefer Verzweiflung entschieden, sich weiterzuentwickeln. Dies bedeutet, daß sie ja zum Leben sagen, ja dazu, es einfach nur zu versuchen.

Der Musiker Pablo Casals war 95 Jahre alt, als ein Reporter ihn fragte: »Herr Casals, Sie sind jetzt 95 Jahre alt und der beste Cellist, der jemals gelebt hat. Warum üben Sie immer noch sechs Stunden täglich?« Casals antwortete: »Weil ich den Eindruck habe, daß ich Fortschritte mache.«

Was haben Sie gelernt?

Wenn Sie ein Trauma erlebt haben oder an einer Sucht erkrankt sind, haben Sie alle möglichen Lektionen gelernt, auch wenn Sie dies nicht bewußt registriert haben. Dabei ist es wichtig zu würdigen, daß Sie sich an Ihre Umgebung angepaßt haben. Sie haben Ihr Bestmögliches getan, um Ihr Überleben zu sichern. Aber vielleicht kennen Sie die englische Spruchweisheit »*What got you here won't get you there*« (»Was Sie hierher gebracht hat, damit kommen Sie nicht dorthin«). Jetzt geht es darum, etwas dazu zu lernen, das Ihre Genesung fördert.

Durch ein *Trauma* könnten Sie gelernt haben:

»Vertraue niemandem.« • »Tu' so, als sei nichts passiert.« • »Es ist am besten, nichts zu fühlen.« • »Du taugst nichts.« • »Man wird dich übers Ohr hauen.« • »Man darf nicht über die Wahrheit sprechen.« • »Niemand wird dich schützen.« • »Versuch es erst gar nicht.«

Durch eine *Sucht* könnten Sie gelernt haben:

»Mach' dir keine Gedanken darüber, was morgen ist.« • »So kannst du dem Schmerz entkommen.« • »Ich mag mich selbst mehr, wenn ich Drogen konsumiere.« • »Es hilft mir über schwierige Situationen hinweg.« • »Ich fühle mich anderen Menschen nur nahe, wenn ich Drogen konsumiere.« • »Nichts ist wichtig.« • »Ich kann Versprechen nicht halten.«

In einer *positiven Umgebung* lernen Menschen Lektionen wie:

»Halte dich von gefährlichen Menschen fern.« • »Sei du selbst.« • Konflikte kann man auch ohne Gewalt beilegen.« • »Wenn du danach Ausschau hältst, findest du Hilfe, die du nutzen kannst.« • »Du bist ein guter Mensch.« • »Du kannst Fortschritte erzielen, wenn du deinen Geist wirklich dafür einsetzt.« • »Jeder macht Fehler.« • »Sorge gut für deinen Körper.« • »Entwickle Vertrauen zu Menschen, bei denen du dich sicher fühlen kannst.«

✧ Markieren Sie unter den obigen Botschaften diejenigen, die Sie gelernt haben.

Neues zu lernen kann die Funktionsfähigkeit des Gehirns verbessern

Sucht und Trauma können abgesehen von dem unmittelbaren Leiden, das sie verursachen, auch das Lernen und die Funktionsfähigkeit des Gehirns beeinträchtigen. Beide können sich sowohl auf die Konzentrationsfähigkeit als auch auf die Erinnerung negativ auswirken und es Ihnen so erschweren, sich Informationen anzueignen. Auch das Urteilsvermögen und das abstrakte Denkvermögen können durch sie eingeschränkt werden, was zu impulsiven Entscheidungen verleiten kann, die sich längerfristig nicht positiv auswirken. Sucht und Trauma können auch Ihre Fähigkeit zu reagieren verändern, wobei sie das Reaktionsvermögen manchmal schwächen und in anderen Fällen Überreaktionen hervorrufen. Veränderungen im Gehirn finden gewöhnlich außerhalb des Bewußtseins statt.

Doch neu Erlerntes verändert die physische Struktur des Gehirns und kann neuen Untersuchungen zufolge in vielen Bereichen zu Besserungen führen.

✶ Erforschen Sie ... *Ermutigen Sie sich zur Weiterentwicklung*

Am schnellsten und besten genesen Menschen, die in der Lage sind, hinter dem, was sie früher gelernt haben, hervorzuschauen und sich zu fragen: »Ist mir dies jetzt noch von Nutzen?« und: »Wird es mir helfen zu genesen?«

In der Schule wurden Sie in Fächern wie Naturwissenschaften, Mathematik, Geschichte und Literatur unterrichtet. Nun haben Sie die Möglichkeit, selbst zu entscheiden, welche Themen für Sie wichtig sind.

Die nun folgende Übung umfaßt mehrere einfache Schritte, die Sie zur Weiterentwicklung ermutigen sollen. Später wird der gesamte Prozeß stärker automatisiert, und Sie werden ganz natürlich weiterlernen.

Frage 1: *Was wollen Sie lernen?*

Man kann *alles* lernen. Beispielsweise könnten Sie lernen wollen ...

- echte Freunde zu finden,
- mit Verlangen besser fertig zu werden,
- »nein« zu sagen, um sich selbst zu schützen,
- mit Menschen zurechtzukommen, die anders sind als Sie selbst,
- auf jemanden zu reagieren, der Sie herabsetzt,
- sich durch eine schwierige Situation zu manövrieren,

- sich zu beruhigen, wenn Sie aufgebracht sind,
- sich nur auf geschützten Sex einzulassen,
- eine Arbeit zu finden,
- neue Gewohnheiten zu entwickeln, beispielsweise gesunde Eßgewohnheiten und Körpertraining,
- Versprechen zu halten,
- für die eigene Sicherheit zu sorgen,
- sich zu organisieren,
- die eigene Motivation zu verstärken.

Da andere diese Dinge gelernt haben, können Sie es auch. Wahrscheinlich sind diese anderen in einer günstigeren Umgebung aufgewachsen und hatten deshalb einen bessern Start ins Leben. Doch die Essenz der Genesung ist, daß Sie jederzeit etwas Neues lernen und Ihrem Potential entsprechend leben können.

Führen Sie hier Dinge auf, die Sie lernen wollen. Wählen Sie dazu entweder Punkte aus der obigen Liste, oder denken Sie sich selbst Punkte aus.

____

____

____

____

____

____

Frage 2: *Wie lernen Sie am besten?*

Man hat viel darüber geforscht, wie Menschen lernen.

Ein Forschungsansatz konzentriert sich auf *Lernstile*, womit die verschiedenen Pfade des Lernens gemeint sind (visuelles, verbales, schriftliches und haptisches Lernen). Ein anderer Ansatz konzentriert sich auf den Gegensatz zwischen *individuellem* Lernen und Lernen *in einer Gruppe*. Ein weiterer Ansatz hat das sogenannte *Top-down*-Lernen (Lernen auf der Grundlage von Vernunftschlüssen) im Gegensatz zum *Bottom-up*-Lernen (Lernen durch Erfahrung) untersucht. Der Begriff der *multiplen Intelligenz* beinhaltet die Vorstellung, daß es verschiedene Arten von Intelligenz gibt, nämlich mathematische, sprachliche, soziale, musikalische und physische sowie *emotionale Intelligenz*, wobei es sich im letzten Fall um die Gabe handelt, sowohl die eigenen Gefühle als auch diejenigen anderer Menschen zu verstehen.

Bis die genannten Theorien verifiziert werden können, sind noch weitere Untersuchungen erforderlich, doch schon die bisher vorliegenden vermitteln einen Eindruck davon, daß es verschiedene Arten zu lernen gibt.

Sie können Ihr Lernen verbessern, indem Sie herausfinden, auf welche Art Sie persönlich am besten lernen. Experimentieren Sie mit so vielen der im folgenden aufgeführten Lernmethoden, wie Sie können:

- mit anderen reden
- Suchen im Internet (dazu können Sie alle in Zusammenhang mit Frage 1 aufgeführten Punkte benutzen, beispielsweise »echte Freunde finden« oder: »sich organisieren«).
- Lesen (Selbsthilfebücher usw.)
- Schreiben (versuchen Sie, über ein Thema, zu dem Sie etwas lernen wollen, Tagebuch zu führen).
- an einem Kurs teilnehmen oder sich einer Gruppe anschließen, um etwas zu lernen
- Videos anschauen (siehe hierzu Kapitel 6: »Die Welt ist Ihre Schule«).
- sich mit den in diesem Buch erwähnten Ressourcen beschäftigen

Das Ziel ist aktives Lernen – alles zu tun, was man kann, um sich durch Erlebnisse und Gespräche weiterzuentwickeln. Lernen ist ein aktiver, kein passiver Prozeß.

Wie lernen Sie am besten? Beschreiben Sie hier, wie Sie vorgehen wollen, um etwas über einen der Punkte zu Frage 1, die Sie ausgewählt haben, zu lernen.

____

____

____

____

____

____

Frage 3: *Was motiviert Sie zu lernen?*

Abgesehen davon, *was* Sie lernen und *wie* Sie lernen, sollten Sie darauf vorbereitet sein, daß beim Lernen Gefühle aufkommen können. Lernen kann Furcht und freudige Erregung hervorrufen, Sie können sich entweder wie ein Idiot oder besonders klug fühlen, und Sie können auch noch viele andere Gefühle erleben. Ich kann Ihnen versichern, daß all dies völlig normal ist.

Erhalten Sie Ihre Motivation, indem Sie …

- tun, was in Ihrer Macht steht, um voranzukommen, so langsam es auch gehen mag,
- sich das Feedback anderer über ihre Fortschritte im Bemühen um Lektionen anhören,
- sich um Lektionen bemühen, wo auch immer Sie diese bekommen können,
- mit sich selbst geduldig sind; denn niemand bekommt für seine Art zu leben glatte Einsen,
- Verwirrung und Ungewißheit ertragen,
- versuchen, das Lernen zumindest während eines Teils der Zeit zu genießen,
- akzeptieren, daß Lernen manchmal ein Kampf ist,
- sich selbst gegenüber mitfühlend sind, wenn die Dinge einmal nicht so gut laufen,
- sich aktiv bemühen, statt sich einfach dahintreiben zu lassen,
- sich um die Resultate kümmern,
- Ihr Herz für das, was Sie lernen, offen halten,
- Unbeholfenheit (Stolpern und die Fehlstarte) ertragen,
- wissen, daß es immer noch mehr zu lernen – und somit Grund zur Hoffnung – gibt.

Was motiviert Sie weiterzulernen? Wählen Sie Punkte aus der obigen Liste, und ergänzen Sie sie durch eigene Ideen ...

____

____

____

____

____

____

Das ganze Leben ist ein Experiment; entwickeln Sie sich durch immer neue Experimente jeden Tag weiter.

✧ Wie sehr engagieren Sie sich dafür, Neues zu lernen, gemessen auf einer von 0 (für »überhaupt nicht«) bis 10 (für »extrem stark«) reichenden Skala? Falls es eine niedrige Zahl ist, wie könnten Sie sie erhöhen?

✧ Welche Beispiele für das Erlernen neuer Dinge haben Ihnen bei der Genesung geholfen?

Stimmen Genesender

David – »Es ist okay, sich unwohl und unbehaglich zu fühlen.«

»Dies ist ein schwieriges Thema. Für mich geht es hier darum, Dinge zu tun, die mir ganz und gar nicht vertraut sind. Drogenkonsum und Traumareinszenierungen waren zwar schmerzhaft und destruktiv, gehörten für mich aber zur Normalität. Sie waren Bestandteile meiner Komfortzone. Nüchtern fühlte ich mich unwohl. Drogen und schädigende Verhaltensweisen waren mein Zuhause. Das Kapitel erinnert mich daran, daß Unbehagen zu empfinden und sich unwohl zu fühlen okay ist. Ich muß mich jeden Tag anspornen, etwas anders zu machen. Nüchtern trainiere ich gern; mir gefällt es, wie meine Muskeln allmählich stärker werden, wenn ich sie in einen Zustand versetze, in dem ich Unbehagen empfinde. Mit der emotionalen Weiterentwicklung verhält es sich wohl genauso. Die Drogen und das Trauma erfüllen mich mit Furcht, aber wenn ich mich dazu antreibe, Neues auszuprobieren, und es für mich okay ist zu versagen, verflüchtigt sich die Furcht allmählich, und ich werde stärker. Für mich sind die Schlüssel zum Lernen das Praktizieren von Mitgefühl, ein sanfter Umgang mit mir selbst und das Ausprobieren von etwas Neuem – etwas Kleinem, aber Neuem – jeden Tag. Ich habe festgestellt, daß mit der Zeit, zunehmender Erfahrung und Nüchternheit Klarheit kommt, außerdem ganz allmählich Weisheit und schließlich Demut. Mit der Genesung ist es so, daß ein Mensch, je länger er sich in diesem Prozeß befindet, er um so weniger Raum für negatives Verhalten hat. Ich sitze abends meist noch zu lange vor dem Fernseher und schaue mir auch weiter Pornos an – zwar nicht jeden Abend und, was die Pornos angeht, auch nicht mehr so wie früher – aber statt länger als acht Stunden pro Nacht zu schlafen, bringe ich es wegen meines Verhaltens höchstens auf sieben oder weniger Stunden. Am nächsten Tag komme ich zu spät zur Arbeit und habe auch nicht viel Lust, den Papierkram zu erledigen, mit dem ich mich eigentlich beschäftigen müßte. Was bedeutet dies nun? Daß ich ein Mensch bin und die Möglichkeit habe, mich weiterzuentwickeln. Ich trainiere regelmäßig, meditiere jeden Tag, ernähre mich gut, bete den ganzen Tag über, schlafe mehr als jemals vorher, habe regelmäßig Kontakt mit guten Freunden, tue mein Bestes, um meine Arbeit gut zu machen und Menschen zu helfen, die meinen Weg kreuzen – und bei alldem bin ich ziemlich unvollkommen.«

29 Dunkle Gefühle: Wut, Haß, Rache und Verbitterung

Gefühle haben ihre eigene Weisheit.
— Nancy McWilliams

Trauma und Sucht können dunkle Gefühle wie Rage, Haß, Verbitterung, Rachewünsche und Sadismus hervorrufen. Vielleicht bevorzugen Sie andere sprachliche Ausdrücke für diese Empfindungen – etwa grausam, monströs, häßlich, unversöhnlich, rachsüchtig, rasend, gehässig.

»Ich hätte nichts über Schmerz erfahren, ohne selbst Schmerz zufügen zu wollen. Ich hätte keine Folter ertragen, ohne auf Rache aus zu sein.« (Haing Ngor: *A Cambodian Odyssey*. Überlebender des Genozids in Kambodscha)

»Ich habe dies mit in die Heimat genommen. Ich verlor all meine Freunde, verprügelte meine Schwester, griff meinen Vater an. Ja, ich ging einfach auf jeden und auf alles los. Alle drei Tage explodierte ich total, verlor ohne jeden Grund den Verstand. Ich konnte ganz ruhig dasitzen, und dann platzte dieses Monster aus mir heraus mit einer Wut, die die meisten Leute veranlaßte, meine Nähe zu meiden. Es passierte also nicht nur drüben. Ich brachte es mit mir hierher.« (Jonathan Shay: *Achill in Vietnam*. Zeugnis eines Vietnamveteranen, S. 141)

- ✧ Erleben Sie starke Wutausbrüche?

- ✧ Haben Sie oft Rachegedanken?

- ✧ Hassen Sie Menschen, die glücklich wirken?

- ✧ Fühlen Sie sich in einem Zustand der Verbitterung gefangen?

✧ Würden Sie sich von solchen dunklen Gefühlen gern befreien, schaffen es aber nicht?

✧ Fordern diese Gefühle Ihrem Leben einen Tribut ab?

Jeder Mensch hat gelegentlich dunkle Gefühle, aber bei jemandem, der unter Trauma und Sucht leidet, können sie so stark und unkontrollierbar sein, daß sie sowohl den Betreffenden selbst als auch andere Menschen ängstigen. Vielleicht versuchen Sie, diese Gefühle zu unterdrücken, aber wenn sie dann doch durch etwas aktiviert werden, kommt es zu einer Gefühlsexplosion. Das kann bewirken, daß Sie sich in endlosen Rachegedanken ergehen. Vielleicht sind Sie auch wütend auf alles und jeden. Oder Sie schämen sich Ihrer dunklen Gefühle, halten es aber für unmöglich, etwas dagegen zu tun. Andere raten Ihnen vielleicht: »Hör' auf, darüber nachzudenken« oder erklären: »Ich will nichts darüber hören«, was bedeutet, daß die Betreffenden Sie mit den Vorgängen in Ihrem Inneren allein lassen. Sie können Ihre dunklen Gefühle sowohl auf sich selbst als auch auf andere Menschen richten.

Dunkle Gefühle haben eine magnetische Anziehungskraft. Und für einige sind sie mehr als nur eine Metapher; für diese repräsentieren sie einen realen dunklen Ort, wo die Gefühle entstanden sind – ein Gefängnis, einen Keller oder eine Crack-Bude. Dunkle Gefühle können äußerst lähmend wirken und Sie daran hindern, Ihren Weg fortzusetzen. Aber wenn man sie richtig versteht, kann man sie für die Heilung nutzen. Es sind wichtige Gefühle, denen man Aufmerksamkeit schenken sollte.

Die vielen Formen der Wut

Viele dunkle Gefühle wurzeln in Wut, die eine schädliche Form angenommen hat. Haß ist eine tiefer reichende, extremere Form von Wut. Verbitterung ist ein Gemisch aus Wut und Hilflosigkeit. Rage ist explosive Wut. Verachtung ist Wut, die in der Herabsetzung anderer Menschen ihren Ausdruck findet. Sadismus kann zeigen, daß Sie andere Menschen spüren lassen wollen, wie verletzt Sie sich fühlen. Der Begriff *Wut* wird in diesem Kapitel benutzt, weil er der Kern vieler anderer Gefühle ist; Sie können ihn aber durch ein anderes Wort ersetzen, das Ihnen als passender erscheint.

Ihre Gefühle haben einen Sinn

Wenn dunkle Gefühle auftauchen, hat das einen Grund. Vielleicht würden Sie diese Gefühle gern loswerden, als handelte es sich um einen Krebs, den man durch eine Operation beseitigen könnte; aber Wut ist an und für sich nicht schlecht. Sie ist ein unverzichtbarer Bestandteil der biologischen Beschaffenheit von Menschen und schützt sie in der Wildnis vor Raubtieren. Wut ist vergleichbar mit der Armee eines Landes, die zum Kampf gerufen wird, wenn eine Gefahr droht. Das Bestreben der Wut, Sie zu schützen, sollten Sie respektieren. Keine Wut empfinden zu können kann genauso hinderlich sein, wie zuviel Wut zu empfinden. Aber wenn Wut zu hartnäckig oder zu stark ist, ist sie ungesund.

> Steve sagte: »Mein Vater schlug mich, wenn er betrunken war. Mit fünfzehn Jahren beschloß ich, mich zu wehren. Ich wollte nicht gegen meinen eigenen Vater kämpfen, aber ich brauchte das Gefühl, daß er mit mir nicht machen konnte, was er wollte. Dies half mir zu überleben. Es hat mir aber auch erschwert, in engen Beziehungen zu leben, weil ich instinktiv zu kämpfen beginne, sobald ein Problem auftaucht – ich brülle dann oft und werde manchmal sogar handgreiflich, und darauf bin ich nicht stolz. Ich habe noch nicht herausgefunden, wie ich zurecht kommen kann, ohne zu kämpfen.«

✧ Wieviel Zeit ungefähr verbringen Sie an einem normalen Tag mit dunklen Gefühlen?

Über den Umgang mit dunklen Gefühlen

Grundsätzlich geht es darum, auf dunkle Gefühle zu *reagieren*. Dies bedeutet, daß Sie aktive Methoden benutzen müssen, um Ihre Beziehung zu ihnen zu transformieren; dadurch wird Ihre Besessenheit von Ihren dunklen Gefühlen verringert.

Auf dunkle Gefühle zu reagieren heißt nicht, in schädigende Extremformen von Aktivität zu verfallen – zu schwach oder zu stark darauf zu reagieren. »Zu schwach« beinhaltet in diesem Zusammenhang, daß Sie Ihre dunklen Gefühle ignorieren oder unterdrücken; sie brechen dann nämlich später irgendwie hervor, beispielsweise in Form eines Wutausbruchs oder indem Sie impulsiv entweder sich selbst oder andere Menschen verletzen. »Zu stark« bedeutet hier, daß Sie Ihre dunklen Gefühle ohne jeden Filter in voller Stärke zum Ausdruck kommen lassen – was zur

Folge haben kann, daß die Situation völlig außer Kontrolle gerät, und das ist sehr gefährlich.

Die Energie umlenken

Wenn Sie die in Ihren dunklen Gefühlen enthaltene Energie in Richtung Heilung lenken, können Sie zu positiveren emotionalen Zuständen gelangen.

> Michele schreibt: »Ich war wütend darauf, daß ich unter meiner PTBS litt. Und ich war wütend darauf, daß mein Trauma überhaupt entstanden war. Niemand hatte mich vor Schaden bewahrt; niemand hatte verhindern können, daß das Entsetzliche weiterhin geschah. … An schlechten Tagen kam zu meiner ohnehin tiefen Depression noch eine starke Dosis Wut, und dann – nehmt euch in Acht! Ich bot dann einen wirklich unvergeßlichen Anblick. Die depressive Wut, die ich normalerweise nach innen richtete, trat mit ungeheurer Kraft zutage und verschonte niemanden in meiner Umgebung. Diejenigen, die das traf, taten mir leid, insbesondere wenn es Mitglieder meiner Familie waren. Aber vor sieben Jahren beschloß ich am Neujahrsabend, diese Wutenergie fortan positiv zu nutzen: Ich wollte mich um Freude bemühen, und … es funktionierte! Die gesamte nervöse Wutenergie landete auf dem Tanzparkett und war damit aus meinem Körper. Ich wurde friedlicher und toleranter, war nicht mehr so wütend und, nun ja, glücklicher. Wenn wir auf andere wütend sind, … binden wir Zeit und Energie, die wir eigentlich für die Heilung brauchen. Nutzen wir diese Energie für uns selbst, kann uns das Linderung bringen; wir sollten sie also nicht einfach so weggeben.« (Michele Rosenthal: *PTSD & Anger, Part 1. When We Hate Happy People)*

✧ Wie können Sie Ihre Wutenergie umlenken?

Lassen Sie Trauer zu

Trauma und Sucht sind mit vielen Verlusten verbunden: dem Verlust von Hoffnung, Unschuld, Vertrauen, körperlicher Unversehrtheit, Geld, Beziehungen und Freiheit. Vielleicht können Sie sich nicht vorstellen, wie Sie diese Dinge betrauern könnten. Eine Überlebende von Kindesmißbrauch sagt: »Meine Eltern pflegten zu sagen: ›Geh schlafen; wenn du wieder aufwachst, sind deine Probleme verschwunden.‹« und Jonathan Shay schreibt in seinem Buch *Achill in Vietnam*, daß »Trauern gefürchtet, oberflächlich, fragmentiert und leidenschaftslos war, daß es verschoben, entwertet, minimiert, umgebogen und verachtet wurde« (S. 109). Unter den dunklen Gefühlen sind oft tiefe Verletzungen und starke Trauer verborgen. Diese tieferen Gefühle müssen Sie befreien, um Ihre Wut in eine weniger schädliche Form von Energie verwandeln zu können.

Werden Sie neugierig

Erforschen Sie Ihre Muster ...

- ☐ *Sind Sie* süchtig *nach Wut?* Wut kann genauso zu einer Abhängigkeit werden wie andere Gewohnheiten. Rachephantasien haben Suchtcharakter, wenn man von ihnen besessen ist und zuviel Zeit damit verbringt. Wenn Sie wutsüchtig sind, ist für Sie mit der Wut in der Regel ein gewisses Vergnügen verbunden; die Wut fühlt sich dann im betreffenden Moment gut, stark und rechtschaffen an.
- ☐ *Tritt Wut bei Ihnen in Zusammenhang mit Substanzkonsum oder Entzug auf?* Kokain, Metamphetamin und andere Drogen können starke Paranoia und Rage hervorrufen.
- ☐ *Hängt Ihre Wut mit einer psychischen Erkrankung zusammen?* Wut und Wutanfälle können durch Überaktivität der Schilddrüse, eine traumatische Gehirnverletzung, Demenz, Autismus und andere Störungen verursacht werden. Manchmal bleiben solche Erkrankungen jahrelang unerkannt.
- ☐ *Hat Ihre Wut etwas mit früh erlernten Botschaften zu tun?* Wut in sich hineinzufressen oder wegen Wut gedemütigt oder gar bestraft zu werden, kann sie verstärken, so wie Unkraut sich seinen Weg durch Beton bahnt.
- ☐ *Gehören Sie einer Subkultur an, die Wut besonders schätzt?* Beispielsweise leben Gangs von Gewalttätigkeit und Einschüchterung. Wenn Sie in solch einer Atmosphäre leben, werden diese Dinge für Sie zur Normalität.
- ☐ *Leiden Sie permanent unter starkem Streß?* Ein Wutausbruch kann ein Hilfeschrei oder eine Art des »Dampfablassens« sein, wenn Streß Überhand nimmt. Trauma und Sucht sind mit Streß verbunden, und häufig kommt bei den Betroffenen außerdem Streß infolge von Arbeitslosigkeit, einer Scheidung, Armut, Schikanierung, Diskriminierung und Verlust hinzu.
- ☐ *Ist Wut für Sie eine Art, sich Gehör zu verschaffen?* Wenn Sie sich von anderen nicht verstanden fühlen, kann Wut für Sie eine Art sein, sich Gehör zu verschaffen. Die Folge kann aber auch sein, daß die Betreffenden Ihnen noch weniger zuhören, weil sie Angst vor Ihnen bekommen.
- ☐ *Überfällt Ihre Wut Sie völlig überraschend?* Wut kann ohne jede Vorwarnung zum Ausdruck kommen. Beispielsweise greifen manche Veteranen ihre Partner im Schlaf an, ohne das jemals zu beabsichtigen.

- ☐ *Spiegeln Sie mit Ihrer Wut, was Ihnen selbst angetan wurde?* Ihre Ausbrüche von Haß und Rage können auch spiegeln, wie Sie selbst behandelt wurden.

Was auch immer die Gründe für Ihre dunklen Gefühle sein mögen, wenn Sie ihnen gegenüber neugierig bleiben, können Sie sich dadurch neue Arten, mit ihnen umzugehen, erschließen. Falls Ihre Wut Suchtcharakter hat, können Sie Strategien, die Sie in Zusammenhang mit der Arbeit an der Genesung von einer Sucht erlernt haben, auch auf die Wut anwenden. Ist Ihre Wut durch Streß bedingt, können Sie sich um bessere Möglichkeiten, mit dem Streß fertig zu werden, bemühen. Wird Ihre Wut durch eine physische Erkrankung verursacht, können Sie deswegen Hilfe suchen. Überfällt die Wut Sie überraschend, können Sie an der Stärkung Ihres Gewahrseins arbeiten. Und so weiter.

✧ Welche Arten von Wut liegen bei Ihnen vor?

Suchen Sie sich eine Mission, die größer ist als Ihre Wut

Menschen mit dunklen Gefühlen sind oft sehr idealistisch und schätzen Respekt und Fairneß. Trauma und Sucht zerstören diese Ideale, aber man kann sie neu beleben, indem man sich eine wichtige Mission zu eigen macht. Dies ist die Grundlage der Anonymen Alkoholiker, von *Mothers Against Drunk Driving*, der Frauenhäuser, die Frauen Schutz vor häuslicher Gewalt bieten, der Krisenprogramme für Vergewaltigte, der Programme für Obdachlose, und von gemeinnützigen Organisationen aller Art, die von Menschen geschaffen und unterstützt werden, die sich im Prozeß der Genesung von Traumata und Suchterkrankungen befinden. Wenn Sie ein Ziel verfolgen, das Ihnen als bedeutsam erscheint, schaffen Sie dadurch auch eine Distanz zwischen sich selbst und Ihren dunklen Gefühlen, was deren zu starken Einfluß auf Sie verringert. Sie verlieren den Gesamtzusammenhang aus den Augen, wenn Sie zu sehr in dunklen Gefühlen gefangen sind, und eine Mission, die Ihnen wichtig ist, kann Ihnen helfen, die Sicht auf das Ganze wiederzugewinnen. Mit der Frage, wie Sie anderen helfen und dadurch gleichzeitig Ihre eigene Genesung fördern können, beschäftigt sich Kapitel 34, »Was Verletzte zurückgeben können«, ausführlicher.

✧ Welches Ziel ist für Sie wichtiger als Ihre dunklen Gefühle?

Lernen Sie wie ein Sportler, sich flexibel zu verhalten

Wenn Sie in Gefühlen gefangen sind, müssen Sie Flexibilität entwickeln. Ein Sportler braucht viel Übung, Coaching und Training, um Flexibilität zu entwickeln. Sie müssen lernen, wie dunkle Gefühle sich aufbauen, wie Sie damit umgehen und sich daraus befreien können und wie Sie verhindern, daß Ihre Gefühle die Kontrolle übernehmen, wenn Sie mit anderen Menschen zusammen sind. Suchen Sie sich Menschen, die dazu in der Lage sind, und lernen Sie von ihnen. Lernen Sie unablässig neue, flexible Verhaltensweisen.

✧ Wie flexibel sind Sie im Umgang mit Ihren dunklen Gefühlen?

Schützen Sie andere vor Ihrer Rage

Dunkle Gefühle wie Rage können auf andere Menschen beängstigend wirken, insbesondere wenn diese Ihnen besonders nahe stehen. Sobald Sie sich in diesem Zustand befinden, sind Sie nicht mehr »Sie selbst« – Sie befinden sich dann im Wirkungsbereich eines primitiven Teils Ihres Gehirns, der eher einem wilden Tier als einem Menschen zuzuordnen ist. Vielleicht fühlen Sie sich im Recht, doch Ihre Wahrnehmung hat sich im Zustand der Wut so verengt, daß Sie nicht mehr vernünftig oder fair sein können; Sie sind dann einfach nicht mehr in der Lage, sich in eine andere Sichtweise hineinzuversetzen.

Versuchen Sie also, sich im ruhigen Zustand darauf vorzubereiten, was andere tun sollten, wenn die Wut von Ihnen Besitz ergreift. Das macht die Situation der Menschen in Ihrer Umgebung sicherer und trägt dazu bei, wichtige Beziehungen zu erhalten. Findet eine solche Vorbereitung der Umgebung nicht statt, kann es passieren, daß Ihre Mitmenschen in Deckung gehen, Sie zu besänftigen versuchen oder Sie angreifen und dadurch Ihre Wut noch stärker anfachen.

Sie können mit Menschen, die Ihnen nahestehen, ein Code-Wort oder einen Satz vereinbaren, der Ihnen ermöglicht, nötigenfalls auf Distanz zu gehen, beispielsweise: »Ich brauche jetzt ein wenig Zeit für mich« oder einfach nur ein Wort wie »sicher«. Sie können dann in einen anderen Raum gehen, das Haus verlassen, um irgendwo einen Kaffee zu trinken, oder einen anderen sicheren Ort aufsuchen. Andere Pläne können der Art der Beziehung angepaßt und Ihren persönlichen Verhaltensmustern entsprechend entwickelt werden. Sie können auch eine Zeitspanne vereinbaren, in der Sie über Ihre Gefühle reden (aber nicht brüllen) und nach deren Ablauf Sie schweigen; dies verhindert das endlose Wiederholen von Beschwerden, das dunkle

Gefühle verstärkt, statt sie abzubauen. Eine weitere Möglichkeit ist, gemeinsam einige leichte, beruhigende gemeinsame Aktivitäten vorzubereiten, beispielsweise in Form des gemeinsamen Anschauens einer Fernsehsendung oder eines Spaziergangs ohne jede Diskussion über den Gegenstand Ihrer Wut, bis sich Ihre Gefühle beruhigt haben. Auch mit einem Paar- oder Familientherapeuten zu arbeiten kann in solchen Fällen nützlich sein.

✧ Könnten Sie einige der in diesem Abschnitt beschriebenen Ideen ausprobieren?

Lernen Sie aus Rachephantasien, aber setzen Sie dieselben nicht in die Tat um

Rachephantasien deuten auf unerfüllte Bedürfnisse hin und können die Entwicklung fördern, wenn man richtig damit umgeht. Dies geschieht in drei simplen Schritten.

1. *Machen Sie sich klar, daß Sie eine Rachephantasie niemals so in die Tat umsetzen dürfen, daß dadurch jemand wirklich geschädigt wird.* Phantasien sind normal, ganz gleich, ob es darin um Rache, Sex, die Erfüllung von Wünschen oder was auch immer geht. Jeder Mensch hat Phantasien. Sie jedoch auf irgendeine unethische, ungesetzliche oder eine physisch oder emotional schädigende Weise auszuführen ist grundsätzlich nicht akzeptabel. Außerdem bindet das Ausleben einer Rachephantasie Sie an Menschen, die Sie verletzt haben; dies kostet Sie Zeit und verstärkt Ihr Gefühl der Machtlosigkeit, indem es Sie in der Opfer-Täter-Dynamik gefangen hält. Darüber hinaus kann es Gefängnisstrafen und andere Konsequenzen in der realen Welt nach sich ziehen.

2. *Erforschen Sie die Bedürfnisse, die der Phantasie zugrunde liegen.* Typische Bedürfnisse, die in Rachephantasien zum Ausdruck kommen, sind:

- Macht über andere haben oder ihnen die Macht rauben;
- andere den eigenen Schmerz spüren lassen;
- andere zwingen anzuerkennen, was sie Ihnen angetan haben;
- eine Entschuldigung erzwingen.

3. *Die Erfüllung eigener Bedürfnisse in der Gegenwart ermöglichen.* Die Vergangenheit läßt sich nicht verändern, aber Sie können reale nicht schädigende Möglichkeiten

finden, Ihre Bedürfnisse hier und jetzt zu erfüllen, statt sich in Phantasien zu verlieren.

Mike war von seinem Vater körperlich mißhandelt und später von einem älteren Jungen in der Mittelschule tyrannisiert und gedemütigt worden. »Ich will diesen Kerl jetzt finden und sein Haus anzünden. Ich werde dann mit schwarzer Kohle als Botschaft das Wort ›Schwuchtel‹ an das Haus schreiben, weil er mich damit in der Schule gepeinigt hat.« Mike stellte sogar Nachforschungen über den Wohnort des Mannes an und machte sich Gedanken darüber, wie er seinen Plan in die Tat umsetzen könnte; allerdings bekam er es dann selbst mit der Angst zu tun.

Mike berichtete seinem Therapeuten über diese Phantasie. Sie kamen überein, daß er zwar ehrlich darüber sprechen könnte, seine Phantasie aber niemals in die Tat umsetzen dürfte (Schritt 1). Anschließend bemühten sie sich, Mikes verborgene Bedürfnisse zu erkennen (Schritt 2): Er wollte sich respektiert, nicht gedemütigt fühlen und machtvoll, nicht machtlos; außerdem wollte er, daß seine Sexualität akzeptiert würde.

Mike ist mit seinem Therapeuten zusammen auf der Suche nach verschiedenen Möglichkeiten, sich respektiert und mächtig zu fühlen (Schritt 3). Er probte im Geiste, sich gegen den Rüpel zur Wehr zu setzen, und so das in der Schulzeit Erlebte mit einem neuen Ende zu versehen. Auch versuchten sie, Mike zu einem »großen Bruder« zu machen, einem freiwilligen Helfer, der einem Schüler der Mittelschule, der von anderen Jungen tyrannisiert wurde, zur Seite stand. Außerdem verfaßte er unterstützt von seinem Therapeuten einen Brief an den Mann, der ihn tyrannisiert hatte; allerdings schickten sie den Brief nicht ab. Weiterhin fing Mike mit einem Training in einem Fitneßstudio an, um körperlich stärker zu werden. Und schließlich untersuchte er mit seinem Therapeuten, wie es sich auf ihn ausgewirkt hatte, daß ihn zuerst sein Vater mißhandelt hatte und er später von einem Mitschüler tyrannisiert worden war. Die Kombination dieser verschiedenen Ansätze verringerte die Intensität von Mikes Rachephantasien, weil seine Energie dadurch entwicklungsfördernd auf die Gegenwart refokussiert wurde.

✧ Haben Sie schon einmal Rachephantasien gehabt? Können Sie die drei obigen Schritte entweder allein oder mit einem Menschen, dem Sie vertrauen, durcharbeiten?

Wenn die Gefahr besteht, daß Sie gewalttätig werden, müssen Sie sich helfen lassen

Wenn die Gefahr besteht, daß Sie sich selbst oder anderen Menschen schaden, können Sie offensichtlich nicht allein mit Ihren Gefühlen fertig werden. Sie müssen dann eine Hotline anrufen, eine Notaufnahme aufsuchen, einen Termin mit einem Therapeuten vereinbaren – was auch immer gewährleistet, daß Sie mit dem Dunklen, das bei Ihnen die Kontrolle übernommen hat, nicht allein sind. Es wird für Sie leichter, wenn Sie Hilfe bekommen.

Stimmen Genesender

Brad – »Ich gebe mir jetzt wirklich große Mühe, Verantwortung für meine Gefühle zu übernehmen.«

»Ich war dreimal im Irak stationiert, und als ich ins Zivilleben zurückkehrte, hatte ich eine riesige Menge Wut angesammelt. So lange ich beim Militär war, ging es relativ gut. Als ich dann ins Zivilleben zurückkehrte, wurde mir schnell klar, was meine Wut im Alltag anrichten konnte. Meine Freunde fingen an, mich zu meiden; aber das Schlimmste war für mich, wie meine Frau und mein Kind darunter zu leiden hatten. Ich habe sie zwar nie geschlagen, aber ich sah, wie die Liebe, die sie mir gegenüber einmal empfunden hatten, allmählich der Furcht wich. Das Verhalten, das sich in meiner Zeit als Soldat so bewährt hatte, zerstörte nun meine Familie. Mir dämmerte, daß ich sie ebenso deformieren würde, wie ich selbst deformiert worden war. Mein Vater hatte im Zweiten Weltkrieg in der Armee gedient und war als Wutsüchtiger zurückgekommen; und so wie er wollte ich nicht werden.

Dieses Kapitel erinnert mich daran, daß ich nicht der einzige bin, der mit solchen Gefühlen fertig werden muß, und daß es möglich ist, sich aus diesem Dilemma zu befreien. Was tue ich also jetzt? Alles und jedes! Ich sehe die Wut als Bestandteil meiner PTBS, und ich kann nicht zulassen, daß sie mich verschlingt. Außerdem bin ich zu der Auffassung gekommen, daß meine Wutattacken ebenso wie Substanzabhängigkeit Suchtcharakter haben, und auch das hat mir geholfen. Am wichtigsten war für meine Entwicklung, daß ich meine Mängel zu akzeptieren und trotzdem für meine Handlungen Verantwortung zu übernehmen gelernt habe. Ich bemühe mich jetzt wirklich, Verantwortung für meine Gefühle zu übernehmen, statt sie auf den Erstbesten zu projizieren, der mir über den Weg läuft. Zwar werde ich immer noch gelegentlich getriggert, aber ich versuche daran zu denken, daß ich selbst entscheiden kann, ob ich die Menschen in meiner Umgebung tyrannisiere oder ob ich einfach versuche, mich bei Streß zu entspannen und zu versuchen, damit fertig zu werden, ohne aus der Haut zu fahren. Manchmal ziehe ich mich aus Situationen zurück, um meine Wut nicht an anderen Menschen auszulassen. Ich sehe auch, daß meine Frau sich große Mühe gibt, und ich liebe sie deswegen, und auch mein Kind liebe ich bedingungslos. Ob es sein Leben lang glücklich sein kann, hängt von meinen Entscheidungen ab, so wie es bei mir mit meinem Vater war. Im Augenblick ist meine Familie noch mit einem etwas mißmutigen und depressiven Mann konfrontiert, aber die Furcht in den Augen meiner Angehörigen weicht allmählich der Liebe, und das ist für mich wichtiger als alles andere.«

30 Imagination

Alles, was man sich vorstellen kann, ist wirklich.
— Pablo Picasso

Eines der besten Werkzeuge zur Förderung der Genesung ist die eigene Imagination – das Spiel mit Möglichkeiten und die Vorstellung von etwas noch nicht Präsentem. Die Imagination hilft, über innere Abwehrmechanismen hinwegzukommen, die uns das vollständige Spektrum unserer Gefühle vorenthalten. Sie zapft Weisheitsquellen an, von deren Existenz wir bisher nichts wußten. Auf diese Weise entdecken wir neue Perspektiven, die unsere Entwicklung beflügeln können.

Untersuchungen haben ergeben, daß die Vorstellungskraft das Wohlbefinden fördert. Die für viele gesundheitliche Probleme entwickelten imaginationsbasierten Spiele wirken sich positiv auf die Heilung von Krankheiten aus. Sie bekämpfen körperliche und psychische Krankheiten auf spielerische Weise, unter anderem mit Hilfe von Avataren, durch Eintauchen in Phantasiewelten und speziell für diese Zwecke ersonnene Suchen und Missionen. Sie erinnern Menschen sehr nachdrücklich daran, daß sie ihre Medikamente einnehmen müssen, mit chronischen Krankheiten adäquat umgehen, sich besser ernähren und ihren Körper trainieren sollten. Auch Kreativität wird unter den in Kapitel 5 (»Wie verändern sich Menschen?«) erläuterten die psychische Transformation fördernden acht wichtigsten Methoden genannt.

In diesem Kapitel wird die Imagination genutzt, um Ihnen zu helfen, Ressourcen für die Genesung von Sucht und Trauma zu sammeln – Fertigkeiten, Werkzeuge, Strategien, Stützen, Inspiration – alles, was Ihre Genesungsbemühungen unterstützt. Die Übung hat spielerischen Charakter; Sie können sich also damit amüsieren.

✧ Haben Sie eine kindliche Seite, die gern spielt?

✶ Erforschen Sie ... *Spielen Sie mit der Vorstellung bezüglich Ihrer Genesung*

Lassen Sie die Übung in Teil 1 einfach dahintreiben, indem Sie sich vorstellen, was sie beinhaltet, und indem Sie empfinden, was geschieht. Verweilen Sie bei dem, was Ihnen gefällt, und wenden Sie sich von dem ab, worauf Sie nicht ansprechen. Das ist zunächst alles, was Sie tun müssen.

Schritt 1: *Stellen Sie sich vor, Sie haben einen riesigen mit Ressourcen für die Genesung gefüllten Behälter.*

Die Ressourcen haben die verschiedensten Formen, Größen und Farben, und es sind so viele, daß ein großer Behälter erforderlich ist, um sie zu fassen. Vielleicht ist Ihr Behälter ein großer See ... oder ein Sportstadion ... oder eine Kiste von der Größe eines Hauses ... oder ein Regal, dessen Böden vom Erdboden bis zum Himmel reichen.

Schritt 2: *Treten Sie näher, und schauen Sie sich in Ihrem Behälter um.*

Es gibt darin fünf Ressourcen für die Genesung, die jeweils auf eine zentrale Frage fokussieren.

(a) DAS INSPIRATIONSBUCH: *WAS INSPIRIERT SIE?*

Das *Inspirationsbuch* enthält illustrierte Seiten wie ein Hochglanzmagazin, ein Sammelalbum oder die illuminierten Manuskripte der mittelalterlichen Mönche. Auf den Seiten sind Inspirationen für die Genesung festgehalten – Zitate, Gebete, Gedichte, Mantras, Songs, Sprichwörter, Zeichnungen, humorvolle Äußerungen und Geschichten. Beim Durchblättern der Seiten fühlen Sie sich allmählich immer leichter und stärker. Die Seiten sind geschmückt, beispielsweise mit Glitzer oder einer Kalligraphie, und sind aus besonderem Papier, Leinwand oder Pergament gemacht. Auf dem vorderen Buchdeckel sind Ihre Initialen eingeprägt, und man kann das Buch verschließen, um seinen Inhalt zu schützen.

(b) DAS SICHERHEITSNETZ: *WAS GARANTIERT IHRE SICHERHEIT?*

Das *Sicherheitsnetz* fängt Sie auf, wenn Sie zu fallen drohen. Es ähnelt einem Spinnennetz – es ist dünn und leicht, aber sehr strapazierfähig. Je mehr Zeit Sie darauf verwenden, das Netz zu spinnen, um so stärker wird es. Das Sicherheitsnetz enthält vieles, unter anderem Telefonnummern, die Sie anrufen können, wenn Sie in Schwierigkeiten sind, Hotlines, Notfallambulanzen, Unterkünfte und Behandlungsprogramme. Sicherheit ist ein zentraler Aspekt der Genesung: Sorgen Sie so gut wie möglich für Ihre physische und emotionale Sicherheit. Stellen Sie sich den Zustand der Sicherheit vor – wie würde er in Ihrem Leben aussehen?

(c) DAS ALLZEIT-BEREIT-AKTIVITÄTSPACK: *WAS BRINGT IHNEN FREUDE?*

Das *Aktivitätspack* enthält Freude machende Aktivitäten, die den Genesungsprozeß beleben sollen: Tanzen, Humor, Spiele, Filme, Sport, Musik und vieles mehr. Das Aktivitätspack ist der Traum eines Kindes und enthält Aktivitäten für zu Hause, für warme und kalte Witterung und für jede Tageszeit.

(d) DIE SAMMLUNG HEILENDER BILDER: *WELCHE BILDER GEBEN IHNEN KRAFT?*

Die *Sammlung heilender Bilder* ist eine Abkürzung, die zu Ihren tiefsten Idealen führt. Visuelle Vorstellungen können Sie daran erinnern, was wirklich wichtig ist. Sind Sie ein Krieger, der mit dem Schwert gegen die Kräfte der Sucht kämpft? Sind Sie ein Detektiv, der Fakten und Beweise sammelt, weil er Ihr Trauma verstehen will? Der Schriftsteller Milan Kundera sagte in seinem Buch *Die unerträgliche Leichtigkeit des Seins*: »Eine einzige Metapher kann Liebe gebären.« In Kapitel 31, »Ein heilendes Bild schaffen«, finden Sie möglicherweise mehr Bilder, die für Sie von Bedeutung sind.

(e) DER RUCKSACK VOLLER GENESUNGSFERTIGKEITEN: *WELCHE FERTIGKEITEN SIND FÜR SIE WICHTIG?*

Der *Rucksack voller Genesungsfertigkeiten* ist all das, was Sie in Unterstützungsgruppen, Behandlungsprogrammen, Selbsthilfebüchern und durch Ihre Lebenserfahrung an Hilfsmitteln zusammentragen. Es enthält Arbeitsblätter, Übungen und Sätze, die Sie an bestimmte Fertigkeiten erinnern sollen, wie »Mich mit positiven Menschen umgeben«, »Versuchen, den Drink zu verzögern«, »Den Tag strukturieren, um fokussiert zu bleiben«, »Mich erden, wenn ich getriggert werde« und »Einen Freund anrufen, wenn ich Unterstützung brauche«. All dies befindet sich in Ihrem Rucksack, alle möglichen Fertigkeiten: Dinge, die Ihnen ein wenig oder viel helfen können, starke Genesungsfertigkeiten, die Sie weit bringen werden. Der Inhalt dieses Rucksacks ist für Sie sehr wertvoll; verlieren Sie ihn also nicht.

Schritt 3: *Achten Sie darauf, wie Sie sich fühlen*

Nehmen Sie sich einen Augenblick Zeit, um festzustellen, wie Sie sich fühlen. Die Nutzung der Imagination ruft gewöhnlich hellere und leichtere Gefühle hervor. Sie ist kreativ, ein Abenteuer mit offenem Ausgang, das sich *lebendig* anfühlt. Inmitten des ständigen Auf und Ab der Genesung kann die Imagination als positive Kraft wirken.

Schritt 4: *Verwandeln Sie Ihre Imagination in Aktivität*

Nun geht es darum, echte Genesungsressourcen zu entwickeln, sofern Sie das wollen. Nehmen Sie sich eine oder mehrere der in Schritt 2 beschriebenen Ressourcen vor, und arbeiten Sie an ihrer *Form* und ihrem *Inhalt*. Bei ihnen allen handelt es sich um Sammlungen verschiedenster Art, die Ihre Genesung unterstützen sollen.

Form Damit ist der Behälter gemeint, ein Ort, an dem Sie die neu geschaffenen Ressourcen für die Genesung aufbewahren können. Wählen Sie etwas für Sie leicht Erreichbares, damit Sie problemlos dorthin zurückkehren können. Wählen Sie einen Behälter, der so groß ist, daß Sie Ihre Ressourcen mit der Zeit ergänzen können.

Beispiele: ein Sammelalbum • eine Schachtel • eine Tasche • ein Ordner auf Ihrem Computer • eine Cloud.

Inhalt Beziehen Sie in die Ressource für die Genesung nun so viele für Sie bedeutsame Dinge wie möglich ein. Vielleicht haben Sie schon etwas Material gesammelt und/oder wollen sich auf eine Suche begeben. Es folgen Beschreibungen von Möglichkeiten, gute Inhalte zu finden.

(a) DAS INSPIRATIONSBUCH: *WAS INSPIRIERT SIE?*

Suchen Sie im Internet, einem Buchladen oder einer Bibliothek genesungsbezogene Zitate, Gebete, Gedichte, Mantras, Lieder, Sprichwörter, Zeichnungen, Witze oder Geschichten. Bringen Sie eine Vision dessen zu Papier, wie Sie sich Ihr Leben in drei Monaten, sechs Monaten oder einem Jahr vorstellen. Nehmen Sie auf Ihrem Anrufbeantworter ermutigende Äußerungen von Ihnen selbst oder anderen auf. Machen Sie sich Notizen über Einsichten, die Ihre Genesung betreffen. Stellen Sie eine Liste Ihrer Stärken und, falls nützlich, Ihrer Schwächen zusammen, damit Sie auch an letztere denken.

(b) DAS SICHERHEITSNETZ: *WAS GARANTIERT IHRE SICHERHEIT?*

Stellen Sie Telefonnummern und Adressen lokaler Notfallambulanzen, Behandlungszentren und Notunterkünfte sowie Telefonnummern von Hotlines (Suizid-Hotlines, Hotlines für häusliche Gewalt usw.) zusammen. Suchen Sie Informationen über Selbsthilfegruppen in Ihrer Umgebung. Erstellen Sie eine Liste von Menschen, die Sie anrufen können. Sammeln Sie Gründe dafür, (weiter) zu leben. Entwickeln Sie mit einem Therapeuten einen Vertrag für die Erhaltung Ihrer Sicherheit. Schreiben Sie einen Brief aus der Perspektive Ihres »besten Ich« oder produzieren Sie eine entsprechende Tonaufnahme, um sich daran zu erinnern, warum und wie Sie Ihre Sicherheit gewährleisten.

(c) DAS ALLZEIT-BEREIT-AKTIVITÄTSPACK: *WAS BRINGT IHNEN FREUDE?*

Finden Sie heraus, welche Aktivitäten Ihnen besonders viel Freude machen: Tanzen, Humor, Spiele, Filme, Sport, Musik. Probieren Sie etwas Neues aus. Suchen Sie in Tageszeitungen und im Internet nach interessanten Aktivitäten und Events in Ihrer Umgebung. Treten Sie einem Club bei. Nehmen Sie an Kursen teil, um einen neuen Sport, eine Sprache oder ein Handwerk zu erlernen. Unternehmen Sie Tages- oder Wochenendausflüge. Suchen Sie im Internet nach »wie man Dinge findet, die Spaß machen«.

(d) DIE SAMMLUNG HEILENDER BILDER:
WELCHE BILDER GEBEN IHNEN KRAFT?

Bei den Bildern kann es sich um Fotos, Zeichnungen und visuelle Objekte jeder Art handeln. Suchen Sie nach schönen Fotos, etwa von Naturszenen. Umgeben Sie sich mit Fotos von Menschen, die Sie inspirieren, sowohl von Menschen, die Sie persönlich kennen, als auch von Berühmtheiten. Fotografieren Sie Objekte, die Ihnen persönlich wichtig sind, beispielsweise einen besonders schönen Stein oder einen AA-Chip. Suchen Sie Bilder, die Lebensziele repräsentieren, die Sie nach abgeschlossener Genesung erreichen können: von einem gesunden Körper, einem neugeborenen Kind, einem Universitätsabschluß. Falls es von Nutzen ist, können Sie auch Repräsentationen der dunklen Seite der Genesung sammeln, um sich vor Augen zu führen, was Sie vermeiden wollen (z. B. den Friedhof, das Krankenhaus, eine Überdosis).

(e) DER RUCKSACK VOLLER GENESUNGSFERTIGKEITEN:
WELCHE FERTIGKEITEN SIND FÜR SIE WICHTIG?

Es gibt immer Möglichkeiten, Fertigkeiten zu finden. In diesem Buch finden Sie Anregungen zu dieser Thematik in den Kapiteln 12 (»Sicheres Coping«) und 18 (»Einen ruhigen Ort schaffen: Die Fähigkeit, sich zu erden«). Suchen Sie eine Bibliothek oder einen Buchladen auf, und schauen Sie sich dort im Regal für Selbsthilfeliteratur um. Fragen Sie auch andere Menschen, welche Fertigkeiten sie nutzen. Suchen Sie im Internet nach Stichworten wie »Traumagenesung Tipps« und »Sucht Genesung Ideen«. Sammeln Sie in Behandlungen und den Treffen von Selbsthilfegruppen Arbeitsblätter und andere für die Genesung wichtige Materialien.

Schritt 5: *Nutzung der Ressourcen im Alltag*

Nutzen Sie Ihre Ressourcen für die Genesung jeden Tag, auch wenn Sie dafür nur drei Minuten Zeit haben. Nehmen Sie sich diese Hilfsmittel immer wieder vor, um sie fest in Ihrem Bewußtsein zu verankern. Beschäftigen Sie sich, wenn eben möglich, jeden Tag zur gleichen Zeit damit, beispielsweise während Sie Kaffee zubereiten oder bevor Sie zu Bett gehen.

Erweitern Sie Ihren Fundus an Ressourcen ständig. Je mehr Sie ihm hinzufügen, um so wertvoller wird er für Sie. Ihre Ressourcen sind Ihr Schatz, Ihr geheimer Reichtum. Sie ermöglichen Ihnen, so zu leben, wie Sie leben wollen.

✧ »Genesung ist ein kreativer Prozeß« – was bedeutet das für Sie?

STIMMEN GENESENDER

Sophie – »Ich war in der Lage, mir vorzustellen, daß ich gehen würde.«

»Ich bin in einem Haus voller Lügen aufgewachsen – Lügen, die man mir erzählte und die man mich zwang, nicht zur Familie gehörenden Menschen aufzutischen. So wurde das ganze System in Gang gehalten. Wir glichen den Mitwirkenden in einem Schauspiel, die durch ihr Skript davon abgehalten werden, von dem zu reden, was wirklich los war, beispielsweise daß mein Vater Alkoholiker war und daß wir deshalb unter verschiedenen Traumata litten. Schon sehr früh war mir klar, daß ich so rasch wie möglich aus dieser Situation heraus wollte. Ich glaube, das hat mir geholfen, in dieser wirklich sehr gestörten Familie zu überleben – daß ich mir vorstellen konnte, diese Menschen zu verlassen. Meine Schwestern konnten das nicht; sie blieben und litten sehr darunter. Zu bleiben war ein zentraler Bestandteil des Skripts, dem wir alle folgten: ›Blut ist dicker als Wasser, die Familie muß zusammen bleiben; außerhalb von ihr kannst du nicht überleben‹ und dergleichen mehr. Meine Familie ist tatsächlich noch zusammen, und das Leben ihrer Mitglieder ist entsetzlich; Sucht und Trauma haben mittlerweile die nächste Generation erreicht: die Kinder meiner Schwestern. Ich habe als Einzige den Absprung geschafft. Mir war immer klar, daß ich das Weite suchen mußte. Ich wußte nicht, was auf mich zu kam, nur was ich möglichst bald hinter mir lassen wollte. Es gab keinen Plan, dem ich hätte folgen können. Niemand aus meiner Familie hat mir geholfen, mich für ein College zu bewerben, aber ich habe es mit Hilfe eines Lehrers geschafft und dann mit 18 Jahren meine Familie verlassen. Ich glaube, meine Vorstellungskraft hat mich davor bewahrt, so zu werden wie sie. Ich weiß nicht, *warum* ich mir vorstellen konnte, sie zu verlassen, aber *daß* ich es tun würde, war für mich völlig klar. Als Kind habe ich mir Szenen vorgestellt wie die, daß ich mit einem Bus aus der Stadt fuhr, daß die Felder hinter mir verschwanden (wir lebten auf einer Farm) und ähnliches. Ich habe mir diese Bilder immer wieder vor Augen geführt und darin Trost gefunden. An diesem Kapitel gefällt mir besonders, daß es zum Ausdruck bringt, wie wichtig die Imagination ist. Ich habe vorher noch nie gehört, daß so darüber gesprochen wurde, aber ich habe in meinem eigenen Leben gesehen, daß es helfen kann, zu tun, was man tun muß, wenn man die Imaginationsfähigkeit für die Genesung nutzt. Auch der praktische Aspekt dieses Kapitels hat mir gefallen: daß die Imagination genutzt wird, um etwas Physisches, etwas Reales zu kreieren – die Ressource für die Genesung. Ich habe immer eine künstlerische Ader gehabt, und diese Art von Übungen gibt mir sehr viel. Ich habe am Inspirationsbuch als meiner Ressource für die Genesung gearbeitet. Damit habe ich mehrere Stunden zugebracht und möchte das auch weiterhin tun. Ich glaube, es wird mir helfen, geerdet zu bleiben, und es wird die Genesungsarbeit noch verstärken. Außerdem kann ich so meine Fortschritte verfolgen. Ich versehe jede Seite des Buches mit einem Datum, so daß eine Chronik meiner Heilung entsteht: Ich kann mir das Buch nach einem Jahr erneut anschauen und feststellen, wie weit ich inzwischen gekommen bin. Das Inspirationsbuch ist eine Möglichkeit zu dokumentieren, wie ich die Dinge sehe. Es ist ein Gegengift, das die Lügen, mit denen ich aufgewachsen bin, neutralisiert.«

31 Ein heilendes Bild schaffen

Wenn das Bild neu ist, ist die Welt neu.
— Gaston Bachelard

Visuelle Bilder sind sehr wirksam und können Geist und Körper auf die Heilung hin orientieren. Heute nutzt man die Imaginationsfähigkeit in der Medizin, um Menschen bei der Geburt, bei der Behandlung von Krebs, bei chronischen Schmerzen und bei anderen physischen Problemen zu helfen. Untersuchungen belegen, daß heilende Bilder physischen Schmerz verringern und Menschen helfen, schneller zu genesen. Positive Bilder können die Herzfrequenz senken, Streß verringern und die Verdauung verbessern. Negative Vorstellungsbilder haben eine gegenteilige Wirkung. Bilder können auch die Leistungsfähigkeit verbessern. Wenn Musiker sich vorstellen, daß sie ein Musikstück spielen, wird dadurch ihre Fähigkeit, das Stück tatsächlich zu spielen, gestärkt. Sportler, die sich ein Spiel vorstellen, erzielen in der realen Spielsituation bessere Leistungen.

Achten Sie darauf, wie sich Vorstellungsbilder auf Ihre Gefühle auswirken

Erforschen Sie Ihre Reaktion auf Bildvorstellungen. Einige Menschen sind von Natur aus begabter im Visualisieren als andere; beobachten Sie deshalb einfach Ihre Reaktionen. In dieser Hinsicht gibt es kein Richtig oder Falsch.

✧ Probieren Sie die folgende simple Übung aus:

1. Stellen Sie sich so lebhaft wie möglich ein Bild vor, daß Sie *inspiriert*. Das kann z. B. ein schönes, starkes Pferd sein, das auf einem Feld galoppiert, oder ein Schulabschluß im Frühling (Hören Sie die Musik? Und sehen Sie, wie die Mützen in die Luft fliegen?). Versuchen Sie, das Bild wirklich ein paar Minuten lang zu sehen, und achten Sie darauf, wie Sie sich dabei in Ihrem Körper und im Herzen fühlen.
2. Stellen Sie sich nun ein Bild vor, daß Sie als *unangenehm* empfinden. Das kann beispielsweise ein Verkehrsstau sein (Sie sind auf dem Weg zur Arbeit sowieso

spät dran, und jetzt auch noch das!) oder ein Regenschauer, der Ihnen ein Picknick verdirbt. Auch hier gilt: Schauen Sie sich das Bild einige Augenblicke lang genau an, und achten Sie darauf, wie Sie sich in Ihrem Körper und Herzen fühlen.

3. Erkennen Sie einen Unterschied zwischen Ihrem Gefühl beim Anblick von Bild 1 und Bild 2?

Heilende Bilder für Trauma und Sucht

Dies werden wir nun auf Trauma und Sucht anwenden.

✧ Achten Sie darauf, wie Sie sich beim Lesen der Beschreibungen dieser Bilder fühlen.

- *Schutz:* eine Ritterrüstung, alte Stadtmauern
- *Flucht:* Rettung mit einem Helikopter, Sprossen einer Leiter
- *Liebe und nährende Zuwendung:* ein Vogel baut ein Nest
- *sich zur Wehr setzen:* ein Zauberschild, Schwert, Schlachtschiff
- *Verbindung:* ein Kreis Tanzender
- *ein neues Leben:* Lehm formen, ein Baby
- *Transzendenz:* eine Rakete, ein Geheimgang, der in die Sicherheit führt

✧ Fallen Ihnen andere inspirierende Bilder ein, die in einer Beziehung zu Trauma oder Sucht stehen?

Im weiteren Verlauf dieses Kapitels werden Sie dazu angeleitet, ein Bild zu entwickeln, das Ihre Genesung stärkt. Es vermag Sie zu dem zurückzuführen, was am wichtigsten ist. Wählen Sie ein Bild, das sowohl zum Trauma als auch zur Sucht in einer Beziehung steht – sofern bei Ihnen beides vorliegt. Das Bild kann die Form eines Fotos, einer Zeichung oder eines physischen Objekts haben. Einige Beispiele:

Judy wählt »ein Foto von meiner kleinen Tochter, einem Baby«: »Wenn ich ihr in die Augen schaue, sehe ich mich selbst darin und sage mir: ›Ich kann das schaffen.‹ Sie inspiriert mich dazu, weiterhin zu tun, was ich tun muß. Sie bringt mich dazu, Behandlungstermine wahrzunehmen, wenn ich das eigentlich nicht will.«

Margo wählt »einen Heißluftballon, der in den Himmel steigt«: »Für mich bedeutet Genesung, daß ich meine entsetzliche Vergangenheit überwinde und in einen hellen Himmel fliege. Der Anblick des Bildes inspiriert mich dazu, mich zu erheben – von der Couch aufzustehen, ein wenig zu trainieren und besser für mich selbst zu sorgen.«

Dave wählt »das Logo der Schule, die ich besuchen will«: »Wenn es mir gelingt, auf diese Schule zu kommen, habe ich das Gefühl, eine Chance zu haben. Ich will nicht immer weiter mit Drogen handeln und Stehlen; das wäre verrückt und gefährlich. Beim Anschauen des Logos kehre ich in die Realität zurück und entwickle Pläne für den Tag, um auf meine Ziele hinzuarbeiten.«

Beachten Sie, daß jedes dieser Beispiele drei Teile umfaßt:

1. ein Bild,
2. eine persönliche Bedeutung, die die Genesung fördert,
3. spezifische genesungsfördernde Aktivitäten.

✶ Erforschen Sie ... *Kreieren Sie Ihr heilendes Bild*

Beantworten Sie die folgenden vier Fragen, um ein starkes genesungsförderndes Bild entwickeln zu können. Im Anschluß an die Fragen wird ein Beispiel beschrieben.

Frage 1: ***Welches genesungsfördernde Bild werden Sie wählen?***

____

____

____

Frage 2: ***Welche Bedeutung hat dieses Bild für Sie?***

____

____

____

Frage 3: ***Welche genesungsfördernden Aktivitäten werden Sie auf dieser Grundlage initiieren?***

____

____

____

Frage 4: *Wie werden Sie erreichen, daß Ihr Bild ständig präsent ist?*

____

____

____

BEISPIEL

Frage 1: *Welches genesungsfördernde Bild werden Sie wählen?*
»Einen Olympia-Schwimmer«

Frage 2: *Welche Bedeutung hat dieses Bild für Sie?*
»Ich bin ein genesender Sportler. Ich brauche eine sehr strenge Übungsroutine, die ich Tag für Tag immer gleich ausführen kann, um meinen Körper zu kräftigen und meinen Geist zu schärfen, damit er dem Wettbewerb gewachsen ist und gewinnen kann.«

Frage 3: *Welche genesungsfördernden Aktivitäten werden Sie auf dieser Grundlage initiieren?*
»Ich werde meiner Übungsroutine Tag für Tag folgen, ganz gleich, ob ich dazu Lust habe oder nicht, so wie ein Schwimmer ins Schwimmbecken steigt und auf Zeit seine Bahnen schwimmt. Ich werde den Konsum jeder leistungsfördernden Substanz ablehnen, die mir jemand anbietet. Ich werde mich strikt an meine Termine halten. Und ich werde dafür sorgen, daß ich genug schlafe. Den Kontakt zu Leuten, die weiter bestimmte Substanzen konsumieren und/oder mich von meinen Zielen ablenken, werde ich meiden.«

Frage 4: *Wie werden Sie erreichen, daß Ihr Bild ständig präsent ist?*
»Ich werde ein Foto vom olympischen Siegerpodest mit den Bannern und der Menschenmenge als Hintergrundbild auf mein Handy laden, damit ich es ständig sehe.«

Führen Sie Ihr Bild ständig bei sich

Sorgen Sie dafür, daß das Bild ständig in Ihrem Herzen präsent ist, indem Sie Erinnerungshilfen entwickeln:

- Laden Sie es als Hintergrundbild auf Ihr Handy oder Tablet.
- Stellen Sie es gut sichtbar in Ihre Wohnung (auf den Nachttisch, den Kühlschrank usw.).
- Bringen Sie es an einem Objekt an, beispielsweise als Schlüsselanhänger.

STIMMEN GENESENDER

Martha – »Nicht in einer Phantasie leben«

»In meiner Kindheit und Jugend habe ich viel Gewalt gesehen, nämlich die Gewalt meines Vaters meiner Mutter gegenüber. Ich konnte damals nichts tun, um diese Gewalt zu stoppen. Ich hatte auch mehrere Beziehungen, in denen ich selbst mißhandelt worden bin; das hat schon angefangen, als ich noch ein Teenager war. Nun tue ich alles, um einen guten Partner zu finden. Nach dem Lesen dieses Kapitels beschloß ich, an einem Bild zu arbeiten, um stärker mit meinen Gefühlen in Kontakt zu kommen. Meist bin ich so stark auf die andere Person fokussiert, daß mir völlig unklar ist, was ich selbst will. Deshalb lande ich immer wieder in Beziehungen, die schlecht für mich sind, und das führt dazu, daß ich mich verletzt oder verängstigt fühle. Ich habe festgestellt, daß ich mich verschließe, wenn ich mit einem Konflikt oder einer Meinungsverschiedenheit konfrontiert werde. Ich habe mich für das Bild eines Thermometers entschieden, eines von der altmodischen Art, bei denen Quecksilber in einer Säule aufsteigt, je wärmer es wird. Ich versuche festzustellen, wie ich mich in Gegenwart verschiedener Menschen fühle, beispielsweise in Gegenwart meines Chefs, meiner Mutter und meiner Freunde. Ich versuche, Situationen zu erkennen, in denen ich mich geschätzt und respektiert fühle, im Gegensatz zu Situationen, in denen ich angesichts des Geschehens Unbehagen oder Unsicherheit empfinde, in denen mir niemand zuhört oder in denen ich schlecht behandelt bzw. zu etwas gezwungen werde. Mir gefällt das Bild des Thermometers, weil es einfach ist und mir festzustellen hilft, wie gut oder schlecht ich mich in Gegenwart verschiedener Menschen fühle. Bin ich entspannt und fühle mich behaglich, steht das Thermometer niedrig; bin ich angespannt, steigt es. Ich benutze eine merkwürdige Aufnahme von einem alten Thermometer als Hintergrundbild für mein Handy, um es mir immer wieder vor Augen zu führen. Ganz allmählich erkenne ich immer besser, was im betreffenden Augenblick wirklich geschieht – statt in einer Phantasie dessen zu leben, was ich mir wünsche, das geschehen soll. Für mich ist das ein großer Schritt in Richtung Gewahrsein. Ich bin mittlerweile zuversichtlicher, daß ich es schaffen werde, eine gesunde Beziehung aufzubauen.«

32 Einen guten Therapeuten finden

»Mein Therapeut ist wie eine Tasse heißer Tee an einem kalten Wintertag.«

»Mein Arzt hat mir Antworten gegeben, nach denen ich gesucht habe. Ich fühle mich jetzt nicht mehr so verrückt.«

»Nach Terminen bei meinem Therapeuten will ich trinken.«

»Mein Therapeut hat mir vorgeworfen, ich hätte durch mein Trinken meine Tochter mißhandelt. Ich bin nie mehr zu ihm gegangen.«

Irgendwann finden sich viele Menschen, die unter einem Trauma und einer Sucht leiden, in irgendeiner Art von Therapie wieder. Es ist wichtig, sich einen Helfer zu suchen, der gut zu einem paßt: jemanden, der Sie einerseits unterstützt und Sie andererseits dazu anleitet, in Ihrem Leben echte Veränderungen zu erreichen. Ein guter Therapeut ist mehr als ein guter Freund; er ist jemand, der

- klare Ziele setzt;
- Ihre Symptome versteht und beobachtet;
- Ihnen ehrliches Feedback gibt;
- Ihnen verschiedene Handlungsmöglichkeiten aufzeigt;
- Methoden benutzt, um Resultate zu erzielen;
- weiß, wie man mit Notfallsituationen umgehen muß;
- Sie auf Kurs hält;
- Ihnen hilft, sich sicher zu fühlen, so daß Sie alles sagen können, ohne sich verurteilt zu fühlen.

Trauma und Sucht erschweren den Aufbau einer guten therapeutischen Beziehung. Wenn Sie in einer instabilen Umgebung aufgewachsen sind, sehnen Sie sich möglicherweise so sehr nach einer positiven Elternfigur, daß Sie zu lange in einer Behandlung bleiben, die für Sie ungeeignet ist. Oder das Gegenteil passiert: Wenn schwierige Gefühle auftauchen, beenden Sie eine solche Zusammenarbeit vorschnell, statt neue Arten des Umgangs mit ihnen zu erlernen.

Dieses Kapitel wurde mit Genehmigung der Autorin und des Verlags The Guilford Press nach dem in Vorbereitung befindlichen Buch *Creating Change* adaptiert.

Im übrigen brauchen Sie jemanden, der sich sowohl mit Traumata als auch mit Süchten und Abhängigkeiten auskennt.

> »Therapeuten müssen wissen, wie sie mit der Verzweiflung, Furcht, Angst, Trauer, Rage/Wut, der Neigung zu Selbstverletzungen und Suizidgedanken umgehen können – daß sie Patienten keine Schuldgefühle vermitteln sollten, weil diese solche Gefühle haben, und daß sie keine Bemerkungen wie ›Oh, so sollten Sie sich aber nicht fühlen‹ äußern sollten.« (*In Their Own Words. Trauma Survivors and Professionals They Trust Tell What Hurts, What Helps and What Is Needed for Trauma Services.* https://www.theannainstitute.org/ITOW.pdf)

Auch eine Suchtbehandlung setzt spezielle Kenntnisse voraus. Mangelndes Expertenwissen könnte unter anderem vorliegen, wenn Therapeuten gar nicht nach eventuellen Suchtproblemen fragen, sich nicht über das Ausmaß des Substanzkonsums informieren, herabsetzende Bemerkungen machen (z. B. »Einmal süchtig, immer süchtig«) oder wenn sie eine altmodische, schroffe Art zu kommunizieren nutzen. Ein guter Helfer bemüht sich um eine Balance zwischen Unterstützung und verantwortlichem Handeln, er erläutert verschiedene Möglichkeiten, und er regt seine Klienten dazu an, bezüglich ihres Traumas und ihrer Sucht das Bestmögliche zu tun. Sehr wichtig ist auch, daß ein guter Therapeut, wenn Sie ihm Feedback geben, sich nicht über Grenzen hinwegsetzt und nicht defensiv reagiert. Er sollte im übrigen flexibel und bereit sein, andere Strategien auszuprobieren, statt auf etwas zu beharren, das bei Ihnen offensichtlich nicht zum angestrebten Ergebnis führt.

Leider gibt es viele Berichte über dysfunktionales Verhalten von Therapeuten. Eine Frau erzählte, ihr Therapeut habe ihr geraten, dem Täter, der ihr Trauma verursacht hatte, in einem Brief zu vergeben, weil sie sonst »nie davon genesen« werde. Ein anderer Patient sagte: »Mein Therapeut hat sich mir gegenüber immer sehr negativ verhalten. Er schien mich nicht zu mögen, und wenn er sich wegen Alkoholkonsums einmal nicht ganz unter Kontrolle hatte, erklärte er, ich sei behandlungsresistent, kooperationsunfähig, und es mangele mir an Einsicht. Ich habe nie das Gefühl gehabt, daß er mich unterstützt.« Hingegen kann eine gut durchgeführte therapeutische Beratung außerordentlich nützlich sein und sogar Leben retten.

Wie bei vielen Dingen variiert auch bei der therapeutischen Beratung die Qualität zwischen ausgezeichnet und schlecht. Und die leicht meßbaren Charakteristika eines Therapeuten haben fast nichts mit seiner tatsächlichen fachlichen Qualität zu tun. Beispielsweise liegen Untersuchungen vor, nach denen keiner der folgenden Faktoren Einfluß darauf hat, wie gut Therapeuten mit ihren Klienten arbeiten: Alter, Geschlecht, Ethnizität, Zahl der Berufsjahre, Art des Studienabschlusses, Honorarhöhe oder ob die Betreffenden sich selbst in einem Genesungsprozeß befinden. Therapeuten mit einem Doktorgrad sind in der Regel nicht besser als die ohne einen Titel. Eine Trauma- oder Suchtvorgeschichte eines Therapeuten kann sowohl positiv als auch negativ zu Buche schlagen. Sogar ein Therapeut, der vielfach empfohlen wird, ist nicht unbedingt für jeden Patienten die beste Wahl, weil das von der Persönlichkeit beider Beteiligten sowie von den speziellen Problemen des Patienten abhängen kann. In einem Artikel in der *New York Times* mit dem Titel »*After PTBS, More Trauma*«, beschrieb ein Offizier der Marine, wie sich seine Situation unter der »Obhut« eines Therapeuten der Veterans Administration rapide verschlechterte (was unter anderem zu einer Verstärkung des Alkoholkonsums führte), der mehr daran interessiert war, einem Protokoll für die PTBS-Therapie zu folgen, als seinem Patienten wirklich zuzuhören.

Wie können Sie herausfinden, wer für Sie persönlich ein guter Therapeut ist? Es gibt eine simple und doch zuverlässige Möglichkeit einzuschätzen, ob sich Ihre therapeutische Betreuung auf längere Sicht wahrscheinlich als nützlich erweisen wird. Man kann es mit Hilfe der *Helping Alliance Scale* herausfinden, die eine Beurteilung der Qualität der therapeutischen Beratung, die Sie erhalten, ermöglicht. Die Zuverlässigkeit solcher Bewertungsskalen wird in Studien ausgiebig untersucht. Erstaunlicherweise läßt sich nach der dritten Therapiesitzung voraussagen, als wie nützlich sich diese Arbeit Monate und sogar Jahre später erweisen wird. Die in diesem Kapitel beschriebene Übung umfaßt eine Skala, die Sie für diesen Zweck benutzen können.

Ihr eigener Beitrag

Selbst bei bestmöglicher therapeutischer Betreuung müssen Sie selbst Ihren Beitrag leisten, indem Sie zu den Sitzungsterminen erscheinen, Neues ausprobieren, für Feedback offen sind und die Aufgaben, die Ihnen gestellt werden, ausführen. Ob Sie genesen, hängt letztlich von Ihnen selbst ab. Ihre Erfolgsaussichten sind aber wahrscheinlich größer, wenn Ihnen jemand zur Seite steht, dem Sie vertrauen und bei dem Sie das Gefühl haben, daß er Ihnen helfen kann. Investieren Sie in Ihre Heilung, indem Sie sich einen Therapeuten suchen, der gut zu Ihnen und Ihren speziellen Problemen paßt. Einige Menschen verwenden mehr Zeit auf die Suche nach einem für sie geeigneten Smartphone als auf die nach einem geeigneten Therapeuten.

Ihnen sollte auch klar sein, daß es insbesondere in einer langfristigen Therapie normal ist, wenn Patienten ihrem Therapeuten gegenüber die verschiedensten Gefühle entwickeln, wozu Bewunderung, Wut, Wertschätzung, Enttäuschung und Geborgenheit zählen können. Eine gute Therapie erschließt einen sicheren Ort, an dem Sie über solche Gefühle reden und dadurch Ihre Entwicklung fördern können.

Je stärker Ihre trauma- und suchtbasierten Probleme sind, um so wahrscheinlicher treten Ihre Beziehungsprobleme auch in Ihrer Beziehung zum Therapeuten zutage. Ein guter Therapeut hilft Ihnen, diese Muster zu erkennen und konstruktiv mit ihnen umzugehen.

✶ Erforschen Sie ... *Beurteilen Sie die Qualität Ihrer therapeutischen Beratung.*

Der Fragebogen auf den folgenden Seiten ist wissenschaftlich getestet und wird hier mit Genehmigung der Rechteinhaber wiedergegeben. Wenn Sie sich zur Zeit in einer Therapie befinden, können Sie den Test bezogen auf Ihren momentanen Therapeuten ausfüllen. Falls Sie sich nicht in einer Therapie befinden, aber bereit sind, sich auf eine Therapie einzulassen (was grundsätzlich eine gute Idee ist, denn je mehr Hilfe Sie erhalten, um so besser), könnten Sie sich ein wenig umschauen, verschiedene Therapeuten kennenlernen und dabei die Skala benutzen, um herauszufinden, mit wem von ihnen Sie am besten arbeiten sollten.

The Revised Helping Alliance Questionnaire – *Version für Klienten**

ANLEITUNG: Denken Sie gründlich über Ihre Beziehung zu Ihrem Therapeuten nach, und vermerken Sie aufgrund dieser Reflexion bei jeder der folgenden Aussagen, wie stark oder wie wenig Sie ihr zustimmen. Bitte nehmen Sie zu jeder Aussage Stellung.

Als *Therapeut* kann in diesem Zusammenhang jede Art von Berater oder professionellem Helfer gelten, der mit Ihnen Sitzungen durchführt, in denen über emotionale und andere Probleme gesprochen wird. Markieren Sie jeweils einen der Kästen, um den Grad Ihrer Zustimmung zu oder Ablehnung der jeweiligen Aussage anzugeben. Kümmern Sie sich zunächst nicht um die Zahlen; nach Abschluß der Einschätzung finden Sie eine Anleitung zur Auswertung Ihrer Antworten. Bedenken Sie auch, daß die Skala nicht Sie beurteilt (Ihre Probleme, Ihre Fortschritte). Im übrigen gibt es keine richtigen oder falschen Antworten.

---

* Von Luborsky et al. (1996). Abdruck mit Genehmigung der American Psychiatric Association.

Name des Therapeuten, den Sie beurteilen: ______________________

	starker Widerspruch	Widerspruch	leichter Widerspruch	leichte Zustimmung	Zustimmung	starke Zustimmung
1. Ich habe das Gefühl, ich kann mich auf meinen Therapeuten verlassen.	1	2	3	4	5	6
2. Ich fühle mich von meinem Therapeuten verstanden.	1	2	3	4	5	6
3. Ich habe das Gefühl, daß der Therapeut mir helfen will, meine Ziele zu erreichen.	1	2	3	4	5	6
4. Manchmal mißtraue ich dem Urteil des Therapeuten.	6	5	4	3	2	1
5. Ich habe das Gefühl, ich arbeite mit dem Therapeuten zusammen.	1	2	3	4	5	6
6. Ich glaube, wir haben ähnliche Vorstellungen über das Wesen meiner Probleme.	1	2	3	4	5	6
7. Ich respektiere die Ansichten des Therapeuten über mich im allgemeinen.	1	2	3	4	5	6
8. Die Verfahrensweisen, die mein Therapeut bei der Arbeit mit mir benutzt, sind für meine Bedürfnisse nicht gut geeignet.	6	5	4	3	2	1
9. Ich mag meinen Therapeuten als Person.	1	2	3	4	5	6
10. In den meisten unserer Sitzungen finde ich mit meinem Therapeuten gemeinsam eine Möglichkeit, an meinen Problemen zu arbeiten.	1	2	3	4	5	6
11. Die Art der Beziehung meines Therapeuten zu mir bremst den Fortschritt in der Therapie.	6	5	4	3	2	1
12. Zwischen mir und meinem Therapeuten ist eine gute Beziehung entstanden.	1	2	3	4	5	6

	starker Widerspruch	Widerspruch	leichter Widerspruch	leichte Zustimmung	Zustimmung	starke Zustimmung
13. Mein Therapeut scheint erfahren darin zu sein, Menschen zu helfen.	1	2	3	4	5	6
14. Ich möchte meine Probleme unbedingt lösen.	1	2	3	4	5	6
15. Durch den Austausch zwischen mir und dem Therapeuten kommen gute Resultate zustande.	1	2	3	4	5	6
16. Manchmal bleiben meine Gespräche mit dem Therapeuten ergebnislos.	6	5	4	3	2	1
17. Manchmal reden wir beide über die gleichen wichtigen Ereignisse in meiner Vergangenheit.	1	2	3	4	5	6
18. Ich glaube, der Therapeut mag mich als Person.	1	2	3	4	5	6
19. Manchmal wirkt der Therapeut distanziert auf mich.	6	5	4	3	2	1

AUSWERTUNG: Vergewissern Sie sich, ob Sie wirklich jede Frage beantwortet haben, und addieren Sie dann sämtliche markierten Zahlen. Das Ergebnis muß ein Wert zwischen 19 und 114 sein. Je höher der Punktwert, um so stärker fühlen Sie sich von Ihrem Therapeuten unterstützt. Ist der Wert, den Sie erreicht haben, hoch, ist das wunderbar. Ein Wert von 85 oder weniger Punkten deutet darauf hin, daß Ihre therapeutische Allianz nicht besonders gut ist (Sie haben dann kein besonders starkes Gefühl, daß Ihr Therapeut Ihnen hilft), und er legt nahe, daß Sie selbst noch aktiver werden müssen. Sie können dann versuchen, mit Ihrem Therapeuten über die Situation zu sprechen (was ich dringend empfehle), Sie können Menschen, denen Sie vertrauen, um Feedback bitten, und Sie können in diesem Kapitel weiterlesen.

Der Text dieses Tests wurde gegenüber dem Original wie folgt verändert: Statt von *Therapeut* und *Patient* ist hier von *Therapeut* und *Klient* die Rede. Und die Umkehrung der Bewertung von Antworten auf bestimmte Fragen wurde der Einfachheit halber in das Layout integriert. Außerdem wurde die Anleitung erweitert.

Bedenken Sie …

- *Jede therapeutische Beziehung hat bessere und schlechtere Phasen.* Manchmal ist eine Sitzung nicht besonders nützlich, oder Sie haben das Gefühl, mit Ihrem Therapeuten nicht im Einklang zu sein. Das ist normal und kann sogar die Entwicklung fördern. Eine schlechte therapeutische Allianz liegt erst bei einem entsprechenden dauerhaften Gefühl über den Charakter der Arbeit vor, nicht schon bei kurzem Abweichen vom gewohnten Verhaltensmuster.
- *Eine therapeutische Beratung kann warmherzigen und unterstützenden Charakter haben, sollte sich aber nicht wie eine Plauderei mit einem Freund anfühlen.* Die Arbeit sollte auf bestimmte Strategien konzentriert werden, auf die Erforschung wichtiger Lebensthemen, und die Aufmerksamkeit sollte auf tiefe Gefühle fokussiert sein. Wenn Sie in Ihren Therapiesitzungen ständig das Gefühl haben, daß die Gespräche zu oberflächlich bleiben oder geschwätzig sind, sollten Sie sich nach einem anderen Therapeuten umschauen.
- *Untersuchungen haben gezeigt, daß die Einschätzungen über die helfende Allianz von seiten der Klienten zuverlässiger Auskunft über Fortschritte geben als die Einschätzungen des Therapeuten selbst.* Vertrauen Sie also auf Ihre Einschätzung und Ihre eigenen Wahrnehmungen.
- *Lassen Sie sich von Menschen, denen Sie vertrauen, Feedback geben.* Wenn es bei Ihnen um Trauma und Sucht geht, könnten Sie Ihrer eigenen Sicht der Dinge mißtrauen und sich verwirrt fühlen. Bemühen Sie sich deshalb um Einschätzungen vieler anderer Menschen. Oder suchen Sie den Rat eines Experten für therapeutische Arbeit – was Sie allerdings in der Regel bezahlen müssen.
- *Schauen Sie sich um.* Wenn Sie verschiedene Therapeuten ausprobieren können, sollten Sie das tun und erst dann entscheiden, wen von diesen Sie als für Ihre persönliche Situation am besten geeignet halten. Wenn Sie Ideen für entsprechende Fragen suchen, dann lesen Sie noch einmal den Abschnitt »Zwölf Fragen, die Sie sich stellen sollten, wenn Sie Hilfe suchen« in Kapitel 9, »Finden Sie Ihren Weg«. Falls Sie zu einer Behandlung gezwungen worden sind (z. B. von einem Gericht), können Sie wahrscheinlich keinen Therapeuten nach Ihren Vorstellungen wählen. Aber selbst dann haben Sie manchmal die Möglichkeit, um einen Therapeutenwechsel zu bitten, sofern Sie in die Fortsetzung der Behandlung einwilligen.
- *Therapeuten sollten nie gegen die Ethikregeln ihres Berufsstandes verstoßen.* Dies betrifft jeden sexuellen Kontakt, außerdem Gesetzeswidrigkeiten wie Versicherungsbetrug oder Verstöße gegen ihre Schweigepflicht. Wenn Ihnen solche Vorfälle bekannt werden, können Sie sie der staatlichen Lizenzierungsbehörde melden. Initiiert ein Therapeut sexuelle Kontakte welcher Art auch immer, sollten Sie ihn umgehend meiden und sich anderswo um Hilfe bemühen.

- *Reden Sie mit Ihrem Therapeuten offen, wenn es um die Ausräumung in Ihrer Beziehung entstandener Probleme geht, aber setzen Sie dafür eine angemessene Frist.* Und setzen Sie die Arbeit mit einem Therapeuten nicht fort, weil Sie Schuldgefühle haben oder weil der Therapeut Sie emotional unter Druck setzt. Die therapeutische Arbeit soll *Ihnen* helfen; es ist nicht Ihre Aufgabe, die emotionalen Bedürfnisse des Therapeuten zu erfüllen.
- *Daß durch eine Therapie schmerzhafte Gefühle zutage gefördert werden und daß man sich dabei manchmal sehr unwohl fühlt, ist normal.* Das bedeutet nicht automatisch, daß etwas nicht in Ordnung ist. Ausschlaggebend ist vielmehr, ob Sie daran glauben, daß Ihr Therapeut Ihnen hilft, an diesen Dingen zu arbeiten.
- *Untersuchungen haben gezeigt, daß der Therapeut als Person wichtiger ist als die Art von Therapie, die er anbietet (der »Markenname«).* Sie haben jedoch das Recht zu erfahren, welchen therapeutischen Ansatz Ihr Therapeut nutzt, und darüber informiert zu werden, ob seine Wirksamkeit erwiesen ist (d. h., ob diese Therapie wissenschaftlich untersucht wurde).
- *Denken Sie daran, daß das* Helping Alliance Questionnaire *Ihre Wahrnehmung Ihrer Therapie beurteilt.* Sie können auch von Fragenkatalogen profitieren, die Ihre Sucht- und Traumaprobleme beurteilen, und so herausfinden, ob sich Ihr Zustand im Laufe der Zeit bessert.
- *Recherchieren Sie im Internet.* Informieren Sie sich, indem Sie nach Begriffen wie »helfende Allianz«, »einen guten Therapeuten finden«, »Wann ist ein Therapeut gut?« und »Wann erfüllt eine Therapie ihren Zweck?« suchen.
- *Lesen Sie mehr in diesem Buch.* Weitere Kapitel, in denen es um die Behandlung geht, sind: »Finden Sie Ihren Weg« (Kapitel 9), »Zwei Arten von Beratung bei Traumata« (Kapitel 33) und »Es ist ein medizinisches Problem – Sie sind weder verrückt noch faul noch schlecht« (Kapitel 4).

✧ Falls Sie sich zur Zeit in einer Therapie befinden, haben Sie dann in diesem Kapitel etwas gefunden, worüber Sie gern mit Ihrem Therapeuten sprechen würden?

✧ Können Sie mit Ihrem Therapeuten offen über jedes Thema reden? Wenn nicht, was könnte Ihr Vertrauen zu ihm stärken?

Stimmen Genesender

Karla – »Ich habe sie alle kennengelernt – die besten und die schlechtesten Therapeuten.«

»Ich habe die besten und die schlechtesten Therapeuten kennengelernt. Ich war schon als Teenager wegen mehrfachen Erlebens sexueller Gewalt und wegen einer Eßstörung und Alkoholabhängigkeit in Therapie. Einer meiner Therapeuten ist auf mich wütend geworden, als ich suizidal wurde. Er sagte immer: ›Benutzen Sie einfach die Coping-Skills, die Sie gelernt haben.‹ Er kapierte einfach nicht, daß ich die Coping-Skills benutzt hätte, wenn es mir möglich gewesen wäre. Wenn ich verzweifelt bin und mich in Selbsthaß ergehe, fällt es mir nicht immer leicht, Coping-Skills anzuwenden. Ich brauche dann Hilfe, um mich an die Coping-Skills zu erinnern und sie in solchen schwierigen Situationen benutzen zu können. Einige meiner Therapeuten waren sehr gut, allerdings habe ich von dieser Sorte deutlich weniger kennengelernt. Meine Favoritin, bei der ich einige Jahre in Behandlung war, war unglaublich gut. Ganz gleich, auf welches Problem ich zu sprechen kam, sie fand immer eine Möglichkeit, daran zu arbeiten. Sie half mir, Teile von mir, die gut waren, zu sehen, wenn ich selbst sie nicht sehen konnte. Bei ihr entwickelte ich das Gefühl, daß es Dinge gibt, die es wert sind, für sie zu leben. Wenn ich getriggert wurde und entsetzliche Erinnerungen an meine Verletzlichkeit in frühen Jahren und an den erlebten sexuellen Mißbrauch kamen, war sie geduldig, und wir arbeiteten an diesen Dingen, ohne daß sie mich jemals zu stark antrieb. Wenn ich Rückfälle hatte, blieb sie am Ball, wohingegen andere Therapeuten mir dann vorwarfen, ich sei nicht motiviert genug oder würde ›mich selbst sabotieren‹ (was auch immer das bedeuten mag). Sie brachte mir auch praktische Fertigkeiten bei, und das wirkte sich sehr positiv auf meinen Umgang mit dem Alltag aus. Sie konnte mir sehr gut zuhören. Ich habe die Erfahrung gemacht, daß gute Therapeuten empathisch sind und das, was ich zu ihnen sage, als meine Wahrheit akzeptieren. Andere filtern, was sie hören, durch ihre eigenen Lebenserfahrungen, statt auf das Gesagte einzugehen. Sie urteilen, statt zu verstehen.

Es ist wichtig zu wissen, daß eine therapeutische Beziehung viel Kraft birgt. Fühlte ich mich in einer Therapie nicht sicher, machte ich mir jedesmal Sorgen, ich könnte meinen Therapeuten verärgern oder müßte mich vor seinem Zorn oder seiner Gleichgültigkeit schützen. Ein Therapeut schrie mich ständig an. Niemand sollte sich mit einem Therapeuten, der brüllt, abgeben müssen. Auch formale Aspekte sind zu bedenken. Ich war in Kliniken, in denen ich entsetzlich gelitten habe, weil die Therapeuten nach sechs Monaten jeweils ausgewechselt wurden. Es ist schwer, immer wieder mit jemand Neuem anzufangen. Nur zu oft hatte ich das Gefühl, ich sei das Problem, wenn eine Therapie nicht gut lief. In diesem Kapitel wird sehr anschaulich demonstriert, daß sowohl der Patient als auch der Therapeut seinen Beitrag leisten muß. Auch der Fragebogen hat mir gefallen. Das ist eine wunderbare Hilfe, wenn man sich darüber klar werden will, wie man eine Therapie findet. Ich wünschte mir, ich hätte dieses Kapitel schon vor langer Zeit gelesen. Es ist nicht leicht, einen guten Therapeuten zu finden. Meiner Meinung nach gibt es davon nur wenige. Ich würde allen dringend raten, sich so lange umzuschauen, bis sie jemanden gefunden haben, dem sie wirklich vertrauen können.«

33 Zwei Arten von Beratung bei Traumata

Fürchte dich nicht davor, nur langsam zu wachsen.
Fürchte den Stillstand.
— Chinesisches Sprichwort

Eine Traumatherapie kann bei traumabedingten Problemen wahre Wunder wirken. Doch viele Menschen zögern, mit einer solchen Therapie zu beginnen, weil ihnen nicht klar ist, daß es verschiedene Möglichkeiten der Arbeit an einem Trauma gibt. Vielleicht werden Sie in diesem Kapitel etwas entdecken, das Sie überrascht.

✧ Wenn Sie Quizze mögen, sollten Sie jetzt oder nach dem Lesen des Kapitels das folgende Quiz ausprobieren. Aber lesen Sie in jedem Fall weiter …

1. »Traumatherapie besteht darin, daß Sie Ihre Traumageschichte (das, was passiert ist) ausführlich erzählen.«
   □ wahr □ falsch
2. »Sie müssen Ihr Suchtverhalten reduzieren, bevor Sie an einem Trauma arbeiten können.«
   □ wahr □ falsch
3. »Um völlig von Ihrem Trauma genesen zu können, müssen Sie Ihre Traumageschichte erzählen.«
   □ wahr □ falsch
4. »Wenn Sie sich bereit fühlen, Ihre Traumageschichte zu erzählen, sind Sie dazu bereit.«
   □ wahr □ falsch
5. »Sie können gleichzeitig an Sucht und Trauma arbeiten.«
   □ wahr □ falsch
6. »Nachdem Sie Ihre Traumageschichte erzählt haben, wird auch Ihre Sucht verschwinden.«
   □ wahr □ falsch
7. »Je intensiver die Traumatherapie, um so stärker werden Sie genesen.«
   □ wahr □ falsch

Die Antworten und entsprechende Erläuterungen finden Sie am Ende dieses Kapitels auf Seite 270 f.

Gegenwarts- und vergangenheitsfokussierte Traumaberatung

Die verschiedenen Arten von Traumatherapie lassen sich zu zwei Grundtypen zusammenfassen: *gegenwarts*fokussierte und *vergangenheits*fokussierte. Beide können nützlich sein, und es gibt auch Kombinationen.

Gegenwartsfokussierte Traumaberatung

> *Falle siebenmal, steh' achtmal auf.*
> — Zen-Weisheit

Gegenwartsfokussierte Traumatherapie ist eine praxisbezogene »How-to«-Behandlung, in der Sie Coping-Skills erlernen, die Ihnen helfen, mit aktuellen traumabedingten Problemen fertig zu werden.

Sie können lernen, mit Traumatriggern adäquat umzugehen, schädigende Beziehungen zu beenden, sich selbst mitfühlend zu behandeln, wenn traumabasierte Probleme auftauchen, Ihre Gefühle zu verändern, wenn diese zu stark werden oder zu schwach sind, Ihre Bedürfnisse zum Ausdruck zu bringen, damit sie erfüllt werden können, unzuträgliches Verhalten wie Sucht und Abhängigkeit zu verringern, besser für Ihren Körper zu sorgen, gute Beziehungen aufzubauen und neue Bedeutungen zu entwickeln, um traumabasierten Überzeugungen entgegenzuwirken (»Ich bin unzulänglich«, »Andere Menschen werden mich immer verletzen«). Sie erforschen, wie Ihr Trauma sich auf Ihr Leben in der Gegenwart auswirkt – auf Ihre Beziehungen, Ihr Denken und Ihr Verhalten – und verbessern Ihre Fähigkeit, auf eine für Sie und andere zuträgliche Weise mit Ihren Problemen fertig zu werden.

Ebenso wichtig ist, was in einer gegenwartsfokussierten Traumatherapie *nicht* geschieht. Sie werden darin *nicht* aufgefordert, Ihre Traumageschichte detailliert zu erzählen. Sie können, wenn Sie wollen, kurz etwas über die Art Ihres Traumas erzählen, aber Sie werden nicht dazu angehalten, sich intensiver mit schmerzhaften Details zu beschäftigen. Es geht um die großen Themenbereiche, nicht um die Einzelheiten: Sie könnten z. B. sagen: »Ich bin als Kind sexuell mißbraucht worden«, aber Sie werden nicht aufgefordert, in allen Einzelheiten zu schildern, was tatsächlich vorgefallen ist (wie oft es passiert ist, was Sie damals dabei empfunden haben usw.).

Es gibt verschiedene gegenwartsfokussierte Modelle der Traumatherapie, darunter meinen *Seeking-Safety*-Ansatz, die *Gegenwartszentrierte Therapie*, *Trauma*

Recovery and Empowerment Model (TREM), *Streßimpfungstraining, Kognitive Therapie, Imagery Rehearsal Therapy, Beyond Trauma* und *Trauma Affect Regulation: Guide for Education and Therapy.* Ein weiteres viel benutztes gegenwartsfokussiertes Modell, bei dem Coping-Skills eine wichtige Rolle spielen, ist die *Dialektisch-behaviorale Therapie,* die allerdings nicht für die Behandlung von Trauma und PTBS entwickelt wurde und deren Wirkung für diesen Anwendungsbereich auch bisher noch nicht untersucht worden ist (Marned, Korslund & Linehan 2014). Außerdem wurden die meisten gegenwartsfokussierten Modelle der Traumabehandlung nicht für Menschen mit Sucht- und Abhängigkeitsproblemen entwickelt und für diese Gruppe auch nicht getestet. Das am besten erforschte und am stärksten evidenzbasierte Modell für Menschen, die sowohl traumabasierte als auch suchtbasierte Probleme haben, ist *Seeking Safety* (*www.seekingsafety.org*; genaueres in »Substance Use Disorder and Trauma« in Najavits, Hyman, Ruglass, Hien & Read [2017], *Handbook of Trauma Psychology*; siehe Literaturliste).

Gegenwartsfokussierte Modelle sind nützlich für Menschen, die ihren Zustand verbessern, aber nicht oder zumindest noch nicht an massiven Traumaerinnerungen arbeiten wollen. Sie möchten lieber zunächst einmal lernen, mit ihrer gegenwärtigen Situation besser fertig zu werden. Gegenwartsfokussierte Behandlungsmodelle können sowohl als Einzeltherapie als auch im Gruppenrahmen genutzt werden, und sie eignen sich praktisch für jeden, weil ihr Einsatz nicht gefährlich ist.

Shelly beschreibt, wie Sie mit Hilfe des gegenwartsfokussierten Modells *Seeking Safety* an ihrem Trauma und ihrer Sucht gearbeitet hat: »Die Arbeit hat mir das Leben gerettet. Ich weiß nicht, wie ich es nachdrücklich genug ausdrücken kann. Sie hat meinem Leben eine völlig neue Orientierung gegeben. Es geht darum, daß *man selbst* für Sicherheit im eigenen Leben sorgt und daß das, was andere gerettet hat, *auch mich* rettete. Mir wurden meine Entscheidungen bewußt und welche konkreten Schritte ich selbst dann in die Wege leiten konnte, wenn ich das Gefühl hatte, nichts tun zu können. Mein Therapeut und ich arbeiteten an der Entwicklung vieler ungefährlicher Coping-Möglichkeiten: daran, in Beziehungen Grenzen zu setzen, besser für den eigenen Körper zu sorgen, zu lernen, um Hilfe zu bitten, sich zu verpflichten, auf die eigene Genesung hinzuarbeiten, Selbstmitgefühl zu entwickeln usw. Die Resultate stellten sich fast umgehend ein und weckten bei mir den Wunsch, mehr zu tun. Im Laufe der Zeit entwickelte sich bei mir der sprachliche Ausdruck, das Gefühl und das Erlebnis von Sicherheit. Mein Leben war so von Tragik und entsetzlichem Schmerz bestimmt, daß ich das Gefühl hatte, mich nie davon befreien zu können. Allmählich gelang es mir dann aber, mein Leben umzugestalten, Stein für Stein, und am Ende war das Ergebnis viel besser, als ich es jemals für möglich gehalten hätte. Ich empfinde jetzt Freude. Ich habe ein paar Menschen gefunden, die mich lieben. Und wenn Probleme auftauchen, sagt mir mein Bauchgefühl, daß es immer Möglichkeiten gibt, anders damit fertig zu werden als durch Drogenkonsum, Flucht in Phantasiewelten, Selbstverletzungen, übermäßiges Essen oder irgend etwas anderes, das ich früher in solchen Situationen getan habe. Ich glaube, die Therapie hat mir gegeben, was Kinder, die in gesunden Familien aufwachsen, automatisch bekommen – Dinge, die ich nie bekommen habe. Ich muß immer noch an meinen Problemen arbeiten und werde es wahrscheinlich mein ganzes Leben lang tun müssen; aber ich weiß nun, daß ich mich auf einem Weg befinde, auf dem ich mich weiterentwickle.«

Vergangenheitsfokussierte Traumaberatung

Um zur Heilung zu gelangen, mußt du erst dein Herz brechen.
— DOROTHY ALLISON

Wenn Sie mit einem vergangenheitsfokussierten Therapiemodell arbeiten, erforschen Sie Ihre Traumageschichte im Detail, um sie »durchzuarbeiten«. Sie lernen, traumabezogene Erinnerungen und Gefühle auszuhalten, bis ihre emotionale Macht über Sie schwindet. Sie trauern über die Vergangenheit und können dann Ihren Frieden mit ihr machen. Sie vergessen nicht, daß das Trauma geschehen ist, sind aber in der Lage, ein tieferes Gefühl des Akzeptierens zu erreichen, das Ihnen ermöglicht, über Ihr Trauma hinwegzukommen.

Vergangenheitsfokussierte Modelle der Traumatherapie existieren in vielen Varianten. Einige erfordern, die Traumageschichte laut zu erzählen, in anderen Fällen muß man sie aufschreiben, und in wieder anderen wird sie nur im Geiste erforscht, braucht also nicht ausgesprochen zu werden. Beim Eintauchen in Ihre Traumaerinnerungen werden Sie eventuell aufgefordert, auf Ihre Körperempfindungen oder auf für Sie mit dem Trauma verbundene Überzeugungen zu achten (z. B.: »Es war meine Schuld«). Sie können sich in der Therapie auch mit anderen Themen, die oft mit einem Trauma zusammenhängen, beschäftigen, beispielsweise mit Intimität, Macht oder Zum-Schweigen-Bringen. Manchmal werden Sie aufgefordert, in der Therapiesitzung oder zu Hause nach Dingen, die Sie an Ihr Trauma erinnern, Ausschau zu halten, beispielsweise wenn Sie einen Zeitungsartikel über das traumatische Ereignis lesen oder wenn ein Ort, den Sie aufsuchen, Sie daran erinnert. Einige Therapiemodelle benutzen Techniken wie Augenbewegungen von Seite zu Seite (EMDR), um die Verarbeitung eines Traumas zu unterstützen. Allen diesen Modellen gemeinsam ist ein Paradox: Als Patient werden Sie aufgefordert, sich erneut in schmerzhafte Erinnerungen zu begeben, um diese zu überwinden. Die meisten vergangenheitsfokussierten Traumatherapien sind Einzelbehandlungen; es gibt allerdings auch einige, die in einer Gruppe angewendet werden können.

Die vergangenheitsfokussierten Modelle, die im 19. Jahrhundert mit Sigmund Freud ihren Anfang nahmen, existieren mittlerweile unter vielen verschiedenen Namen: *Testimony Therapy, Eye Movement Desensitization and Reprocessing* (EMDR), *Expositionstherapien* (z. B. *Narrative Expositionstherapie, Prolongierte Expositionstherapie, Written Exposure Therapy*); *Virtual Reality Exposure Therapy, Cognitive Processing Therapy, Abreaktive Ego-State-Therapie, Accelerated Resolution Therapy* und *Emotional Freedom Techniques.*

Man sollte sich jedoch darüber im klaren sein, daß vergangenheitsfokussierte Modelle für Menschen entwickelt und auch hauptsächlich an diesen getestet wurden, die außer ihrem Trauma *keine* weiteren ernsten Probleme wie Sucht, Obdachlosigkeit, häusliche Gewalt, suizidale/gewalttätige Impulse, Kopfverletzungen, schwerwiegende physische oder psychische Krankheiten (etwa Psychosen oder Bipolare Störungen) haben. Vergangenheitsfokussierte Therapien wurden lange als für Menschen mit solchen zusätzlichen Problemen zu intensiv angesehen. In den letzten Jahren hat es einige Versuche gegeben, diese Modelle auch für die Arbeit mit Patienten, die außer an einem Trauma auch an einer Sucht leiden, zu nutzen; bisher liegen aber keine Studien vor, die auf bessere Resultate hindeuten, als sie durch emotional weniger intensive, gegenwartsfokussierte Modelle erzielt werden können. Da der gesamte Bereich allerdings noch ziemlich jung ist, kann man davon ausgehen, daß zukünftige wissenschaftliche Untersuchungen zur Klärung dieser Fragen beitragen werden. Bisher wurde zumindest bei einigen Patienten, die sowohl unter traumabedingten Problemen als auch unter Abhängigkeitsproblemen litten, festgestellt, daß sie von der Nutzung vergangenheitsfokussierter Modelle profitieren.

Daniel nutzte für die Behandlung von Trauma und Sucht ein vergangenheitsfokussiertes Modell mit Namen *Creating Change*: »Das Beste an dieser Therapie war, daß mir schon sehr früh klar wurde, daß ich die Werkzeuge, die mir zur Verfügung gestellt wurden, anwenden mußte. Es fiel mir schwer, mich auf meine vielen traumatischen Erlebnisse zurückzubesinnen, aber in der Therapie lernte ich, daß ich diese Ereignisse bisher mit dem Geist eines Zehnjährigen wiedererlebt hatte. Ich lernte, meine Traumata mit dem Geist eines 38-jährigen zu sehen. Dies veränderte meine Wahrnehmung des Mißbrauchs, den ich erlebt hatte, völlig, und ich wurde von Gefühlen der Scham und der Selbstverschuldung befreit. Die Arbeit ist sehr schwierig und schmerzhaft, und nur weil ich mich wieder besser fühlen will, schaffe ich es, die Strapaze durchzustehen. Die Auseinandersetzung mit meiner Vergangenheit und mit dem Substanzmißbrauch war nicht nur gut, sondern bewirkte auch, daß das Verlangen nach der Substanz schwächer wurde. Weil die PTBS den Substanzmißbrauch befeuert, ist es absolut sinnvoll, an beidem gleichzeitig zu arbeiten. Ich kann Ihnen gar nicht genug danken. Sie haben mir das Leben gerettet.« (Lisa Najavits: *Creating Change*. In: Ouimette & Read 2014)

Gegenwarts- und vergangenheitsfokussierte Traumatherapie kombinieren

Es kann sinnvoll sein, beide Arten von Therapie auszuprobieren (falls Ihnen das möglich ist) und sich dann für die Art zu entscheiden, die Ihnen als am besten geeignet erscheint. Sie können auch beide Arten kombinieren. Beispielsweise kann man mit einer gegenwartsfokussierten Methode beginnen und sich später einer vergangenheitsfokussierten zuwenden; Sie können aber auch mit beiden Arten gleichzeitig arbeiten (beispielsweise in Form einer gegenwartsfokussierten Gruppen- und einer vergangenheitsfokussierten Einzeltherapie).

Bisher gibt es noch kaum wissenschaftliche Studien über Kombinationen der beiden Ansätze. Einige Studien haben Modelle untersucht, die gegenwarts- und vergangenheitsfokussierte Elemente enthalten (*Brief Eclectic Psychotherapy*; *gleichzeitige Behandlung von PTBS and Substanzmißbrauch mit prolongierter Exposition*; *Skills-Training für Affektregulation und interpersonale Regulation/Exposition*; *Trauma-Management-Therapie*; *Dialektisch-behaviorale Therapie für PTBS*; *Resilienzorientierte Behandlung für PTBS*; *Integrierte kognitiv-behaviorale Therapie für PTBS und Alkoholmißbrauch*). Erstaunlicherweise liegen noch keine Belege dafür vor, daß die Kombination gegenwarts- und vergangenheitsfokussierter Elemente bessere Ergebnisse zu erzielen vermag als beide Ansätze einzeln. Auch zu dieser Thematik sind weitere Untersuchungen erforderlich.

Mehr ...

Beide Arten therapeutischer Arbeit erfüllen ihren Zweck

Einige halten vergangenheitsfokussierte Behandlungsmodelle für die beste Wahl, die wirksamsten oder gar für den »Goldstandard«. Und einige werden Ihnen unkorrekte Botschaften übermitteln wie: »Sie müssen Ihre Traumageschichte erzählen, um genesen zu können.« Viele Menschen glauben, weil vergangenheitsfokussierte Traumatherapie emotional intensiver sei als gegenwartsfokussierte, müsse sie auch bessere Resultate erzielen. Wissenschaftliche Untersuchungen haben jedoch gezeigt, daß sich die Resultate beider Behandlungsansätze nicht nennenswert unterscheiden. Sicher ist nur, daß Sie verschiedene Möglichkeiten haben und daß Sie unter diesen diejenige wählen sollten, die am besten zu Ihnen paßt.

In der Regel beginnt man am besten mit gegenwartsfokussierter Traumaarbeit

Experten für Traumatherapie vertreten übereinstimmend die Auffassung, daß *Sicherheit* in jeder Traumabehandlung oberste Priorität hat. Gegenwartsfokussierte Traumatherapie ist in der Regel für den Anfang zu empfehlen, damit die Entwicklung starker Coping-Skills sichergestellt ist. Dabei müssen Sie im Grunde lernen, zuerst die »Bremse« zu benutzen und erst danach aufs »Gaspedal« zu steigen. Dies gilt insbesondere, wenn Sie traumabedingte und suchtbedingte Probleme haben, wenn einer dieser beiden Problembereiche besonders stark ausgeprägt ist oder wenn Sie aktuell auch noch unter anderen ernsten Problemen wie Obdachlosigkeit, häuslicher Gewalt, suizidalen oder gewalttätigen Impulsen oder einer schweren psychischen Krankheit leiden. Auch Suchtbehandlungsprogramme stellen gegenwartsfokussierte Behandlungsmodelle in den Vordergrund, wobei sie sich auf Konzepte wie »ein Tag nach dem anderen« berufen, weiterhin den Aufbau von Unterstützungssystemen für die Genesung betreiben und das Erlernen neuer Bewältigungsfertigkeiten fördern, die an die Stelle von Suchtverhalten treten sollen.

Gehen Sie bei der vergangenheitsfokussierten Arbeit sorgfältig vor

Vergangenheitsfokussierte Traumatherapie kann nützlich sein, wenn Sie als Patient bereit sind, sich ihr auszusetzen, wenn Sie sich frei dafür entschieden haben und wenn Sie einen guten Therapeuten haben, der in dieser Art von Arbeit erfahren und ausgebildet ist und außerdem weiß, wie er das Tempo steuern muß. Trotzdem sind Schutzmaßnahmen erforderlich. Manchmal wird dieser Ansatz als »die Büchse der Pandora öffnen« bezeichnet, weil er sich mit schmerzhaften traumabedingten Erinnerungen und Gefühlen auseinandersetzt, die so stark sind, daß es Ihnen nicht möglich ist, damit fertig zu werden. Ziel ist ein ausgewogenes Gewahrsein des positiven und negativen Potentials vergangenheitsfokussierter Traumatherapie. Wenn bei Ihnen sowohl sucht- als auch traumabedingte Probleme vorliegen, sollten Sie dafür sorgen, daß Ihr Traumatherapeut sich auch mit den möglichen Auswirkungen von Traumaarbeit auskennt.

Vergangenheitsfokussierte Traumatherapie geht manchmal trotz bester Absichten des Therapeuten schief: Er kann zu starken Druck auf Sie ausüben, sich auf die Arbeit einzulassen; er kann von den Vorzügen seines Ansatzes zu überzeugt sein (»Das ist die einzige Möglichkeit zu genesen«); er kann versäumen, Sie am Ende einer Sitzung aus intensiven Emotionen in die Normalität zurückzugeleiten; ihm kann die Kenntnis von Möglichkeiten, etwas zu tun, wenn sich Ihre Situation verschlimmert, fehlen; er kann den Suchtaspekten Ihrer Situation zu wenig Aufmerksamkeit schenken; er kann zu wenig Zeit haben, Sie zu unterstützen (z. B. weil die Arbeit in einer offenen Gruppe stattfindet, statt im Rahmen regelmäßiger Therapiesitzungen); er kann vor Beginn der vergangenheitsorientierten Arbeit Ihre Eignung dafür nicht ausreichend überprüft haben; und er kann Sie dazu drängen, sich weiter zu bemühen, obwohl alles darauf hindeutet, daß der Ansatz bei Ihnen momentan nichts bewirkt.

Informieren Sie Ihren Therapeuten, wenn Sie das Gefühl haben, daß sich Ihre Situation während vergangenheitsfokussierter Traumaarbeit verschlechtert. Ein guter Therapeut reagiert auf solche Mitteilungen empathisch und hilft Ihnen, einen Plan für den Umgang mit der Situation zu entwickeln.

✶ Erforschen Sie ... *Quiz: Zwei Arten von Traumatherapie*

Nun folgen die Fragen und Antworten zu dem Quiz am Anfang des Kapitels.

1. »Traumatherapie besteht darin, daß Sie Ihre Traumageschichte (das, was passiert ist) ausführlich erzählen.«

   Falsch. Ob das zutrifft, hängt davon ab, für welche Art von Traumatherapie Sie sich entscheiden. Bei der gegenwartsfokussierten Traumatherapie brauchen Sie *nicht* in die Details Ihrer Traumageschichte zu gehen; bei der vergangenheitsfokussierten Traumatherapie hingegen ist das der Fall. Siehe hierzu die Beschreibung der beiden Arten von Traumatherapie früher in diesem Kapitel.

2. »Sie müssen Ihr Suchtverhalten reduzieren, bevor Sie an einem Trauma arbeiten können.«

   Falsch. Wenn es Ihnen gelingt, Ihr Suchtverhalten zu reduzieren, ist das wunderbar. Die vorliegenden wissenschaftlichen Untersuchungen zeigen jedoch, daß dies vor Beginn der Arbeit an traumabedingten Problemen nicht erforderlich ist, sofern es sich um gegenwartsfokussierte Traumaarbeit (die Entwicklung von Coping-Skills) handelt oder wenn ein vergangenheitsfokussiertes Modell zur Anwendung kommt, das für Menschen mit Suchtproblemen entwickelt wurde, oder wenn es sich um einen Kontext handelt, in dem die Suchtbehandlung eine zentrale Rolle spielt.

3. »Um vollständig genesen zu können, müssen Sie Ihre Traumageschichte erzählen.«

   Falsch. Einige Patienten profitieren davon, andere nicht. Viele genesen, ohne ihre Traumageschichte jemals erzählt und ohne auf die Vergangenheit fokussiert zu haben. Das Erzählen der Traumageschichte ist eine Möglichkeit, kein zwingendes Erfordernis.

4. »Wenn Sie sich bereit fühlen, Ihre Traumageschichte zu erzählen, sind Sie dazu bereit.«

   Falsch. Ob Sie bereit sind, hängt von vielen Faktoren ab, unter anderem davon, ob Sie stabil genug sind, um sich gefahrlos mit Ihrer Vergangenheit konfrontieren zu können, ob Ihr Therapeut für Sie geeignet ist und eine entsprechende Ausbildung hat und Sie über die erforderlichen Coping-Fähigkeiten verfügen. Viele unterschätzen, was diese Art von Arbeit auslösen kann, oder sie unterliegen der naiven Vorstellung, das bloße Ausplaudern oder Auskotzen ihrer Traumageschichte werde alle ihre Probleme lösen.

5. »Sie können gleichzeitig an Sucht und Trauma arbeiten.«

   Wahr. Bei Verwendung eines gegenwartsfokussierten Ansatzes oder wenn ein vergangenheitsfokussiertes Modell für die gleichzeitige Arbeit an Sucht und Trauma adaptiert wurde, kann man tatsächlich an beidem gleichzeitig arbeiten. Früher hieß es: »Bringen Sie zuerst einmal Ihre Sucht unter Kontrolle; danach beschäftigen wir uns mit Ihrem Trauma.« Heute ist es üblich geworden, von Anfang an beides gleichzeitig zu behandeln. Menschen mit trauma- und suchtbedingten Problemen wollen gewöhnlich an beiden Problembereichen gleichzeitig arbeiten. Dies belegen entsprechende Untersuchungen.

6. »Nachdem Sie Ihre Traumageschichte erzählt haben, wird auch Ihre Sucht verschwinden.«

   Falsch. Eine Sucht, und erst recht eine schwere, verschwindet gewöhnlich nicht allein aufgrund vergangenheitsfokussierter Traumaarbeit. Sie müssen auch direkt an der Sucht arbeiten. Bei einigen bessert sich die Suchtproblematik, wenn sie an Ihrem Trauma arbeiten (und das ist natürlich erfreulich), aber man kann nicht generell davon ausgehen, daß es sich so entwickelt.

7. »Je intensiver die Traumatherapie, um so stärker werden Sie genesen.«

   Falsch. Viele Menschen haben ein Bauchgefühl, daß dies wahr sein muß (»*No pain, no gain*«), aber uns liegen Untersuchungen vor, die eindeutig zeigen, daß es nicht zutrifft. Generell ist vergangenheitsfokussierte Traumatherapie emotional intensiver als gegenwartsfokussierte Traumatherapie, aber ihre Resultate sind gleichwertig.

Zu diesem gesamten Themenkomplex ist noch viel Forschungsarbeit erforderlich, und die Antworten auf das obige Quiz können sich ändern, wenn neue Studien zu anderen Ergebnissen gelangen. Versuchen Sie deshalb, auf dem Laufenden zu bleiben.

QUELLEN: Siehe Literaturliste, insbesondere Harned et al. (2014) und Najavits & Hien (2013).

✧ Welche Art von Traumatherapie sagt Ihnen mehr zu – gegenwartsfokussierte, vergangenheitsfokussierte oder eine Kombination beider Ansätze?

✧ Haben Sie verschiedene Arten von Traumatherapie ausprobiert? Welche davon war Ihnen am nützlichsten / am wenigsten nützlich?

STIMMEN GENESENDER

Sasha – »Es wirkt unglaublich befreiend.«

Sasha leidet unter starker PTBS und ist substanzabhängig. »Es ist so wichtig für mich zu hören, daß es zwei Vorgehensweisen gibt, daß man zwischen ihnen die Wahl hat und daß man sich nicht dazu gedrängt fühlen muß, dies oder jenes zu tun. Ich habe bei den Treffen der AA immer wieder Leute sagen hören: ›Ich gehe nicht mehr zur Therapie; sie wollen mich zwingen, über mein Trauma zu reden.‹ Fast alle meine Bekannten, die unter einer PTBS und einer Sucht leiden, haben das gesagt. Sie machen mit der Arbeit nicht weiter, weil sie glauben, sie müßten ausführlich über ihr Trauma berichten. Ich habe selbst beide Arten von Therapie ausprobiert, die gegenwartsfokussierte und die vergangenheitsfokussierte. Tatsächlich haben mir beide geholfen, und sie haben mein Leben wirklich verändert. Aber für die vergangenheitsfokussierte Arbeit braucht man jemanden, der sich sowohl mit der PTBS als auch mit dem Substanzmißbrauch gut auskennt. Eine Therapeutin hat zu mir gesagt: ›Sie müssen mir sagen, worin Ihr Trauma bestand; wenn Sie das nicht tun, wird sich Ihre Situation nicht bessern. Schildern Sie mir also genau, was Ihr Bruder an jenem Abend getan hat.‹ Daraufhin erzählte ich es ihr, und sie sagte: ›Das ist alles? Nach dem Gesetz ist das keine Vergewaltigung.‹ Daraufhin verschloß ich mich völlig. Was sie gesagt hatte, war genau das, was meine Mutter mir immer wieder gesagt hatte; aber diese Frau war eine Therapeutin. Danach habe ich gut zehn Jahre geschwiegen. Ich habe in dieser Zeit nie mehr über mein Trauma gesprochen, und ich habe weiter getrunken. Später entschloß ich mich, es doch noch einmal mit einer Therapie zu versuchen, und tatsächlich fand ich eine Therapeutin, die mir zusagte. Aufgrund meiner vorangegangenen Erlebnisse hatte ich aber das Gefühl, daß es in einer Therapie immer notwendig sei, über ein Trauma zu reden – daß man nicht darum herumkomme. Also erzählte ich der Therapeutin gleich alles, wodurch ich sofort getriggert wurde und in einen sehr üblen Zustand verfiel. Ich war völlig durch den Wind, und ich trank viel und fügte mir Schnittwunden zu. Die Situation uferte schnell derart aus, daß die Therapeutin nicht wußte, was sie tun sollte. Schließlich fand ich zum Glück einen Therapeuten, der sich sowohl mit der PTBS als auch mit Sucht auskannte. Wir begannen mit gegenwartsfokussierter Arbeit und gingen erst zu vergangenheitsfokussierter Arbeit über, als ich dazu bereit war, und dann dosierten wir diese Arbeit auch sehr stark, indem wir zwischen beiden Modi immer wieder hin und her wechselten. Meiner Meinung nach ist bei jeder Form von Traumatherapie das Wichtigste, daß ein Therapeut weiß, wie er seine Patienten sicher begleitet, und daß er sich mit Sucht- und Abhängigkeitsproblemen auskennen muß. Außerdem sollte er seine Patienten darauf hinweisen, daß sie ihre Traumageschichte *nicht* unbedingt zu erzählen brauchen; ob sie es tun oder nicht, hat nicht zwingend Einfluß auf die Verbesserung ihres Zustandes. Dies zu wissen empfinde ich als sehr befreiend.«

34 Was Verletzte zurückgeben können

Es gibt eine Weisheit, die führt ins Leid; doch es gibt auch ein Leid, das führt in den Wahn. In manchen Seelen gibt es einen Catskill-Adler, der es vermag, in die schwärzesten Schluchten hinabzustoßen, um sich dann wieder emporzuschwingen und in der sonnigen Weite dem Blick zu entschwinden. Und auch wenn er ewig in jener Schlucht kreist, so liegt sie doch hoch in den Bergen, so daß selbst im tiefsten Sturzflug der Adler der Berge noch über den Vögeln des Flachlandes schwebt, so hoch sie sich auch aufschwingen.
— Herman Melville, *Moby Dick* (Übersetzung M. Jendis, S. 659)

Die Genesung von Trauma und Sucht kennt keinen definierten Schlußpunkt. Wenn ein gebrochener Arm heilt, ist das irgendwann erledigt; man kann ihn wieder benutzen wie vor dem Bruch. Die Genesung von einem Trauma und einer Sucht jedoch wirken transformierend. Der Betroffene ist dann zwar immer noch er selbst, aber mit einem umfassenderen Empfinden seiner selbst, seines Platzes in der Welt oder seiner Verbindung zu anderen. Dieser Vorgang wird oft mit dem Härten von Stahl verglichen: Die Weisheit, die durch das Leiden entsteht, macht einen Menschen stärker und resilienter. Und genau deshalb können Sie auch die Heilung anderer fördern.

Sie können beschließen, anderen zu helfen, oder es nicht tun. Aber ganz gleich, welche Form Ihre Genesung annimmt, Ihre emotionalen Verletzungen können transformiert werden, und Ihre Genesung kann sich auch auf die Situation anderer positiv auswirken. Der Schriftsteller Pete Wilson hat es wie folgt formuliert: »Ja, verletzte Menschen verletzen andere Menschen. Aber ebenso gilt, daß freie Menschen andere Menschen freier machen.«

Die Gestalt des *verwundeten Heilers* existiert schon seit langer Zeit, in Form des Schamanen, des Mystikers, des heimischen Zauberers und des Medizinmannes. In neuerer Zeit ist dies eines der zentralen Themen der helfenden Berufe. Der Begriff des verwundeten Heilers wurde von C. G. Jung geprägt. Eine Untersuchung über Therapeuten, die von der Schottin Alison Barr durchgeführt wurde, ergab, daß sich die meisten von ihnen für diesen Beruf entschieden hatten, weil sie aufgrund eigenen Erlebens von Leid anderen Menschen helfen wollten.

Emotionale Verletzungen infolge eines Traumas oder einer Sucht können zu einem bevorzugten Weg zu Transformationen persönlicher wie gesellschaftlicher

Art werden, schreibt Oliver Morgan in seinem Buch *Thoughts on the Interaction of Trauma, Addiction, and Spirituality.* Auch Paul Levy hat in seinem Blog *Awaken in the Dream* sehr treffend beschrieben, worum es hier geht:

> Wir lösen uns aus der persönlichen Identifikation, die uns von anderen getrennt hat, und machen uns eine »neue« Rolle zu eigen, die eine umfassendere und weitere Identität erfordert, als würden wir speziell für uns geschneiderte neue Kleidung anziehen. … Wir stellen fest, daß wir wie Werkzeuge von einer größeren, unsichtbaren Hand bewegt werden, als würde sich etwas Gewaltiges, etwas viel Größeres als unser vorher imaginiertes Selbst, durch uns inkarnieren. Um dies erkennen zu können, brauchen wir einen offeneren und umfassenderen Sinn dessen, wer wir zu sein glauben und wer wir glauben, daß andere in Beziehung zu uns sind.

Der soziale Sinn, den Überlebende sich zu eigen machen, variiert und kann sowohl formeller als auch informeller Art sein. Einige werden Sponsoren in einem Zwölf-Schritte-Programm oder SMART-Recovery-Begleiter. Andere arbeiten ehrenamtlich in Krisenzentren für Vergewaltigte, in Obdachlosenunterkünften, bei Suizid-Hotlines, in Programmen für Kindesmißbrauch, in Frauenhäusern, Suppenküchen und anderen Einrichtungen, in denen viele Traumatisierte und Süchtige Hilfe suchen. Wieder andere werden Therapeuten, Ärzte oder Priester. Einige fühlen sich aufgrund spiritueller Überzeugungen berufen zu helfen, andere hängen keiner Religion an und sehen die Arbeit für andere Menschen als ihre Richtschnur an. Das Engagement für solche Hilfsangebote ist nicht nur ein Segen für die, denen geholfen wird, sondern wirkt sich auch positiv auf den eigenen Heilungsprozeß und die Weiterentwicklung der Helfenden aus. Vielen ist nicht klar, daß die Anonymen Alkoholiker auf der Grundlage dieses Prinzips gegründet wurden. Es war nicht beabsichtigt, eine Unterstützungsgruppe für Alkoholiker zu gründen, an die sich diese wenden konnten, um dort Hilfe zu *bekommen*, sondern es ging darum, daß sie als Betroffene selbst anderen Alkoholikern helfen sollten zu genesen. Es ging um die Verflochtenheit der Bemühungen um Genesung und die gegenseitige Hilfe bei der Transformation.

Die Ansätze zur Heilung von trauma- und suchtbedingten Problemen begann als von den Betroffenen selbst initiierte soziale Bewegung. Die AA wurden in den 1930er Jahren von Bill W. und Dr. Bob gegründet, zwei Alkoholikern, und wurde zu dem am weitesten verbreiteten Modell der Suchttherapie, das jemals entwickelt worden ist. Häusliche Gewalt und Kindesmißbrauch wurden hauptsächlich in Zusammenhang mit der Frauenbewegung der 1960er Jahre als ernstzunehmende Probleme erkannt und anerkannt. Die *Testimony-Therapie* entstand in den 1970er Jahren in Chile in

Reaktion auf die damals dort sehr verbreitete Folter und den Völkermord. Nach dem Vietnamkrieg bauten Kriegsveteranen eigene Veteranenzentren und »*Rap-Groups*« auf, um Traumata zu heilen, weil sie fanden, daß sich das Behandlungssystem der Veterans Administration nicht genug um diese Dinge kümmerte.

Trauma und Sucht repräsentieren in ihrer stärksten Ausprägung eine Sinnkrise: »Warum muß ich das durchmachen?« – »Wie konnten andere Menschen mich so behandeln?« – »Bin ich unzulänglich?« – »Bin ich allein in der Welt?« – »Gibt es für mich Grund zur Hoffnung?« – »Können Menschen gut sein?« Die Psychologen Oliver Morgan und Dusty Miller schreiben: »Die Genesung von Sucht und Trauma erfordert die Wiederherstellung der Hoffnung … ein Sinngefühl, die Neubelebung von Beziehungen, und die ›Schaffung einer neuen Ehrfurcht vor dem Leben in Verbindung mit einem sozialen Sinngefühl‹ sind ebenfalls sehr wichtig.«

Aber der verwundete Heiler ist sowohl stark als auch verletzlich. Heiler können sich übernehmen, wenn sie von ihrer Mission so getrieben werden, daß sie ihre eigenen Bedürfnisse nach Ruhe und freier Zeit ignorieren. Mit anderen Menschen zusammenzutreffen, die unter Trauma und Sucht leiden, kann triggernd wirken und einen Rückfall auslösen. Manchmal werden Heiler von den Problemen derjenigen, denen sie helfen, »infiziert«. Anderen wirklich zu helfen bedeutet, daß man auch mit der Arbeit an der eigenen Genesung fortfahren muß.

✧ Würde es Sie interessieren, anderen zu helfen?

✧ Wie könnte es Ihre eigene Genesung unterstützen, wenn Sie anderen helfen?

Stimmen Genesender

Craig – »Ich hatte selbst Kampfstiefel an.«

Craig diente im Vietnamkrieg in der Armee, wurde schwer verletzt, entwickelte daraufhin eine PTBS und wurde alkoholsüchtig. Nachdem er an seiner eigenen Genesung gearbeitet hatte, wurde er Sozialarbeiter und schließlich Teamleiter in einem Zentrum der Veterans Administration. »Ich kann eine Menge zurückgeben, weil ich an mir selbst gearbeitet habe. Ich habe eine Behandlung wegen meiner PTBS hinter mir; ich war viele Jahre bei den AA und bin jetzt seit über 20 Jahren trocken; ich habe das Gefühl, daß ich aufgrund dieser Vorerfahrungen ein ausgezeichneter Heiler sein kann. Ich kenne mich mit den Problemen von Veteranen aus und habe viel Empathie ihnen gegenüber. Weil ich selbst an Kämpfen teilgenommen habe, weiß ich genau, worum es bei ihnen geht. Als verwundeter Heiler und als Vietnamveteran bin ich für sie glaubwürdig. Ich kann ihnen Dinge sagen, die andere Behandler ihnen niemals sagen könnten, weil ich selbst Kampfstiefel an hatte. Ich bin sehr humorvoll und traue mich, alles zu sagen, was mir als wichtig erscheint, und die Kameraden lachen sich tot; sie verstehen, was ich ihnen mitteilen will. Wenn jemand anderes das gleiche versuchen würde, der nicht selbst an Kämpfen teilgenommen hat oder keine eigenen Erfahrungen mit Substanzmißbrauch hat, würde das nicht genauso gut wirken. Sie zollen mir eine Menge Respekt, weil ich den Schmerz, den sie ertragen, kenne.

Wir verwundeten Heiler können für diese Menschen auch sehr gute Modelle sein, insbesondere für einige der jüngeren, die aus dem Irak und aus Afghanistan zurückgekommen sind. Wenn sie mich sehen, einen Siebzigjährigen, sagen sie: ›Na, Alter, vielleicht kann ich ja auch so alt werden wie du.‹ Ich erinnere mich noch gut, daß ich, als ich aus Vietnam zurückkam, nicht geglaubt hätte, daß ich so lange leben würde. Dies zu sehen gibt ihnen Hoffnung – das Gefühl ›Auch ich kann heilen‹. Wir beobachten, wie diese Kerle genesen; wir beobachten, wie diese einsamen und hilflosen Veteranen ein Gemeinschaftsgefühl entwickeln und sich ihre Gruppe wie beim Militär aufbauen. Darin fungiere ich als befehlshabender Offizier, und sie alle haben ihre besonderen Kumpels in der Gruppe. Weil ich ähnliches wie sie erlebt habe, kann ich ihnen sehr nützlich sein. Ich erzähle ihnen, wie es mir gelungen ist, mit meinem Leben und meiner Vergangenheit zurecht zu kommen.

Auch für meine eigene Genesung spielt das eine wichtige Rolle. Das Leben ist für mich zu einer wunderschönen Form des Dienens geworden. Es bekam für mich einen wirklichen Sinn, als ich anfing, anderen zu helfen. Es geht dabei um Ehrlichkeit, so wie es der vierte Schritt der AA beschreibt, der sich auf die furchtlose Suche nach Heilung bezieht. Das ist meiner Meinung nach eine der Voraussetzungen, die ein Heiler unbedingt erfüllen muß – er muß jene Ehrlichkeit haben, die das genaue Gegenteil der pathologischen Symptome ist. Wenn Sie Probleme mit suchterzeugenden Substanzen oder mit einer PTBS haben, lügen Sie sich selbst an. Deshalb ist einer der ersten Schritte auf dem Weg zur Heilung Ehrlichkeit. Dieses Buch kann Ihnen helfen, sich selbst nicht mehr anzulügen, weil Sie sich darin gespiegelt sehen: ›O ja, das bin ich, und ja, das tue ich auch.‹ Dies kann Klienten helfen, sich nicht davor zu fürchten, sich so zu zeigen, wie sie tatsächlich sind, sich also verletzlich zu machen. Das wurde in diesem Buch wunderbar realisiert. Als ich es las, dachte ich: ›Das ist wunderbar!‹«

35 »Wir alle liegen in der Gosse, aber einige von uns sehen die Sterne«

Das obige Kapitelzitat stammt von Oscar Wilde, einem irischen Schriftsteller des 19. Jahrhunderts, der unter Traumatisierung und Alkoholismus litt.

Auch wenn dieses Buch sich seinem Ende nähert, hört die Genesung damit nicht auf. Der Begriff Genesung hat viele verschiedene Bedeutungen, aber eine der tiefsten ist, daß man dabei zu lieben lernt, wer man *wirklich* ist. Das kann einschließen, einen inneren Anteil zu lieben, der tiefer reicht als Ihr Trauma und Ihre Sucht (jenes zeitlose Selbst, das unter der Oberfläche immer vorhanden ist); sich selbst zu lieben, weil man überlebt hat, als derjenige, der man noch werden kann; zu lieben, daß man noch ein Leben vor sich hat. Charlotte Kasl, eine Spezialistin für Suchterkrankungen, sagt: »Menschen können ihre Sucht aus Furcht aufgeben, aber sie heilen aus Liebe.«

Wie sieht das in der Praxis aus? Es bedeutet: Wenn Sie einen Fehler machen, finden Sie eine Möglichkeit, sich selbst zu vergeben, aber Sie bemühen sich auch, den Fehler nicht zu wiederholen. Es bedeutet, daß Sie, wenn Sie das Bedürfnis verspüren, Impulsen zu folgen, sich einer Sucht hinzugeben, sich freundlich, aber bestimmt aus dieser Gefahr herausmanövrieren. Es bedeutet auch, daß Sie, wenn Sie anfangen, »sich selbst zu verprügeln«, sich dabei erwischen und sich daran hindern, weil Sie erkennen, daß dies keine gütige (oder produktive) Art, ein Verhalten zu verändern, ist. Es bedeutet weiterhin, daß Sie sich um Ihren Körper und Ihre Umgebung kümmern. Es bedeutet auch, daß Sie sich selbst loben, wenn Sie etwas gut gemacht haben, und daß Sie sich ehrliches Feedback geben, wenn Sie etwas nicht so gut gemacht haben. Es bedeutet, daß Sie das vollständige Spektrum der Gefühle zulassen, einschließlich Wut, Traurigkeit, Enttäuschung, Verletztheit und Furcht. Es bedeutet, danach zu streben, sich selbst zu respektieren, zu erkennen, daß Sie selbst bei allem, was Sie getan haben, und allem, was Sie erlebt haben, einen wertvollen essentiellen Kern haben. Es bedeutet auch, daß Sie selbst dann, wenn andere Ihnen nicht glauben, sich selbst glauben. Es bedeutet, daß Sie persönliche Mängel durch sanfte Ermutigung zu überwinden versuchen. Es bedeutet, daß Sie, wenn Sie wütend werden, zwar Ihren Gefühlen zuhören, sie aber nicht ausleben. Es bedeutet, daß Sie emotional sich selbst nahe kommen, der zweischneidigen Natur Ihrer Eigenarten gewahr. Es bedeutet, daß Sie sich lieben, auch wenn Sie Ihre Schwächen nicht lieben möchten. Es bedeutet, daß Sie danach streben, sich selbst und andere klar zu sehen und diesem Wissen gemäß handeln. Es bedeutet, daß Sie sich an hohen Werten orientieren.

Diese Art von Liebe ist kein Narzißmus – sie bedeutet nicht zu glauben, daß alles, was Sie tun, großartig ist oder daß Sie eine besondere Behandlung verdienen. Es geht darum, Möglichkeiten zu finden, sich selbst zu ermutigen, damit Sie ein besseres Leben für sich schaffen können. Es erfordert auch nicht, daß jemand anderes Sie liebt. Je mehr Selbstliebe Sie gedeihen lassen, um so wahrscheinlicher werden andere sich zu Ihnen hingezogen fühlen und helfen, Ihre besten Seiten zu unterstützen.

Diese Bestrebungen finden nie ein Ende, sondern verstärken einander, während Sie in die Zukunft gehen, gleichzeitig mit all den Realitäten des Lebens, seinem Auf und Ab, seinen Härten und Schmerzen.

✶ Erforschen Sie ... *Und Sie?*

Wie weit sind Sie mit Ihrer Genesung gekommen? Wohin sind Sie auf dem Weg? Beantworten Sie alle folgenden Fragen, die Sie beantworten wollen, in den Leerzeilen.

- Ich habe akzeptiert ______________________________

  ____
- Ich habe immer noch Fragen bezüglich ______________________________

  ____
- Ich möchte mehr ______________________________

  ____
- Ich bin besonders stolz auf ______________________________

  ____
- Ich weiß, ich muß ______________________________

  ____
- Auch wenn niemand sonst es merkt, ich weiß über mich selbst, daß ______________

  ____
- Meine Genesung ist wichtig, weil ______________________________

  ____
- Am dringendsten stärken möchte ich ______________________________

- Am dringendsten loslassen möchte ich ______________________________

  ____

- Menschen, die bei mir etwas Wichtiges bewirkt haben, sind ______________

  ____

- Ich habe Hoffnung entwickelt bezüglich ____________________________

  ____

- Ich kann meine traumabezogenen Probleme noch besser heilen, wenn ich ______

  ____

- Ich kann meine suchtbezogenen Probleme noch besser heilen, wenn ich ______

  ____

- Zur Förderung meiner Genesung sollte ich jeden Tag ___________________

  ____

- Ich fühle mich inspiriert durch _________________________________

  ____

- Ich glaube, daß ich glücklich sein kann, wenn ich _____________________

  ____

- In diesem Buch hat mir am meisten geholfen _________________________

  ____

- Der beste Rat, den ich mir selbst jetzt geben kann, lautet _______________

  ____

- Meine besten Coping-Skills sind ________________________________

  ____

- Meine Lieblingszitate aus diesem Buch sind _________________________

  ____

- Mir ist bewußt geworden, daß __________________________________

  ____

- Es ist mir gelungen, in Liebe zu wachsen in Richtung __________________

  ____

✧ Was können Sie als Nächstes tun, um Ihre Genesung weiter zu fördern?

STIMMEN GENESENDER

David – »Die Genesung umfaßt viele Neuanfänge.«

»Die Genesung ist nichts, was man ein für alle Male erreicht, und damit hat es sich. Die Genesung ist fließend, dynamisch, vielfältig – Genesung ist Leben. Genesung ist möglich, aber man muß sie leben, kann sie nicht wie ein Ziel, eine Art Endpunkt erreichen. Sie umfaßt viele Neuanfänge. Ein Beispiel dafür, wie weit ich damit gekommen bin: Meine Frau Nora und ich mußten unseren Greyhound Winston vor einem guten Monat einschläfern lassen. Nachdem wir aus einem Urlaub mit Winston zurückgekommen waren (er hat uns fast überallhin begleitet), wurde er krank. Der Schmerz, den ich empfinden konnte, die Verletzlichkeit, die ich vor Nora und mit Nora zusammen zeigen konnte, die Tränen, die ich vergießen konnte, die Furcht, die ich an dem Tag, an dem wir ihn in die Klinik brachten, zulassen konnte – nichts von alldem wäre ohne meine Genesung möglich gewesen. Daß ich in der Lage war, mit Winston und Nora zusammen zu sein und den Hund bei seinem letzten Atemzug zu trösten und anschließend Nora zu trösten, war wunderschön – zwar schmerzhaft, aber auch sehr schön. Nachdem ich mit Nora gemeinsam durch diesen Schmerz hindurchgegangen war, wurde unsere Beziehung stärker. Freitag werde ich mit Nora nach Norden fahren, um von dort einen Greyhound mit Namen Jake zu uns zu holen, den wir vorige Woche kennengelernt haben. Das Leben geht weiter – Nora und ich lieben Hunde, und der Greyhound Jake braucht ein Zuhause und viel Liebe. Die Tiefe unseres Leidens entspricht der Tiefe unserer potentiellen Freude, und in der Transformation entsteht Sinn. Das Vertrauen wird stärker, wenn die Nacht zum Tag wird. Das haben Sie mir beigebracht.«

A Anhang: Wie andere helfen können

Familienangehörige, Freunde, Partner, AA-Sponsoren, Berater

Denn im Grunde, und gerade in den tiefsten und wichtigsten Dingen, sind wir namenlos allein, und damit einer dem andern raten oder gar helfen kann, muß viel geschehen, viel muß gelingen, eine ganze Konstellation von Dingen muß eintreffen, damit es einmal glückt.

— Rainer Maria Rilke, Briefe an einen jungen Dichter

Möchten Sie jemandem helfen, der Probleme wegen eines Traumas oder einer Sucht hat?

Dieser Anhang ist als Hilfe für solche Helfer gedacht. Sie könnten beispielsweise ein Partner eines Betroffenen, ein Mitglied seiner Familie, ein Freund, ein Berater oder ein Zwölf-Schritte-Sponsor sein. Vielleicht ist dies Ihr erster Versuch, jemandem in solch einer Situation zu helfen, oder Sie haben schon damit begonnen und wünschen sich ein wenig Anleitung für die weitere Arbeit. Sie könnten aber auch verzweifelt sein, weil der Mensch, dem Sie helfen wollen, immer wieder Rückfälle hat, Sie abblitzen läßt, oder weil Sie sich davor fürchten, was als nächstes passieren könnte, beispielsweise ein Suizid oder ein Gewaltausbruch.

Ganz gleich, wie Sie sich engagieren mögen, Sie können für eine Person mit trauma- oder suchtbedingten Problemen äußerst wichtig sein und sogar ihr Leben retten.

Kristin ist 21 Jahre alt. Sie hat in ihrer Highschool-Zeit mit Drogen experimentiert, wurde aber erst ernstlich süchtig, nachdem Sie während eines Rave-Konzerts sexuell mißbraucht worden war. »Ich staune, wie meine Eltern mir beigestanden haben. Sie wußten nichts von der Vergewaltigung; ich konnte es ihnen nicht erzählen; mir wurde schon übel, wenn ich nur daran dachte. Aber sie sahen, daß es mir immer schlechter ging: Meine Zensuren wurden schlecht, und mir war mehr oder weniger alles gleichgültig. Sie fanden Pillen in meiner Tasche und brachten mich zu einer Behandlung. Dort erzählte ich zum ersten Mal jemandem von der Vergewaltigung, und es war der Beginn meiner Genesung. Meine Eltern hatten gesehen, was ich brauchte, bevor ich in der Lage gewesen wäre, es zu erkennen.«

Dilemmas

Wenn man einem Menschen mit trauma- und suchtbedingten Problemen helfen will, sieht man sich mit vielen Dilemmas konfrontiert:

- Sie müssen präsent sein, ohne zudringlich zu werden.
- Sie müssen wissen, was Sie tun können, wenn die hilfsbedürftige Person Sie oder Ihre Familie in eine negative Stimmung versetzt.
- Sie müssen mit Leugnen umgehen können.
- Sie müssen entscheiden, ob Sie die Person zuerst »ganz unten ankommen« lassen sollten.
- Sie müssen wissen, wann Sie einen Rat geben und wann Sie Abstand nehmen sollten.
- Sie müssen entscheiden, wie Sie reagieren, wenn die Person wütend oder gewalttätig wird.
- Sie müssen wissen, was Sie mit Ihren eigenen Gefühlen tun können, insbesondere wenn Sie selbst eine Trauma- oder Suchtvorgeschichte haben.
- Sie müssen gütig sein können, ohne destruktive Muster zu verstärken.

Brock beschreibt, wie es war, mit seiner stark alkoholabhängigen Frau umzugehen: »Sie log ständig über ihre Trinkgewohnheiten. Sie widersetzte sich jeder Veränderung. Ich habe sie zu unterstützen versucht und war freundlich zu ihr. Ich liebte sie wirklich und wollte ihr glauben können. Ich gab ihr jede Gelegenheit, aber sie vermasselte es immer wieder. Wenn ich ihren Absichten mißtraute, reagierte sie gekränkt und verletzt, weil ich an ihr zweifelte. Ich konnte praktisch nichts tun. Ich wollte sie nicht verlassen, aber nach einer Weile verspürte ich doch das Bedürfnis, genau dies zu tun, um mit all den Problemen, die ich mit ihr hatte, nichts mehr zu tun zu haben. Die Situation veränderte sich an einem Abend, an dem ich sehr wütend war, weil sie ihren Job verloren hatte. Ich sagte zu ihr, sie müsse nun ausziehen. Wir kamen überein, daß sie einen Entzug machen sollte. Das war zwar keine gute Erfahrung für sie, aber dadurch ist sie zu den AA gekommen. Dort war sie auch schon vorher gewesen, aber damals hatte es bei ihr nicht »gefunkt«. Diesmal fand sie ein paar »coole« Leute, denjenigen ähnlich, mit denen sie vorher getrunken hatte. Sie freundete sich nicht einmal mit ihnen an, aber die Verbindung zu ihnen war stark genug, um sie dazu zu bringen, sich wirklich auf die AA einzulassen. Es war für sie, als hätte sie Menschen von ihrem eigenen »Stamm« gefunden, und es hat ihr das Leben gerettet.

Wenn ich zurückschaue, kann ich nur feststellen, daß ich nach einem bestimmten Selbstbild süchtig war. Ich brauchte es, mich als eine liebevolle, großzügige Person sehen zu können und als jemand, der nicht feige ist; ich mußte das Gefühl haben können, daß ich, wenn ich das Richtige täte, mit der Situation fertig werden könnte. Aber ich war völlig verstrickt. Die Wahrheit ist, daß ich mich vor meiner Frau fürchtete. Mir wurde klar, daß man einen anderen Menschen nicht kontrollieren kann und daß man das Resultat einer Zusammenkunft nicht nach den eigenen Vorstellungen beeinflussen kann, so sehr man dies auch versuchen mag. Ich mußte mich von meinen Illusionen lösen. Ich mußte in der Lage sein, die Realität so zu sehen, wie sie wirklich war. Sie dazu zu bringen, sich Hilfe zu suchen, war für mich sehr schwierig. Als es mir gelang, die Wahrheit über sie und mich zu akzeptieren, konnte ich ihr endlich sagen, was ich sagen mußte.«

Es gibt keine einfachen Antworten, aber es geht darum, etwas zu finden, das mit hoher Wahrscheinlichkeit zum Erfolg führen wird. Auch wenn Sie die besten Absichten haben mögen, kann es sein, daß die Hilfe, die Sie anbieten, nicht von Nutzen ist oder die Genesung sogar unterminiert. Lesen Sie weiter, um herauszufinden, wie Sie Ihre Energie am besten investieren. Und markieren Sie beim Lesen alle Ideen, die Sie ausprobieren wollen.

Die Prinzipien, die in diesem Kapitel erläutert werden, können für viele verschiedene Menschen von Nutzen sein. Jemand, dem Sie zu helfen versuchen, kann nur eine Sucht, nur traumabedingte Probleme oder beides gleichzeitig haben. Der Hilfsbedürftige kann ein problematisches Verhalten (was weniger schwerwiegend ist) oder eine voll ausgeprägte psychische Störung (was ernster ist) haben. Er kann zusätzlich noch unter anderen Problemen leiden, beispielsweise finanzielle Schwierigkeiten haben, obdachlos sein, eine körperliche Krankheit oder Probleme mit dem Gesetz haben. Er kann eine Sucht wie Substanzkonsum oder deren viele haben – etwa Substanzmißbrauch oder multiplen Substanzmißbrauch, Spielsucht, Sexsucht, Pornographiesucht oder Kaufsucht. Mehr zu dieser Thematik finden Sie in Kapitel 4, »Es ist ein medizinisches Problem – Sie sind weder verrückt noch faul noch schlecht«.

Wenn Sie dieses Buch um Ihrer eigenen Genesung willen lesen, ...

können Sie diesen Anhang jemandem in Ihrem Lebensumfeld geben. Suchen Sie sich aber eine Person aus, bei der Sie sich sicher fühlen, jemanden, der

- Sie momentan nicht schädigt,
- zur Zeit nicht selbst mit einer starken Sucht kämpft,
- einigermaßen stabil ist,
- die besten Absichten verfolgt.

Wenn es in Ihrem Leben niemanden gibt, bei dem Sie sich sicher fühlen, können Sie immer noch Hilfe bei einem Therapeuten, einem Zwölf-Schritte-Sponsor oder einem anderen institutionellen Helfer bekommen.

Außerdem können Sie dieses Kapitel allein lesen und so mehr darüber erfahren, wie andere Menschen Ihre Bemühungen um Genesung unterstützen können.

Ein Anfangspunkt: Zwei Fragen für Helfer

Denken Sie über die beiden folgenden Fragen nach. Ganz gleich, wie Ihre Antworten lauten, können Sie danach in jedem Fall den Rest dieses Anhangs lesen und verschiedene Möglichkeiten zu helfen erforschen. Falls Sie allerdings zu einer der beiden Fragen oder sogar zu beiden »nein« sagen, sollten Sie vorsichtig sein. Ein Grundprinzip des Helfens lautet: »*Vor allem schade nicht.*« Das bedeutet, daß es manchmal besser ist, einen Schritt zurückzutreten und nichts zu tun, als überstürzt einzugreifen und etwas zu tun, das Schaden verursachen könnte. Ihr ehrliches Selbstgewahrsein ist der Ausgangspunkt.

Frage 1: *Sind Sie in Ihrem Leben an einem Punkt, an dem Sie jemand anderem helfen können?*

Es gibt die Spruchweisheit »Man kann anderen nichts beibringen, was man nicht selbst schon weiß.« Sie müssen der Person, der Sie zu helfen versuchen, mindestens einen Schritt voraus sein – und stabiler sein als sie. Wenn Sie sich selbst in einem Genesungsprozeß befinden, ist das kein Problem, sofern dieser schon seit einem Jahr oder länger im Gange ist. Wenn Sie aktuell unter einer starken Sucht leiden, traumabedingte Probleme, eine psychische Krankheit oder starken Streß im Leben haben – etwa wegen einer Scheidung oder weil Sie Ihre berufliche Position verloren haben –, müssen Sie sich wahrscheinlich zuerst um sich selbst kümmern. Ihr lebendiges Beispiel für Stabilität ist wirkmächtiger, als Worte es sein können: Zeigen Sie es, sagen Sie es nicht nur. Wenn Sie zunächst selbst Hilfe brauchen, dann teilen Sie das der Person, der Sie helfen wollen, ausdrücklich mit. Sie können ihr dann immer noch praktische Hilfe anbieten, indem Sie beispielsweise Telefonanrufe für sie erledigen oder sie irgendwo hinfahren; aber Sie sollten nicht versuchen, auf emotionaler Ebene zu intervenieren.

Frage 2: *Ist Ihre Beziehung zu der Person, der Sie zu helfen versuchen, gut genug?*

Ihre Beziehung zu der Person, der Sie helfen wollen, muß so stark sein, daß diese Ihren Motiven traut und Sie zumindest während eines Teils der Zeit hört. Wenn es zwischen Ihnen und der Person häufig zu Auseinandersetzungen kommt, Sie sich zu oft voneinander entfernen oder zuviel Mißtrauen vorhanden ist, können Sie nicht helfen und im Gegenteil sogar zusätzlichen Schaden verursachen. Die Person, der Sie helfen wollen, könnte dann ausagieren und das Gegenteil von dem tun, was Sie ihr empfehlen, einfach um Sie zu ärgern. Sie kann auch einen Machtkampf mit Ihnen beginnen, um zu beweisen, daß Sie Unrecht haben (»Ich brauche niemandes Hilfe«). Oder sie äußert sich über Ihre Vorschläge zwar zustimmend, verhält sich aber nicht entsprechend (»Klar, ich werde zu den AA gehen, aber diese Woche nicht«).

Ihre Beziehung ist wie eine Eisdecke, die so stabil sein muß, daß Sie mit der anderen Person darauf »gehen« können, ohne daß einer von Ihnen einbricht. Dazu muß in der Beziehung positive Energie aktiv sein. Sie müssen einander schätzen. Das Wohl der anderen Person ist Ihnen wichtig, und Sie gehen offen miteinander um. Sie können trotz unterschiedlicher Meinungen respektvoll sein. Sie können Konflikte lösen, ohne physische oder emotionale Gewalt aufzubieten.

Zu wichtigen Veränderungen kommt es oft aufgrund einer guten Beziehung. Vielleicht können Sie für den Menschen, dem Sie helfen wollen, solch eine Präsenz sein.

Als professioneller Helfer sollten Sie Ihren Klienten bitten, das *Helping Alliance Questionnaire* in Kapitel 32 (»Einen guten Therapeuten finden«) auszufüllen. Eine starke Allianz erhöht nachweislich die Chancen des Behandlungserfolgs.

Wie Sie helfen können

Lernen Sie möglichst viel über Trauma und Sucht

Je besser Sie über Trauma und Sucht informiert sind, um so besser können Sie Betroffenen helfen. Sie werden vielleicht überrascht sein zu hören, daß ...

- nichts über eine Suchtpersönlichkeit bekannt ist;
- Menschen von einem Trauma genesen können, ohne die schmerzhafte Traumageschichte detailliert zu schildern;
- Menschen selbst dann von einer Sucht genesen können, wenn sie zunächst weder bereit noch motiviert sind, ihre Sucht aufzugeben;
- empfohlen wird, an Trauma und Sucht *gleichzeitig* zu arbeiten, statt sich zuerst mit der Sucht und erst später mit dem Trauma zu beschäftigen;
- Zwölf-Schritte-Gruppen wie die der Anonymen Alkoholiker sehr nützlich sein können, aber für die Genesung von einer Sucht nicht unverzichtbar sind;
- die Resultate um so besser sind, je länger jemand an einer Suchtbehandlung teilnimmt;
- frühe Hilfe die beste ist, weshalb Sie auf keinen Fall darauf warten sollten, daß die Person, der Sie helfen wollen, den absoluten Tiefpunkt erreicht;
- sowohl sucht- als auch traumabasierte Probleme sich in bestimmten Familien häufen und eine genetische Grundlage haben;
- es viele Möglichkeiten gibt, eine Genesung erfolgreich zum Abschluß zu bringen: »Viele Wege führen nach Rom«;
- ein Trauma zur Entstehung einer Sucht führen, eine Sucht aber auch zur Entstehung eines Traumas beitragen kann.

Lesen Sie möglichst viel in diesem Buch. Und probieren Sie das Quiz in Anhang D aus.

Versuchen Sie, wirklich zu verstehen, wie schwer es die betroffene Person hat

Es ist sehr wichtig zu begreifen, wie schwer es für einen Menschen sein kann, sich zu verändern. Wenn Sie selbst nie Probleme gehabt haben, die mit einer Sucht zusammenhingen, erscheint Ihnen eine solche Veränderung vermutlich viel leichter, als sie tatsächlich ist. Sie mögen gelernt haben, nach einem Drink mit dem Alkohol aufzuhören oder höchstens 50 Dollar beim Glücksspiel einzusetzen und dann das Casino zu verlassen. Vielleicht haben Sie auch ein Trauma überstanden und sind danach Ihren Lebensweg weitergegangen. Bei der Person, der Sie helfen wollen, könnte das anders sein – sie könnte verloren, verwirrt und nicht in der Lage sein, eine Handlung zu initiieren oder Entscheidungen zu treffen.

Linda war als Kind mißbraucht worden. »Die Welt da draußen hat nicht die geringste Ahnung. Man fühlt sich allein, isoliert, merkwürdig und manchmal sogar verrückt. Der Täter sagte immer wieder zu mir, er habe mich sexuell belästigt, weil er mich liebe. Und ich hatte jeden Grund, ihm zu glauben, weil er tatsächlich völlig vernarrt in mich war. Das hat in meinem Kopf große Verwirrung angerichtet – darüber, was real ist und was nicht.« Später in ihrem Leben fiel es ihr sehr schwer herauszufinden, wem sie vertrauen konnte. Es gelang ihr auch kaum, Entscheidungen zu treffen und geradlinig zu denken, weil sie ständig von Selbstzweifeln geplagt wurde. Ihre Lehrer in der Schule und ihre Vorgesetzten im Beruf, die ihre Traumavorgeschichte nicht kannten, nahmen an, sie sei entweder nicht besonders klug oder gebe sich nicht genug Mühe. (Adaptiert nach dem Video *Counting the Cost. The Lasting Impact of Childhood Trauma)*

Beispiele dafür, wie es klingt, wenn jemand, der versteht (oder dem es an Verständnis mangelt), antwortet, finden Sie im weiter unten folgenden Abschnitt »Was helfen kann, was schaden kann«.

Führen Sie die in diesem Buch beschriebenen Übungen aus, als ob Sie selbst die andere Person wären

Arbeiten Sie die in diesem Buch beschriebenen Übungen wie ein Imaginationsexperiment durch, das Ihnen zu verstehen hilft, was die andere Person, der Sie helfen wollen, durchmacht. Im Bereich der Traumatherapie gibt es eine sehr nützlichen Maxime: »Sieh die Welt aus der Perspektive des Traumas«. Problematisches Verhalten wird wesentlich verständlicher, wenn man es im Lichte des Traumas betrachtet. Beispielsweise kann es sein, daß jemand, der einen Krieg miterlebt hat, andere Menschen als Feinde ansieht; und jemand, der als Kind vernachlässigt wurde, kann »anspruchsvoll« und »fordernd« wirken. Ebenso kann man die Welt im Lichte der Sucht sehen. Ein Mensch kann eine Sucht kleinreden, weil er sich ihrer schämt, oder er kann über seine Sucht lügen, um sein Gesicht zu wahren. Wenn Menschen glauben, keine Kontrolle über ihre Situation zu haben, ist es verständlich, daß sie dies zu verbergen versuchen. Jemand mag äußerlich abgebrüht wirken, ist aber innen sehr empfindlich.

Was helfen kann, was schaden kann

Markieren Sie im Folgenden die Punkte, an denen Sie arbeiten wollen.

Was *helfen* kann	Wie es klingt
ohne zu urteilen zuhören	»Ich möchte hören, was Sie durchmachen. Ich werde Ihnen einfach zuhören.«
Ermutigung	»Ich glaube an dich« – »Es gibt wirklich Grund zur Hoffnung« – »Bei anderen hat sich die Situation gebessert; so kann es dir auch ergehen.«
allmählich Vertrauen entwickeln	»Es wird einige Zeit dauern, bis wir einander vertrauen können.«
verschiedene Möglichkeiten statt »den einen und einzigen richtigen Weg« anbieten	»Wir werden uns ein paar Möglichkeiten anschauen; danach kannst du auswählen, was dir am liebsten ist.«
Bestätigung	»Du hast jedes Recht auf deine Gefühle.« – »Ich kann verstehen, daß du dich so fühlst.«
Offenheit	»Ich will wissen, was wirklich vor sich geht.«
Fragen	»Was würde im Moment am meisten helfen?« – »Wie kann ich dich unterstützen?«
praktische Unterstützung	»Du kannst mich jederzeit anrufen, sowohl am Tag als auch in der Nacht.« – »Ich kann dir helfen, einen guten Therapeuten zu finden, wenn du das willst.«
moralische Unterstützung	»Kein Kind hat das jemals verdient.« – »Egal, wie du angezogen warst, er hatte nicht das Recht, dich anzugreifen.«
auf die Gegenwart fokussieren	»Laß uns herauszufinden versuchen, was dir momentan helfen könnte.«
Empathie	»Ich höre die Traurigkeit in deiner Stimme.«
Stärken erwähnen	»Ich bin beeindruckt von deiner Widerstandskraft.« – »Du bist ein Überlebender.«
Kontakt aufnehmen	»Ich rufe an, weil ich wissen will, wie es dir geht.«

Was *schaden* kann	Wie es klingt
die Sicht der Person als nichtig hinstellen	»Das sind doch nur Ausflüchte!« – »Sag das nicht noch mal!«
unrealistisch sein	»Trink einfach nicht mehr.« – »Du wirst dich schon bald besser fühlen.«
das Trauma negieren	»Vergiß es doch einfach; es ist vorüber.« – »Du bist doch noch jung genug, du könntest noch einmal ein Kind bekommen.«
die Sucht negieren	»Alle trinken doch!« – »Du siehst nicht wie ein Süchtiger aus.«
beharren darauf, daß das, was Ihnen geholfen hat, auch anderen helfen wird	»Geh einfach zu den AA; das habe ich auch getan.«
Annahmen als verbindlich hinstellen	»Du mußt deine Geschichte erzählen.« – »Du mußt der Person, die dich verletzt hat, vergeben.«
falsche Beschwichtigung	»Alles geschieht aus einem bestimmten Grund.« – »Die Zeit heilt alle Wunden.«
Moralisieren	»Drogen zu konsumieren ist falsch.« – »Du hättest dich nicht so anziehen sollen.«
nach belastenden Einzelheiten fragen	»Sag mir genau, was während des Traumas passiert ist.«
auf die Vergangenheit fokussieren	»Alles hat angefangen, als du noch ein Kind warst ...« – »Deine Eltern hätten mehr tun sollen.«
Versprechen nicht erfüllen	»Ich wollte dich wirklich im Krankenhaus besuchen, aber ich hatte zuviel zu tun.«
Beschuldigen	»Ich möchte wetten, daß du wieder getrunken hast.« – »Hör auf, dich so penetrant als Opfer zu inszenieren!«
Informationen fordern	»Sag mir, wer aus deiner Familie dich mißbraucht/mißhandelt hat.«

Achten Sie genau darauf, was diese Beispiele vermitteln. Sie sind dann am nützlichsten, wenn ...

- Sie mehr Zuhörer als Sprecher sind;
- Sie die Probleme ernst nehmen;
- Sie verstehen, wie schwer dies alles für die betroffene Person ist;
- Sie die Grenzen der anderen Person respektieren;
- Sie sich bemühen, echtes Vertrauen aufzubauen;
- Sie Ihre Lösungen anbieten, nicht aufzwingen;
- Sie eine Atmosphäre der Hoffnung kreieren;
- Sie auf die *Gefühle* hören, welche die andere Person zum Ausdruck bringt.
- Sie verstehen, daß Sie Gefühle bestätigen können, ohne gleichzeitig die Sicht der anderen Person übernehmen zu müssen.
- Sie nicht in belastendes Material einzutauchen brauchen, sofern es sich nicht um einen Beratungskontext handelt und Sie über die Art Ihrer Bemühungen eine Vereinbarung getroffen haben.

Bemühen Sie sich um eine Balance zwischen Liebe und dem Setzen von Grenzen

Die Reaktion auf Menschen mit einer Sucht und mit traumabasierten Problemen besteht häufig darin, ihnen gegenüber entweder *zu nett oder zu hart* zu sein. Sie können auch zwischen diesen beiden Extremen pendeln.

Zu nett Vielleicht glauben Sie, daß »Liebe alles heilt«. Ihre Unterstützung kann extrem nützlich sein, aber wenn sie zu weit reicht, kann sie die Genesung untergraben. *Enabling* (»ermöglichen«) ist ein Begriff, der das Entschuldigen des Verhaltens eines Suchtkranken bezeichnet, was zur Aufrechterhaltung der Sucht beiträgt. Er beinhaltet, daß keine adäquaten Grenzen gesetzt werden, und man könnte auch sagen, daß er darauf zielt vorzugeben, daß die Dinge besser stehen, als es tatsächlich der Fall ist. *Enabling* kann auch in Reaktion auf ein Trauma stattfinden, wenn beispielsweise jemand toleriert, von jemand anderem physisch verletzt zu werden (»Tief innerlich empfindet er nur entsetzlichen Schmerz«). Zu nett zu sein kann auch auslaugen. Helfer, die oft grenzenlose Liebe zum Ausdruck bringen, erschöpfen sich und entwickeln Groll, worunter ihre Fähigkeit zu helfen leidet. Sie sollten also nicht nur um Ihrer selbst Willen, sondern auch zum Wohle der Person, der Sie helfen wollen, Güte und Freundlichkeit ausstrahlen, worunter aber niemals Ihre Authentizität leiden darf.

Zu schroff Dies bedeutet, verständnislos, zu konfrontativ und übermäßig kontrollbesessen zu sein. Diese Haltung kommt in Formulierungen wie »Null Toleranz«, »Eins, zwei, drei, vorbei« und anderen Beschreibungen der Alles-oder-Nichts-Haltung zum Ausdruck. Diese ist in der Regel zu strikt und kann dazu führen, daß jemand selbst dann versagt, wenn er sich sehr große Mühe gibt. Sie kann Menschen dazu bringen, für sie gefährliche Unterstützung zu suchen, weil sie diese so dringend brauchen. Zudem können Traumatisierte eine solche Härte als Vernachlässigung oder Mißhandlung erleben, obwohl dies vom Unterstützer nicht so gemeint ist. Frank, ein Opiatsüchtiger, wurde von seinem Vater emotional mißhandelt. Er sagt: »Ich hasse mich sowieso schon mehr, als du mich jemals hassen kannst. Wenn du mit mir redest, als ob du wütend auf mich wärest, bewirkt das nicht, daß ich mich verändere, sondern nur, daß ich mich vor dir verstecken möchte.«

Balance Es geht um eine Balance zwischen Liebe und Abgrenzung. Unterstützen Sie, aber setzen Sie klare Grenzen. Bieten Sie Hilfe an, aber kümmern Sie sich auch um Ihr eigenes Wohl. Seien Sie freundlich, aber geben Sie auch ehrliches Feedback. Erzwingen Sie Konsequenzen, die fair sind, aber nicht so hart, daß die Person scheitern muß. In diesem Zusammenhang ist es wichtig, sowohl mit Traumata als auch mit der Suchtproblematik vertraut zu sein. Eine klassische reine Suchtbehandlung setzt oft, wenn nichts anderes hilft, darauf, daß der Kranke den absoluten Tiefpunkt erreicht, oder alle Beteiligten werden zusammengerufen, und der Süchtige wird konfrontiert, um ihn zu nötigen, sich mit den Konsequenzen seines Handelns zu beschäftigen und endlich ersthaft an Veränderungen zu arbeiten. Doch wenn ein Patient mit einer Suchtproblematik außerdem Traumata erlebt hat oder unter anderen stärkeren psychischen Problemen leidet, bewirken diese Strategien oft eher das Gegenteil des Beabsichtigten, weil den emotionalen Problemen nicht Rechnung getragen wird. Der »Tiefpunkt« sinkt dann immer weiter, und der Betroffene bricht schließlich jeden Kontakt ab oder gibt völlig auf. Selbst wenn jemand sich größte Mühe gibt, alles richtig zu machen, können emotionale Probleme ihn zu Fall bringen. Es gibt Medikamente und spezielle Therapien für emotionale Probleme, die bei der Genesung von einer Sucht von Nutzen sein können. Die Möglichkeiten der Suchtbehandlung haben sich seit 1935, dem Jahr, in dem die AA gegründet wurden, als es weder Medikamente noch eine sachgerechte Beratung gab, sehr stark entwickelt. Es gibt heute sogar Medikamente, die das Verlangen nach bestimmten Substanzen verringern. Untersuchungen haben ergeben, daß eine möglichst umfassende und lange Behandlung die Chancen auf eine umfassende Genesung stark verbessert. Da ständig neue Behandlungsmethoden entwickelt werden, haben Sie selbst dann, wenn etwas bei Ihnen bisher nicht zum gewünschten Erfolg geführt hat, die Möglichkeit, einen neuen Anlauf mit neu entwickelten Methoden zu wagen.

Ziel ist das Erreichen einer Balance. Statt »Wenn du nicht zu den AA gehst, werfe ich dich aus dem Haus«, sollten Sie versuchen, einen Plan zu entwickeln, vielleicht mit Hilfe eines Therapeuten, um erzielte Erfolge zu belohnen und sorgfältig eine Reihe von Konsequenzen zu planen. Die Konsequenzen müssen einerseits so massiv sein, daß sie etwas ausrichten, dürfen aber andererseits auch nicht so stark sein, daß die Person, die Sie betreuen, daran zerbricht. Wenn Sie keine Konsequenzen festlegen – keine Grenzen oder Erfordernisse –, können Sie die Probleme der Person und Ihren eigenen Unmut verstärken. Die Art der Konsequenzen hängt davon ab, wer Sie sind, wer die andere Person ist, was für die Beziehung zwischen Ihnen charakteristisch ist, welche Macht Sie im Leben der Person haben, wie motiviert diese ist und wie groß ihre Probleme sind. Nötigenfalls sollten Sie bei der Entwicklung eines Plans einen Therapeuten zu Rate ziehen. Manchmal müssen Sie auch viel experimentieren, um geeignete Lösungen zu finden. Wenn die Person, der Sie zu helfen versuchen, schon in der Vergangenheit Suizidtendenzen hatte oder gegenüber anderen Menschen gewalttätig war, sollten Sie sich in jedem Fall an einen Therapeuten wenden und mit diesem besprechen, was zu tun ist. Hüten Sie sich davor, sich selbst oder andere in Gefahr zu bringen. Und falls Sie sich dazu entschließen, eine Intervention durchzuführen, sollten Sie eher die sanfteren Methoden bevorzugen, die in den letzten Jahren entwickelt wurden, als auf ältere und härtere zurückzugreifen.

Vermeiden Sie eine harte Konfrontation

Die harte Konfrontation war einmal das Charakteristikum jeder Suchtbehandlung: »Man muß sie erst brechen, um sie später aufbauen zu können.« Um die Kranken vom Leugnen abzubringen, das bei starken Suchterkrankungen oft eine wichtige Rolle spielt, nutzten entsprechende Behandlungsprogramme Methoden wie den »heißen Stuhl«, »emotionale Chirurgie«, den »Haarschnitt«, und die Patienten wurden gezwungen, demütigende Kennzeichnungen zu tragen oder Bestrafungen wie das Reinigen von Toiletten zu erdulden. In den letzten Jahrzehnten hat die Forschung jedoch festgestellt, daß Unterstützung mehr bewirkt als Konfrontation. Eine Studie, die vor über zwanzig Jahren von William R. Miller und Kollegen durchgeführt wurde, ergab, daß Problemtrinker um so mehr tranken, je stärker Therapeuten sie mit ihrer Trunksucht konfrontierten. (Miller und White haben in einem Aufsatz die Geschichte der auf harter Konfrontation basierenden Modelle und den Mangel an Beweisen für ihre Wirksamkeit beschrieben.) Zwar werden solche Methoden in manchen Programmen immer noch benutzt, aber die aktuellen Praxisempfehlungen für Suchtbehandlungen stellen die Zusammenarbeit, das sanfte Beharren auf der Wahrung festgelegter Grenzen und das Anbieten realistischer Ermutigung in den Vordergrund. Dies gilt für reine Suchtbehandlungen und ist bei Vorliegen zusätzlicher Probleme wie traumatischer Erlebnisse, Obdachlosigkeit, häuslicher Gewalt, Kopfverletzungen, schweren physischen sowie psychischen Erkrankungen noch wichtiger.

Der Person ihre Macht zurückgeben

Versuchen Sie, der Person, der Sie helfen wollen, ihre Macht zurückzugeben. Bieten Sie Ihr Wahlmöglichkeiten an (»Worüber würdest du gern reden?«); bitten Sie sie um Erlaubnis (»Können wir darüber noch etwas ausführlicher sprechen?«); bitten Sie sie um ihr Feedback (»Hat dir das geholfen?«); und fordern Sie sie auf, darauf zu achten, was sich richtig anfühlt (»Könntest du dir vorstellen, daß es dir hilft, eine therapeutische Beratung auszuprobieren?«). Solche auf Zusammenarbeit zielenden Ansätze sind besonders wichtig für Menschen mit Sucht- oder traumabasierten Problemen. Für beide Bereiche ist ein Gefühl der eigenen Machtlosigkeit charakteristisch. Traumata entstehen aufgrund eines Mangels an Macht; niemand entscheidet sich dafür, traumatisiert zu werden. Außerdem ist bei vielen Traumata Machtmißbrauch im Spiel, beispielsweise wenn es um Folter, Kindesmißbrauch oder häusliche Gewalt geht. Auch bei Suchtproblemen fühlen sich die Betroffenen machtlos, weil sie keine Möglichkeit sehen, ihr Verhalten zu ändern. Die Macht zurückzugeben bedeutet jedoch nicht, daß Sie sich von der Person, der Sie helfen wollen, »über den Haufen rennen lassen« müssen, und Sie brauchen auch nicht mit allem, was sie sagt, einverstanden zu sein. Ebenso wichtig ist Zuverlässigkeit – der Person zu übermitteln, daß sie dafür verantwortlich ist, niemanden zu gefährden, respektvoll zu bleiben und durch ihr Verhalten keinen Schaden zu verursachen.

Seien Sie ehrlich – Was fühlen Sie?

Möglicherweise haben Sie gegenüber der Person, der Sie helfen wollen, viele positive Gefühle – fürsorgliche und liebevolle Gefühle und das Bedürfnis, sie zu beschützen. Allerdings kommt es auch häufig vor, daß Helfer sich gegenüber den Menschen, denen sie helfen wollen, gern positiver fühlen würden, als es tatsächlich der Fall ist. Beispielsweise könnten Sie sich schuldig fühlen, weil Sie auf die Person, der Sie helfen wollen, wütend sind oder weil Sie über deren Probleme nichts mehr hören wollen. Vielleicht denken Sie, weil dieser Mensch eine Traumatisierung erlitten habe, müßten Sie eine Art »Heiliger« sein, der unablässig Mitgefühl ausdrücken kann. Vielleicht glauben Sie auch, Sie dürften an diesem Menschen nicht zweifeln oder ihm nicht mißtrauen, obwohl der Betreffende Sie immer wieder anlügt. Machen Sie sich deshalb klar, daß es völlig normal ist, gegenüber einem anderen Menschen gemischte Gefühle zu haben. Sie brauchen Ihre Gefühle nicht hörbar auszudrücken, aber Sie müssen ihr Vorhandensein sich selbst gegenüber ehrlich anerkennen. Ihre Gefühle gleichen einem Thermometer, das Ihnen die Temperatur anzeigt. Sie helfen Ihnen, sich »wettergemäß anzuziehen« – sich darauf vorzubereiten, authentisch auf die Person zu reagieren. Beobachten Sie die Empfindungen, die in Ihrem Körper und Ihrem Herzen auftauchen. Beim Umgang mit einem Menschen, der unter einem schweren Trauma und entsprechenden Suchtproblemen leidet, treten häufig folgende Gefühle auf:

- Ausgelaugtheit; Sie haben alles gegeben, was Sie geben konnten.
- Traurigkeit wegen dem, was die Person durchlitten hat.
- Untröstlichkeit darüber, was aus der Person geworden ist.
- Wut darüber, daß Sie betrogen worden sind oder daß die Person ihre Versprechen gebrochen hat.
- Angst davor, auch nur irgend etwas zu sagen; es ist, wie »auf Eierschalen zu gehen«.
- Moralische Entrüstung, wenn Sie mitansehen, wie die Person andere verletzt.
- Groll darüber, wie viel Sie geopfert haben.
- Hilflosigkeit, wenn die Person sich Ihnen gegenüber verschließt.
- Unsicherheit darüber, was die Person als nächstes tun wird.
- Neid auf die Aufmerksamkeit, welche die Person genießt.
- Verwirrung, weil Sie helfen möchten, aber nicht wissen wie.
- Schuldgefühle wegen dem, was Sie getan oder nicht getan haben.
- Wut darüber, daß die Person Ihnen die Laune verdirbt.
- Triggerwirkung auf Ihre eigenen trauma- oder suchtbasierten Empfindungen.
- Verlust des Interesses.

Unterschätzen Sie nie die Macht der Sucht

Eine schwere Sucht ist mit Eisenkrallen, die nicht mehr loslassen, vergleichbar. Sie können niemals stärker als solche Krallen sein. Es mag traurig sein, aber schlimmstenfalls ist solch eine Sucht einem Menschen wichtiger als seine Familie, sein Beruf, seine Kinder und als richtig oder falsch. Wenn Sie sich sagen: »Ich muß diesen Menschen einfach noch mehr lieben«, laufen Sie genau wie der Süchtige selbst möglicherweise einer Illusion hinterher. Das Beste, was Sie tun können, ist, auf die Person aufgrund des sichtbaren und verifizierbaren Verhaltens zu reagieren. Kreditkartenabrechnungen geben Aufschluß über Spielsucht und Kaufsucht. Leere Medikamentenschachteln deuten auf Medikamentenmißbrauch hin. Suchen Sie aktiv nach derartigen Anhaltspunkten und Informationen. Möglicherweise wird die Person versuchen, alle Menschen in ihrer Umgebung davon zu überzeugen, daß sie

Fortschritte macht oder sich auf einem neuen Weg befindet, aber Sie müssen Taten sehen, nicht nur Worte hören. Wenn Sie Anhaltspunkte für Suchtverhalten finden, müssen Sie sich darüber klar werden, wie Sie darauf reagieren wollen. Eine harte Konfrontation ist nicht sinnvoll; besser ist es, dem weiter oben beschriebenen Ansatz zu folgen: *Liebe zu zeigen und Grenzen zu setzen*. Menschen, die an einer Sucht leiden, können davon genesen, auch wenn das für sie sehr mühsam ist. Sie können solchen Menschen helfen, aber Sie können nicht die Arbeit für sie erledigen.

Unterschätzen Sie nie die Macht eines Traumas

Traumabasierte Probleme können einen Menschen wesentlich länger und stärker gefangen halten, als irgend jemand erwartet. Falls die Probleme sich als hartnäkkig erweisen, sollten Sie versuchen, einem solchen Menschen so viel professionelle Unterstützung wie möglich zu verschaffen. Außerdem ist zu bedenken, daß sich ein Trauma im Laufe der Zeit auch auf die Familie des Betroffenen, seine Freunde und die Menschen, die ihm zu helfen versuchen, auswirken kann. Das nähere Umfeld des Traumatisierten kann von dessen starken Gefühlen »kontaminiert« werden und manchmal selbst traumabezogene Probleme entwickeln, die denjenigen des Traumatisierten ähneln. Beispielsweise können Sie Albträume über das Trauma der Person erleben. Auch kann bei Ihnen der Wunsch auftauchen, gegen den Täter aktiv zu werden. Diese Wirkung wird *Sekundärtraumatisierung, PTBS durch Kontakt* oder *sekundäre PTBS* genannt. Sie müssen sich dann sowohl um sich selbst als auch um die andere Person kümmern.

Sie müssen bereit sein, die Abneigung der Person, der Sie helfen wollen, zu ertragen

Menschen mit schweren Trauma- und Suchtproblemen handeln manchmal destruktiv, sind sich aber nur partiell über ihr Tun im klaren, weil sie unter der Wirkung einer konsumierten Substanz stehen, Taubheitsempfindungen entwickelt haben oder dissoziieren (letzteres ist eine Art Ablösung vom Erleben der Realität, das bei stark Traumatisierten vorkommt). Sie mögen die besten Absichten haben, doch diese lösen sich in Luft auf, sobald alte Verhaltensmuster aktiviert werden. Manchmal sind solche Menschen so verzweifelt, daß ihnen alles, was geschieht, völlig gleichgültig ist. In emotionaler Hinsicht gleichen sie gelegentlich Kindern, die wegen mangelnder Reife nicht in der Lage sind, für sich selbst zu sorgen. Ihre Helferrolle läßt sich am besten mit einer Art strenger Elternfigur vergleichen. Sie sind mit der Realität in Kontakt und tun, was Sie tun können, um für die Sicherheit der Person zu sorgen. Sie müssen manchmal sagen und tun, was zu sagen und zu tun schwer ist. Beispielsweise müssen Sie eventuell den Arzt der Person kontaktieren und ihn über die Schwere der Sucht informieren. Vielleicht müssen Sie auch im Interesse eines vernachlässigten und mißhandelten/mißbrauchten Kindes aktiv werden. Die Person kann in solchen Augenblicken Ihnen gegenüber starken Groll empfinden. Wenn Sie sich sicher sind, daß Sie das Richtige tun, sollten Sie sich mit dieser Tatsache trösten; später weiß die Person vielleicht zu schätzen, daß Sie getan haben, was getan werden mußte. Ganz gleich, was in den schwierigen Situationen geschehen ist, bieten Sie der Person, der Sie helfen wollen, möglichst viel Mitgefühl an – vermeiden Sie unbedingt herabwürdigende Bemerkungen und Beschimpfungen.

Nehmen Sie an einem Treffen einer Selbsthilfegruppe teil

Selbsthilfegruppen für Suchtprobleme gibt es anders als für traumabasierte Probleme sehr viele (Sie können allerdings versuchen, im Internet nach Selbsthilfegruppen für Traumatisierte zu suchen). Deshalb beschäftigen wir uns hier hauptsächlich mit Selbsthilfegruppen für Suchtprobleme. Als erstes sollten Sie sich mit Al-Anon (www.al-anon.org) befassen, einer Organisation, die kostenlose lokale Unterstützungsgruppen für alle anbietet, die mit unter Suchtproblemen leidenden Menschen zu tun haben. An diesen Gruppen können Freunde und Familienangehörige der Süchtigen ebenso wie ihre Berater und Therapeuten teilnehmen. Sie können dort über Ihre Erfahrungen mit Süchtigen sprechen und erörtern, wie Sie mit unter Suchtproblemen leidenden Menschen am besten umgehen. Auch die Teilnahme an offenen Zwölf-Schritte-Gruppen steht Ihnen frei. Dazu brauchen Sie weder selbst Suchtprobleme zu haben, noch müssen Sie sich während solcher Treffen selbst zu Wort melden. Menschen zuzuhören, die über ihre Sucht und ihre Genesung sprechen, kann die Augen öffnen. Außerdem können die Treffen ein sehr bewegendes Erlebnis sein, weil die Teilnehmer über ihre »Erlebnisse, Stärken und Hoffnungen« sprechen (eine bekannte Formulierung der AA). Es gibt viele verschiedene Zwölf-Schritte-Gruppen, darunter die *Anonymen Alkoholiker*, *Cocaine Anonymous*, *Narcotics Anonymous*, *Workaholics Anonymous*, *Overeaters Anonymous*, *Sexaholics Anonymous* und *Gamblers Anonymous*. Je nachdem, wo Sie leben, gibt es dort außerdem *SMART Recovery*, *Rational Recovery*, *Women for Sobriety* und weitere Zwölf-Schritte-Organisationen.

Entwickeln Sie einen Plan für Notfallsituationen

Beängstigende Augenblicke können entstehen, wenn die Person, der Sie helfen wollen, außer sich ist, suizidal, gewalttätig oder zu einer Gefahr für Kinder wird. Versuchen Sie nicht, mit Situationen dieser Art allein fertig zu werden. Eine Sucht kann einen Menschen zu jemandem machen, der er eigentlich nicht ist, und die Situation kann noch brisanter werden, wenn außerdem traumabasierte Probleme vorliegen. Menschen neigen beispielsweise unter Drogen- oder Alkoholeinfluß eher zum Suizid und zur Gewalttätigkeit. Eine starke PTBS kann dazu führen, daß jemand aus einem Albtraum aufwacht, in dem er seine Partnerin real gewürgt hat. Natürlich verletzen die meisten unter trauma- und suchtbedingten Problemen Leidenden nie sich selbst oder andere. Werden sie jedoch gewalttätig, sind meist sie selbst Ziel ihrer Aggression, nicht andere Menschen. Hüten Sie sich deshalb vor ungerechtfertigter Furcht vor einem Menschen, dem Sie helfen wollen, weil das in einem Augenblick, in dem der Betreffende Ihre Unterstützung besonders dringend braucht, eine Distanz zu ihm schafft. Auf potentielle Notfälle sollten Sie sich trotzdem vorbereiten. Vergewissern Sie sich, wo die nächste Notfallambulanz ist und ob die Person, der Sie helfen wollen, in einem Notfall einen Therapeuten oder Psychiater kontaktieren kann. Sollten Sie Hilfe bei der Entwicklung eines Plans für Notfallsituationen benötigen, könnte ein Gespräch mit einem lokalen Sozialarbeiter, einem Psychiater oder einem Therapeuten nützlich sein. Wird die Person für sich selbst oder andere zur Gefahr, müssen Sie sofort Hilfe herbeirufen; lassen Sie niemals einer Situation, die Sie als gefährlich einschätzen, ihren Lauf.

Würdigen Sie Ihre eigene Lebensgeschichte

Trauma und Sucht sind sehr verbreitete Probleme, mit denen Sie in der Vergangenheit möglicherweise selbst zu tun hatten. Die meisten Menschen werden im Laufe ihres Lebens zumindest einmal traumatisiert. Und Süchte sind ganz generell sehr verbreitet. Ihre eigene Geschichte zu würdigen bedeutet, daß Sie die Stärken anerkennen, die Sie durch schwierige Erlebnisse entwickelt haben. Es bedeutet aber auch, daß ungelöste Probleme in Ihrem Leben Ihre Bemühungen, jemand anderem zu helfen, beeinträchtigen können. Wenn Sie beispielsweise leicht getriggert werden, könnten Sie gegenüber der Person, der Sie zu helfen versuchen, aufgebracht sein. Möglicherweise fallen Sie dann einer der schädigenden Botschaften zum Opfer, die früher in diesem Anhang beschrieben wurden, und vermeiden es, sich mit dem, was wirklich vor sich geht, auseinanderzusetzen.

> Beths Eltern waren Alkoholiker. Als Kind gab sie sich große Mühe, nicht nur gut auszusehen, sondern auch gut zu sein. Gewalttätigkeit und Bestrafungen spielten in ihrer Familie eine so große Rolle, daß sie alles tat, um Konflikte zu vermeiden. Ihre außerordentlichen Anstrengungen in der Schule, ihre außerplanmäßigen Aktivitäten und ihre Jobs dienten verschiedenen Zwecken. Auf diese Weise mied sie ihr Zuhause so oft wie eben möglich, sie entzog sich der Gefahr, in Schwie-

rigkeiten zu kommen, und sie genoß die Aufmerksamkeit, die andere ihr wegen ihrer guten Leistungen schenkten. Obwohl Beth äußerst kompetent war, fühlte sie sich die meiste Zeit über unzulänglich. Sie glaubte, sie müsse ihre Kompetenz immer wieder unter Beweis stellen … In der Behandlung wurde Beth klar, daß ihre Geschichte mit ihrem Ehemann, einem Alkoholiker und Sexsüchtigen, einen konsistenten Prozeß erkennen ließ, in dem sie ihre eigene Identität opferte – sie gab einen Teil von sich auf, um weiter in der Beziehung leben zu können. Dabei nutzte sie verschiedene Strategien:

- Sie mißachtete ihre eigenen Intentionen.
- Sie übersah Verhaltensweisen, die sie zutiefst verletzten.
- Sie verdeckte Verhaltensweisen, die sie verachtete.
- Sie gab sich heiter, wenn sie sich in Wahrheit verletzt fühlte.
- Sie vermied Konflikte, um den äußeren Schein zu wahren.
- Sie ließ wiederholt zu, daß sie herabsetzend behandelt wurde.
- Sie ließ zu, daß ihre eigenen Wertvorstellungen kompromittiert wurden.
- Sie gab sich selbst die Schuld an den Problemen ihrer Familie.
- Sie glaubte, sie habe keine Optionen.

Alles, was Beth tat, ähnelte dem, was sie als Kind in einer Alkoholikerfamilie getan hatte, um dort zu überleben. (Patrick Carnes: *Out of the Shadows. Understanding Sexual Addiction)*

✧ **Verschaffen Sie sich nötigenfalls Hilfe. Je weiter Ihre eigene Heilung fortschreitet, um so besser können Sie anderen wirklich helfen.**

Bieten Sie praktische Unterstützung an

Praktische Unterstützung kann viele Formen annehmen, beispielsweise:

- Begleiten Sie einen Patienten zu einem Therapeuten, zu einer Unterstützungsgruppe oder zu einer anderen Instanz, die Hilfe anbietet.
- Melden Sie sich bei der Person, um festzustellen, wie es ihr geht.
- Entwickeln Sie einen genauen Plan für das Verhalten in einem Notfall.
- Fahren Sie die Person zu einer Behandlung.
- Weisen Sie die Person auf nützliche Bücher und Online-Ressourcen hin.
- Bieten Sie Hilfe bei der Kinderbetreuung an.

Seien Sie auf eine starke Dynamik gefaßt

Je komplexer die Trauma- und Suchtvorgeschichte der Person ist, um so wahrscheinlicher werden Sie mit einer sehr schwierigen Dynamik konfrontiert. Solche Muster resultieren in der Regel aus schmerzhaften Gefühlen, mit denen ein Mensch nicht umzugehen versteht. Bemühen Sie sich einerseits um Mitgefühl, und reagieren Sie andererseits effektiv auf das Geschehen, was beispielsweise bedeuten kann, daß Sie Grenzen setzen, an der Entwicklung von Bewältigungsfertigkeiten arbeiten und für die andere Person und für sich selbst Hilfe organisieren. Schwierige Dynamiken sind unter anderem:

- *Sich in Gefahr bringen* Die Person hat Schwierigkeiten, sich selbst zu schützen, und läßt sich immer wieder auf Kontakte mit gefährlichen Menschen sowie auf gefährliche Situationen ein.
- *Unzureichende Selbstfürsorge* Die Person kümmert sich nicht ausreichend um Hygiene und gute Ernährung.
- *Um-sich-Schlagen* Die Person stößt andere Menschen von sich, explodiert vor Wut oder lehnt angebotene Hilfe ab.
- *Empathieversagen* Die Person ist nicht in der Lage, sich in die Sichtweise eines anderen Menschen hineinzuversetzen; sie ignoriert offensichtliche Bedürfnisse ihrer eigenen Kinder und rechtfertigt möglicherweise sogar kriminelle Verhaltensweisen.
- *Regression* Die Person wird abhängig und kindlich.
- *Mißtrauen* Die Person hat das Gefühl, niemandem vertrauen zu können; sie läßt Sie nicht an sich heran.
- *Destruktives Verhalten* Die Person handelt rücksichtslos, etwa indem sie in betrunkenem Zustand Auto fährt; sie verletzt sich beispielsweise durch Schnitte selbst; oder sie fügt anderen Menschen (durch Angriffe oder emotionale Mißhandlung) Schaden zu.
- *Zuviel oder zu wenig Verantwortlichkeit Zuviel* kommt in einer Neigung zu Selbstbeschuldigungen zum Ausdruck; *zu wenig* bedeutet, daß die Person alle anderen Menschen für alles verantwortlich macht.
- *Anhaltende Krise* Die Person befindet sich permanent in chaotischer Verfassung: Sie verliert immer wieder ihre Arbeit und beendet Beziehungen mit einem großen Streit. Solche Menschen scheinen nach »Dramen« süchtig zu sein, aber tatsächlich sind ihr Chaos und ihr Schmerz äußere Spiegelungen der Vorgänge in ihrem Inneren.

Hören Sie nicht auf, das Gute im Menschen zu sehen

Versuchen Sie, sich an dem zu orientieren, was Ihnen an der Person, der Sie helfen wollen, gefällt und was Sie an ihr bewundern. Je extremer sie sich verhält, um so extremer werden möglicherweise auch Ihre eigenen Reaktionen. Das kann dazu führen, daß Sie die Balance verlieren: die Fähigkeit, die Person auch dann zu lieben, wenn einige Aspekte von ihr weniger liebenswert sind. Dadurch können Sie blind für das Gute an ihr werden.

Denken Sie stets daran, daß es Sie selbst sehr bereichern kann, anderen Menschen zu helfen

Einem Menschen zu helfen, kann sehr befriedigend sein. Beispielsweise gibt es Untersuchungen, die zeigen, daß Therapeuten, die Menschen mit trauma- und suchtbedingten Problemen behandeln, über signifikant mehr positive als negative Erlebnisse bei ihrer Arbeit berichten. Das Miterleben der Genesung eines anderen Menschen wird manchmal als eine Art spirituelles Erlebnis, als Erleben der Entfaltung von Gnade, beschrieben. Genesung findet tatsächlich und oft auf unerwartete Weise statt, bei Menschen, denen man es nicht zugetraut hätte.

STIMMEN GENESENDER

Margo – »Jetzt ist es eine stärkere und echtere Liebe.«

Margos Partner Joe hatte eine Abhängigkeit von Schmerzmitteln entwickelt, nachdem er durch einen Autounfall schwer verletzt worden war und eine PTBS entwickelt hatte. »Dieses Kapitel hat mir vieles von dem, was ich mit Joe durchgemacht habe, wieder vor Augen geführt. Ich habe darin Dinge gefunden, die ich damals gut hätte gebrauchen können. Ich fühlte mich lange wie gelähmt, weil ich nicht wußte, was ich tun konnte. Ich nehme an, daß Joe große Angst davor hatte, seine Sucht zu stoppen. Deshalb nutzte er jedes Werkzeug und jede Waffe, über die er verfügte, bewußt und unbewußt, um die Sucht aufrechtzuerhalten. Er beteuerte wiederholt, er werde das Problem unter Kontrolle bringen, aber ich fand immer wieder leere Pillengläser und Nachrichten von verschiedenen Ärzten, die ihm alle die gleichen Schmerzmittel verschrieben.

Mein Vater, der Alkoholiker war, ist an Leberzirrhose gestorben. Ich hatte mir geschworen, mich nie auf eine Beziehung mit einem Süchtigen einzulassen. Ich fühlte mich nicht in der Lage, noch einmal so ein Leben zu führen – mit all dem Auf und Ab, den gebrochenen Versprechen, jemanden an seiner Sucht sterben zu sehen, ohne etwas dagegen tun zu können. Als Joe an seiner Sucht erkrankte, verschloß ich mich ihm gegenüber. Wir waren damals schon seit 15 Jahren zusammen, und ich konnte mir ein Leben ohne ihn nicht vorstellen; ich liebte ihn mehr als alles andere. Aber die Situation weckte bei mir Erinnerungen an Erlebnisse mit meinem Vater, und ich fühlte mich völlig verloren. Ich wartete zu lange, um noch etwas ausrichten zu können, und das half uns beiden nicht. Ich kam keinen Schritt weiter und wurde immer depressiver. Ich bin gebildet und halte mich für kompetent, aber ich hatte innerlich aufgegeben. Ich wollte nicht in die verrückten Streitigkeiten verfallen, die ich aus meiner Kindheit von meinen Eltern kannte. Meine Mutter hatte meinen Vater immer wieder dazu zu bringen versucht, mit dem Trinken aufzuhören. Ich hatte das Gefühl, es gebe keine andere Möglichkeit, als in diesem Sumpf zu bleiben oder meinen Partner zu verlassen, und letzteres hätte mir das Herz gebrochen.

Schließlich war ich so depressiv, daß ich einen Psychiater aufsuchte, der mir ein Antidepressivum verschrieb. Das half mir ein wenig, aber wichtiger noch war, daß er mir empfahl, eine Sozialarbeiterin aufzusuchen und mich von ihr beraten zu lassen. Sie reimte sich zusammen, daß Joe nicht nur unter einer Sucht, sondern wahrscheinlich auch unter einer PTBS litt. Nicht nur ich, sondern auch alle anderen waren so auf Joes körperliche Verletzungen und seine Sucht fixiert, daß uns die PTBS gar nicht aufgefallen war. In dieser Hinsicht öffnete mir die Sozialarbeiterin die Augen und empfahl Joe eine PTBS-Behandlung. Ich war erleichtert, als mir klar wurde, daß es sich bei Joe nicht um eine Wiederholung dessen handelte, was ich mit meinem Vater erlebt hatte.

Natürlich habe ich Joe nicht gerettet – bei Suchtproblemen müssen die Betroffenen sich selbst retten. Aber nachdem ich verstanden hatte, was die PTBS bedeutete, sah ich mich in der Lage, auf neuartige Weise zu ihm in Beziehung zu treten. Und Joe konnte mehr für seine Genesung tun, nachdem er begriffen hatte, wie die PTBS mit seiner Sucht zusammenhing. Zur Veränderung führte das, was die Sozialarbeiterin mir klargemacht hatte, in Verbindung mit der Reaktion Joes auf dieses neue Wissen. Daß und ob es so kommt, ist Kismet oder Glück; denn die betroffene Person *kann* reagieren, muß es aber nicht zwingend. Man muß selbst das Bestmögliche tun und dann zulassen, was sich daraus ergibt. Während des Prozesses fühlte ich mich entsetzlich. Ich mußte mir eingestehen, daß ich Angst hatte, allein zu bleiben, daß nichts funktionieren würde und daß ich Joe für immer verlassen müßte.

Rückblickend kann ich nur feststellen, daß das, was ich erlebt habe, in meinem ganzen Leben einem Wunder am nächsten kommt – daß sich tatsächlich etwas verändert hat. Man ist im Leben aber auf die Vergangenheit hin orientiert, und es sieht dann leicht so aus, als würde sich nichts und niemand wirklich verändern. Veränderung ist zweifellos etwas sehr Schwieriges, etwas, das sich nicht vorhersagen läßt, aber ich habe erlebt, daß sie stattfand. Mein Vater hat sich nie verändert, Joe schon. Ich bin stolz auf ihn; ich spreche ihm einen großen Anteil des Verdienstes daran zu, daß ihm das gelungen ist. Und ich habe das Gefühl, daß auch ich das Richtige getan habe. Ich bin auf einem Seil balanciert, durch ein Labyrinth gegangen und mit mehr Mitgefühl mir selbst und Joe gegenüber aus diesem Prozeß hervorgegangen. Ich habe andere Möglichkeiten gefunden, als mich depressiv zurückzuziehen oder Joe wütend zu verlassen. Er ist jetzt seit fünf Jahren clean und arbeitet wieder. Ihm ist klar, daß er für seine Gefühle verantwortlich ist – das ist nicht jeden Tag besonders erfreulich, und manchmal ist es sogar ziemlich ekelhaft, sich mit dem, was auftaucht, zu beschäftigen, statt sich dem durch den Konsum von Drogen oder Medikamenten zu entziehen. Im übrigen ist Joe auch jetzt noch manchmal schwierig. Er kann es nicht gut ertragen, wenn man nicht der gleichen Meinung wie er ist. Aber es ist fantastisch, wie er sich verändert hat und wie wir jetzt über Dinge reden können. Eine stärkere, authentischere Liebe, die keine Konflikte vermeidet und sich nicht vor schwierigen Themen drückt, ist entstanden, und das ist mir wichtiger als alles andere.«

Zentrale Punkte für Helfer

- Stellen Sie zunächst fest, ob Sie sich in Ihrem eigenen Leben in einer ausreichend zufriedenstellenden Situation befinden und ob Ihre Beziehung zu der Person, der Sie helfen wollen, gut genug ist.
- *Verstehen* ist die Basis jeder Hilfe; stellen Sie fest, ob Sie hilfreiche oder schädliche Botschaften aussenden.
- Versuchen Sie, die Übungen in diesem Buch auszuführen, als wären Sie selbst die Person, der Sie zu helfen versuchen; sehen Sie die Welt mit den Augen dieses Menschen.
- Seien Sie ehrlich bezüglich des gesamten Spektrums Ihrer Gefühle.
- Bemühen Sie sich nötigenfalls um Hilfe für Ihre eigenen trauma- und/oder suchtbasierten Probleme.
- Vor allem müssen Sie eine *Balance von Liebe und Grenzsetzung* anstreben.
- Verzichten Sie auf harte Konfrontationen; die alte Maxime, nach der man Süchtige erst brechen muß, um sie aufbauen zu können, ist überholt.
- Unterschätzen Sie niemals die Macht der Sucht oder schwerwiegender Traumaprobleme.
- Wenden Sie sich an Al-Anon, um als Helfer eine möglichst umfassende Unterstützung zu erhalten, und nehmen Sie einmal an einer Zwölf-Schritte-Gruppe wie jenen der AA teil, wo Sie bewegende Geschichten über die »Erlebnisse, Stärken und Hoffnungen« hören werden, die Süchtige einander mitteilen.
- Geben Sie praktische und emotionale Unterstützung.
- Entwickeln Sie einen Notfallplan, und suchen Sie Hilfe für den Umgang mit besonders schwierigen Facetten der Problematik wie Gewalt oder Suizidgefahr.
- Lernen Sie ständig weiter: Was die Genesung von Trauma und Sucht angeht, warten viele Überraschungen auf Sie.
- Vergessen Sie nie, was Sie an der Person, der Sie helfen wollen, besonders mögen.

B Anhang: Excessive Behavior Scale

Teil A: Arten exzessiven Verhaltens

Fast jedes Verhalten kann zum Problem werden, *wenn es übermäßig intensiv praktiziert wird.*

Beispielsweise haben einige Menschen Probleme aufgrund von exzessivem Glücksspiel, Essen, Sex, Einkaufen, Arbeiten, Trainieren, Internet-Surfen, Anschauen von Pornographie, Haare-Ausreißen (Trichotillomanie), Dermatillomanie (Skin-Picking), Bräunen oder Tätowieren.

Sie können ein eigenes exzessives Verhalten an jedem der folgenden Anzeichen erkennen:

- Sie verbringen zuviel Zeit damit.
- Sie haben das Gefühl, nicht damit aufhören zu können.
- Es hat negative Auswirkungen auf Ihr Leben – in Form von finanziellen, familiären oder sozialen Problemen (andere Menschen beklagen sich über das Verhalten) sowie von medizinischen und gesetzlichen Problemen.
- Manchmal gibt das Verhalten Ihnen das Gefühl, mehr Kontrolle zu haben, doch in anderen Situationen ist es, als hätten Sie die Kontrolle völlig verloren.
- Sie unterliegen einem Zwang, die Aktivität auszuführen.
- Sie empfinden Lust dabei.

Markieren Sie auf den folgenden Seiten jedes Verhalten, das bei Ihnen im vergangenen Jahr mindestens einen Monat lang exzessiv gewesen sein könnte. *Sie brauchen sich aber nicht völlig sicher zu sein.* Ihre Einschätzung kann sowohl auf dem beruhen, was Ihnen selbst an sich aufgefallen ist, als auch darauf, was andere über Sie sagen. Das Wichtigste ist, daß Sie ehrlich sind, auch wenn Ihnen das Resultat peinlich ist oder Sie sich nicht sicher sind. Die Ergebnisse dieses Fragebogens sind *nur für Sie selbst bestimmt.*

	Exzessiv während mindestens eines Monats im vergangenen Jahr?
a. **Glücksspiel** (Lotterie, Keno, Sportwetten, Poker usw.)	□ Ja □ vielleicht □ nein
b. **Alkohol oder Drogen** (Kokain, Marihuana, Heroin, Oxycodon usw.) Notieren Sie das Zutreffende (falls es mehr als eine Substanz ist, wählen Sie die wichtigste aus):	□ Ja □ vielleicht □ nein
c. **Arbeit**	□ Ja □ vielleicht □ nein
d. **Freizeitaktivitäten** (z. B. Fernsehen, bei Sportveranstaltungen zuschauen, Hobbys wie Fischen, Parapsychologie, Fantasy-Spiele, Football usw.) Notieren Sie das Zutreffende:	□ Ja □ vielleicht □ nein
e. **Körpertraining oder Sport** (z. B. Laufen oder Baseball)	□ Ja □ vielleicht □ nein
f. **Essen** (zuviel oder zu wenig, d. h. Freßexzesse oder Hungern) Notieren Sie das Zutreffende:	□ Ja □ vielleicht □ nein
g. **Nutzung elektronischer Geräte** (Simsen, eMail, Internet-Surfen, Computerspiele) Notieren Sie das Zutreffende:	□ Ja □ vielleicht □ nein
h. **Body Improvement** (z. B. Tätowierungen, Schönheitsoperationen, Bräunen) Notieren Sie das Zutreffende:	□ Ja □ vielleicht □ nein
i. **nervöse Angewohnheiten** (Haare ausreißen, Manipulationen an der Haut, Eiskauen usw.) Notieren Sie das Zutreffende:	□ Ja □ vielleicht □ nein
j. **sexbezogene Aktivitäten** (z. B. Pornographie, Sex, sexuelle Fetische) Notieren Sie das Zutreffende:	□ Ja □ vielleicht □ nein

k. **»zu lockerer« Umgang mit Geld** (in Form von Shopping oder Schuldenmachen) Notieren Sie das Zutreffende:	□ Ja □ vielleicht □ nein
l. **»zu streng« mit Geld umgehen** (in Form von Raffgier oder Horten von Geld) Notieren Sie das Zutreffende:	□ Ja □ vielleicht □ nein
m. **sich selbst oder andere physisch verletzen** (durch Schnitte, Verbrennungen, Schlagen usw.) Notieren Sie, ob Sie selbst oder andere Menschen betroffen sind: Notieren Sie, um welche Art von Verhalten es sich handelt:	□ Ja □ vielleicht □ nein
n. **kriminelle Aktivitäten** (z. B. Stehlen, Zündeln usw.) Notieren Sie das Zutreffende:	□ Ja □ vielleicht □ nein
o. **Beziehungen** (»Co-Abhängigkeit« oder »Liebessucht«) Notieren Sie das Zutreffende:	□ Ja □ vielleicht □ nein
p. **eine spezifische Emotion** (z. B. Wut oder Traurigkeit usw.) Notieren Sie das Zutreffende:	□ Ja □ vielleicht □ nein
q. **weitere?** Notieren Sie das Zutreffende:	□ Ja □ vielleicht □ nein

Teil B: Screening-Fragen

Schritt 1: Wählen Sie das *erste* exzessive Verhalten, das Sie in Teil A mit Ja oder Vielleicht markiert haben, und beantworten Sie bezogen darauf die folgenden acht Fragen.

Wenn Sie beispielsweise *Spielsucht* mit Ja oder Vielleicht beurteilt haben, dann beantworten Sie die folgenden acht Fragen (siehe Seite 309 f.) bezogen auf *Spielsucht*.

In der *Kommentar*-Spalte können Sie jedes Detail aufführen, das Ihnen helfen könnte, Ihre Antwort besser zu erklären.

Wenn Sie an den schlimmsten Monat*, in dem Sie dieses Verhalten im Laufe des vergangenen Jahres praktiziert haben, denken ...	0 gar nicht	1 ein wenig	2 ziemlich viel	3 sehr	*Kommentare?*
1. Wie sehr waren Sie dann in diesem Verhalten »gefangen« (indem Sie es ausgeführt haben, daran gedacht haben usw.)?					
2. Wie sehr schämen Sie sich dann wegen dieses Verhaltens bzw. haben Sie sich deswegen geschämt?					
3. Wie problematisch war das Verhalten dann in dieser Zeit?					
4. Haben Sie aufgrund des Verhaltens in dieser Zeit Verluste erlitten (z. B. hinsichtlich Beziehungen, Ihrer Arbeit, Ihres Zuhauses, Zeit, Geld, körperliche oder emotionale Gesundheit, Chancen)?					
5. Wie häufig haben andere gesagt, dieses Verhaltens sei für Sie problematisch?					
6. Gibt es noch irgendwelche anderen Anzeichen dafür, daß das Verhalten exzessiv war? Vermerken Sie diese Anzeichen hier, und schätzen Sie ihre Stärke ein:					
Summe der Werte:					

* Der **»schlimmste Monat«** ist der Monat, in dem das betreffende Verhalten am exzessivsten war. Wenn es beispielsweise um Glücksspiel geht, ginge es um den Monat im vergangenen Jahr, in dem Sie die meiste Zeit und das meiste Geld auf das Glücksspiel verwendet haben oder in dem Sie mit den schwersten Konsequenzen Ihrer Vorliebe für das Glücksspiel konfrontiert wurden (z. B. indem Sie wegen des Glücksspiels in ernste Handgreiflichkeiten verwickelt worden sind, Sie deswegen Ihre Arbeit verloren haben usw.). Man beachte, daß »schlimmste« hier nicht als Werturteil über Sie zu verstehen ist – es geht nur darum, den Monat zu identifizieren, in dem das betreffende Verhalten nach Ihrer eigenen Auffassung am stärksten war oder die schwersten Konsequenzen verursacht hat.

Wenn Sie an den schlimmsten Monat*, in dem Sie dieses Verhalten im Laufe des vergangenen Jahres praktiziert haben, denken ...	0 sehr	1 ziemlich viel	2 ein wenig	3 gar nicht	*Kommentare?*
7. Wie gut ist es Ihnen gelungen, das Verhalten einzuschränken?					
8. Inwieweit hatten Sie das Verhalten unter Kontrolle?					
Summe der Werte Punkt 7. bis 8.:					
Summe der Werte Punkt 1. bis 6. *(siehe Tabelle S. 309)*					
Gesamt:					

Schritt 2: *Auswertung.* Addieren Sie die Resultate beider Tabellen. Je höher Ihr Gesamtresultat ausfällt, um so größer ist die Wahrscheinlichkeit, daß Sie bezüglich des Verhaltens ein Problem haben. Die Skala wird zur Zeit noch weiter erforscht. Informationen über aktualisierte Fassungen unter info@treatment-innovations.org.

Schritt 3: Kehren Sie nun zu Ihrer Liste in Teil A zurück, nehmen Sie sich das nächste Verhalten vor, das Sie mit Ja oder Vielleicht eingeschätzt haben, und beantworten Sie auch für dieses Verhalten die acht Fragen. *Verfahren Sie genauso mit jedem Verhalten, das Sie in Teil A mit Ja oder Vielleicht eingeschätzt haben.*

C Anhang: Ein kurzes Quiz über Trauma und Sucht

Wissen ist Macht

Dieses Quiz beschäftigt sich mit zwölf besonders wichtigen Aspekten, die Trauma und Sucht betreffen (umfaßt aber nicht den gesamten Inhalt des vorliegenden Buches). Die Antworten in Verbindung mit Erklärungen finden Sie am Ende dieses Anhangs.

1. Sie müssen den absoluten Tiefpunkt erreichen, um von einer Sucht genesen zu können. ☐ wahr ☐ falsch

2. Die meisten Menschen
   a. erleben Traumata
   b. entwickeln eine PTBS
   c. sowohl a als auch b
   d. weder a noch b

3. »Viele Wege führen nach Rom« bedeutet, daß es viele Pfade zur Genesung gibt. ☐ wahr ☐ falsch

4. Sie müssen die Geschichte Ihres Traumas erzählen, um vollständig davon genesen zu können. ☐ wahr ☐ falsch

5. Die meisten Menschen mit einer Sucht haben eine *Suchtpersönlichkeit.* ☐ wahr ☐ falsch

6. Was entsteht gewöhnlich zuerst?
   a. eine PTBS
   b. eine Sucht
   c. beide gleichzeitig
   d. keins von beiden

7. Keine Substanz und kein Verhalten wirkt an und für sich sucht- erzeugend. ☐ wahr ☐ falsch

8. Wer entwickelt mit höherer Wahrscheinlichkeit eine PTBS? Menschen mit ...

   Markieren Sie alle zutreffenden Aussagen:

   a. einer familiären Suchtvorbelastung
   b. einem schweren Trauma
   c. einem Kindheitstrauma
   d. einem wiederholten Trauma
   e. alle genannten Möglichkeiten

9. »Befähigung« bedeutet, daß Ihre Meinung zutrifft. ☐ wahr ☐ falsch

10. Um bei der Überwindung einer Sucht ein gutes Resultat zu erzielen, muß man gut motiviert sein. ☐ wahr ☐ falsch

11. Ein Trauma kann die Gefahr erhöhen, an allen im folgenden genannten Problemen außer an einem zu erkranken:

    a. Akute Belastungsstörung
    b. Sucht
    c. Amblyopie (Sehschwäche)
    d. Angststörung

12. Zur Heilung von Trauma und Sucht müssen Sie ...

    Markieren Sie alle zutreffenden Aussagen:

    a. Ihr Suchtverhalten verringern
    b. anderen vergeben
    c. Ihre Traumageschichte erzählen
    d. sich einer Behandlung unterziehen
    e. alle obigen Punkte

Quiz-Antworten und Erklärungen

1. Sie müssen den absoluten Tiefpunkt erreichen, um von einer Sucht genesen zu können. **falsch**

   Relevanz für die Genesung Das Erreichen des Tiefpunkts ist ein Weckruf. Es bedeutet, daß der Betroffene aufgrund seiner Sucht unter schwerwiegenden negativen Konsequenzen leidet, beispielsweise unter dem Verlust seiner Arbeit, seines Partners oder seiner Wohnung; unter Führerscheinverlust oder der Entstehung einer Krankheit. Ein solcher Tiefpunkt wird auch *»Punkt der Verzweiflung«* genannt. Einige Menschen bringt das Erreichen dieses Punktes dazu, endlich zu akzeptieren, daß sie ein Suchtproblem haben, statt es weiter zu leugnen. Vielen anderen gelingt es, erfolgreich an ihrer Genesung zu arbeiten, ohne jemals einen solchen Tiefpunkt erreicht zu haben, weil sie schon früh mit der Arbeit an dem Problem beginnen. Siehe hierzu auch Kapitel 9, »Finden Sie Ihren Weg«, und Kapitel 5, »Wie verändern sich Menschen?«.

2. Die meisten Menschen

   a. erleben Traumata
   b. entwickeln eine PTBS
   c. sowohl a als auch b
   d. weder a noch b

   Relevanz für die Genesung Die meisten Menschen erleben einmal oder mehrmals in ihrem Leben ein Trauma. Leider kommen Traumatisierungen ziemlich häufig vor. Aber nur wenige Traumatisierte entwickeln eine PTBS oder andere schwerwiegendere Probleme. Daß jemand während eines Traumas oder danach aufgewühlt ist, ist verständlich, aber dieser Zustand normalisiert sich in der Regel nach einem bis zu drei Monaten. Warum ist das wichtig? Weil es bedeutet, daß das Erleben eines Traumas nicht unbedingt dauerhafte Probleme nach sich zieht. Beispielsweise entwickeln die meisten Angehörigen des Militärs, die ein Trauma erlebt haben, keine PTBS (und zwar teilweise, weil sie in Ihrer Ausbildung auf diese Gefahr vorbereitet worden sind). Bei der Entwicklung einer PTBS sind viele Faktoren im Spiel. Siehe hierzu Kapitel 4, »Es ist ein medizinisches Problem – Sie sind weder verrückt noch faul noch schlecht«.

3. »Viele Wege führen nach Rom« bedeutet, daß es viele Pfade zur Genesung gibt. **wahr**

Relevanz für die Genesung Der Merksatz »Viele Wege führen nach Rom« weist darauf hin, daß man die Reise (zur Genesung) auf verschiedenen Arten bestreiten kann. Dies gilt für sucht- und traumabasierte Probleme. Beispielsweise kommt es vor, daß ein bestimmter Mensch nur eine Selbsthilfegruppe braucht. Bei jemand anderem reicht vielleicht eine Einzeltherapie aus. Einem Dritten kann mit einer ausschließlich medikamentösen Behandlung geholfen werden. Und ein weiterer Patient nutzt alle genannten Möglichkeiten gleichzeitig. Suchen Sie nach den »Wegen«, die für Sie ihren Zweck erfüllen, indem Sie zunächst viele Möglichkeiten ausprobieren. Siehe hierzu Kapitel 9, »Finden Sie Ihren Weg«.

4. Sie müssen die Geschichte Ihres Traumas erzählen, um vollständig davon genesen zu können. **falsch**

Relevanz für die Genesung Das glauben zwar viele, aber Untersuchungen haben gezeigt, daß es nicht zutrifft. Es steht jedem frei, dies zu tun, aber es ist nicht zwingend erforderlich. Einigen hilft es, ihre Traumageschichte zu erzählen, aber andere empfinden es als unnötig belastend oder nicht von Nutzen. Wieder andere sind noch nicht bereit, über ihr Trauma zu berichten, wollen es aber eventuell später nachholen; sie halten es für wichtiger, zunächst ihre Sucht unter Kontrolle zu bringen, eine Arbeit zu finden oder irgend etwas anderes in ihrem Leben in Ordnung zu bringen. Es bleibt völlig Ihnen überlassen, darüber zu entscheiden, ob und wann Sie Ihre Traumageschichte erzählen wollen. Sie können von Ihrem Trauma auch dann genesen, wenn Sie in der Gegenwart bleiben und sich auf die Entwicklung von Bewältigungsfertigkeiten konzentrieren. Siehe hierzu Kapitel 33, »Zwei Arten von Beratung bei Traumata«.

5. Die meisten Menschen mit einer Sucht haben eine *Suchtpersönlichkeit*. **falsch**

Relevanz für die Genesung Jahrzehntelange wissenschaftliche Untersuchungen legen nahe, daß es keine *Suchtpersönlichkeit* gibt. Eine Sucht kann bei jedem Persönlichkeitstypus entstehen: bei einem extrovertierten ebenso wie bei einem reservierten, bei einem wagemutigen wie bei einem vorsichtigen Menschen, bei einem eher aktiven wie bei einem eher passiven. Die Anfälligkeit für die Entstehung einer Sucht basiert auf genetischen und sozialen Faktoren und auf Erlebnissen, nicht auf einem bestimmten Persönlichkeitstypus (siehe hierzu Kapitel 9, »Finden Sie Ihren Weg«).

6. Was entsteht gewöhnlich zuerst?

   a. eine PTBS
   b. eine Sucht
   c. beide gleichzeitig
   d. keins von beiden

   Relevanz für die Genesung Trauma und PTBS entstehen meist zuerst, danach die Sucht. Eine wichtige Erklärung für dieses Muster ist der Prozeß der *Selbstmedikation* – die Nutzung eines Suchtverhaltens, um sich nach einem traumatischen Erlebnis zu trösten. Diese Erklärung erscheint plausibel. Menschen greifen nach allem, was ihnen hilft, sich besser zu fühlen, ob es sich dabei um Essen, Alkohol, Glücksspiel, Pornographie oder ein potentiell suchterzeugendes Verhalten handelt. Deshalb konzentriert sich dieses Buch auf die Suche nach gesunden Bewältigungsmöglichkeiten, die zu einer langfristigen Besserung führen. (Siehe Kapitel 15, »Warum Trauma und Sucht oft miteinander verbunden sind«).

7. Keine Substanz und kein Verhalten wirkt an und für sich suchterzeugend. **wahr**

   Relevanz für die Genesung Nichts macht grundsätzlich süchtig. Viele Menschen konsumieren potentiell suchterzeugende Substanzen, widmen sich dem Glücksspiel, kaufen Dinge, arbeiten, essen, haben Sex usw., ohne daß dadurch ein Problem entsteht. Eine Sucht entsteht durch das Zusammentreffen eines Suchtverhaltens mit einer Person, die für die Entstehung einer Sucht anfällig ist. Beispielsweise experimentieren viele Jugendliche und junge Erwachsene mit Substanzen, aber die wenigsten von ihnen entwickeln deshalb eine Sucht. Die meisten erwachsenen Amerikaner konsumieren Alkohol, aber nur bei einer Minderheit entstehen dadurch Alkoholprobleme. Weshalb sind einige Menschen stärker gefährdet, eine Sucht zu entwickeln, als andere? Traumatische Erlebnisse spielen dabei eine wichtige Rolle. Weitere Faktoren sind genetische Einflüsse, psychische Krankheiten, früher Konsum von potentiell suchterzeugenden Substanzen und soziale Einflüsse. Allerdings sind bestimmte Verhaltensweisen mit höherer Wahrscheinlichkeit suchterzeugend als andere – beispielsweise Heroinkonsum im Gegensatz zum Verzehr von Brokkoli (siehe hierzu Kapitel 15, »Warum Trauma und Sucht oft miteinander verbunden sind«).

8. Wer entwickelt mit höherer Wahrscheinlichkeit eine PTBS? Menschen mit …

Markieren Sie alle zutreffenden Aussagen:

a. einer familiären Suchtvorbelastung
b. einem schweren Trauma
c. einem Kindheitstrauma
d. einem wiederholten Trauma
e. alle genannten Möglichkeiten

Relevanz für die Genesung Nicht alle Traumata sind gleich. Beispielsweise führt eine Vergewaltigung mit höherer Wahrscheinlichkeit zur Entstehung einer PTBS als das Miterleben eines Tornados. Traumata, die schwer sind, wiederholt stattfinden, eine machtvolle Wirkung haben und physisch schädigen, führen eher zu einer PTBS als leichtere Traumatisierungen. Auch entwickeln bestimmte Arten von Menschen eher eine PTBS als andere – beispielsweise diejenigen mit einer schlechteren Ausbildung, mit viel Streß, mit einer psychischen Krankheit oder mit einer Sucht, und ebenso diejenigen, die in ihrer Kindheit traumatisiert wurden. Wenn Sie unter einer PTBS leiden, sollten Sie sich darüber im klaren sein, daß Sie nicht allein sind. Es gibt gute Gründe für Ihre Reaktionsweise. Man hat die PTBS als »normale Reaktion auf abnorme Ereignisse« bezeichnet. Daß Sie aufgrund eines Traumas emotionale Probleme haben, ist verständlich (siehe hierzu Kapitel 4, »Es ist ein medizinisches Problem – Sie sind weder verrückt noch faul noch schlecht«).

9. »Befähigung« bedeutet, daß Ihre Meinung zutrifft. **falsch**

Relevanz für die Genesung »Befähigung« bedeutet, daß Sie in der Lage sind zu wählen. Sie können natürlich trotzdem eine schlechte Wahl treffen. Deshalb ist es wichtig, daß Sie anderen zuhören, über Ihre Möglichkeiten nachdenken und dann eine klare und bewußte Entscheidung treffen, also nicht impulsiv entscheiden. Vor allem sollten Sie das eigene Verhalten beobachten – verbessert oder verschlechtert sich Ihr Zustand? Siehe hierzu Kapitel 9, »Finden Sie Ihren Weg«, und Kapitel 7, »Lauschen Sie Ihrem Verhalten«.

10. Um bei der Überwindung einer Sucht ein gutes Resultat zu erzielen, muß man gut motiviert sein. **falsch**

Relevanz für die Genesung Es ist wunderbar, wenn Sie dazu motiviert sind, Ihr Suchtverhalten zu verringern; das ist die bestmögliche Situation. Die Motivation kann aber auch durch Ihre Bemühungen um Genesung entstehen, statt schon von Anfang an vorhanden zu sein. Viele Menschen machen die Erfahrung, daß ihre Motivation, ihr Suchtverhalten zu reduzieren, in dem Maße zunimmt, wie sie sich um ihre Genesung von der Sucht bemühen. Das *National Institute of Drug Abuse* hat festgestellt, daß Menschen, die zu einer Suchtbehandlung gezwungen werden, ebenso gute Behandlungsergebnisse erzielen wie diejenigen, die sich freiwillig in solch eine Behandlung begeben. Dies ist insofern ermutigend, als es bedeutet, daß sich Ihr Zustand völlig unabhängig von Ihrer momentanen Motivation bessern kann (siehe hierzu Kapitel 9, »Finden Sie Ihren Weg«).

11. Ein Trauma kann die Gefahr erhöhen, an allen im folgenden genannten Problemen außer an einem zu erkranken:

a. Akute Belastungsstörung
b. Sucht
c. Amblyopie (Sehschwäche)
d. Angststörung

Relevanz für die Genesung Ein Trauma kann sich auf viele Bereiche Ihres Lebens auswirken. Die Akute Belastungsstörung und die Posttraumatische Belastungsstörung (PTBS) sind zwei der psychischen Probleme, die durch ein Trauma verursacht werden können. Aber Traumata führen auch zur Entstehung anderer Probleme wie Sucht, Depression, Angst, physischen Krankheiten, sozialen Problemen (z.B. Isolation und Mißtrauen), beruflichen Problemen (z.B. Konzentrationsschwäche, juristischen Problemen) – aber nicht zu einer Amblyopie, einem Sehproblem. Sie sollten aber auch bedenken, daß Sie über Stärken verfügen, die durch ein Trauma nicht beeinträchtigt werden. Wenn Sie einen ausgeprägten Humor haben oder über künstlerische oder sportliche Fähigkeiten verfügen, bleiben diese in der Regel auch nach einem Trauma erhalten. Wenn Sie sich mit der Wirkung eines Traumas befassen, dann gestehen Sie sich ehrlich ein, welche Probleme dadurch entstanden sind, aber nehmen Sie auch Ihre verbliebenen positiven Eigenschaften zur Kenntnis, die Ihnen bei der Genesung helfen können. Ihr Leben beinhaltet in jedem Fall mehr als Ihr Trauma und Ihre Sucht (siehe hierzu Kapitel 2, »Der Anfang«).

12. Zur Heilung von Trauma und Sucht müssen Sie ...

Markieren Sie alle zutreffenden Aussagen:

a. Ihr Suchtverhalten verringern
b. anderen vergeben

c. Ihre Traumageschichte erzählen
d. sich einer Behandlung unterziehen
e. alle obigen Punkte

Relevanz für die Genesung Die einzige unverzichtbare Voraussetzung in der obigen Liste ist die Verringerung Ihres Suchtverhaltens. Das Fortbestehen einer Sucht erschwert es Ihnen, von Ihrem Trauma zu genesen, und kreiert eigene suchtbezogene Probleme. Je früher Sie Ihr Suchtverhalten unterbinden oder zumindest einschränken, um so besser. Alle anderen Punkte auf der obigen Liste sind unwichtig; sie alle sind Möglichkeiten, die einigen Betroffenen nützlich sind, aber nicht allen. Beispielsweise müssen Sie anderen nicht zwingend vergeben (Option »b«), wenn Sie das nicht wollen. Und die eigene Traumageschichte zu erzählen (Option »c«) hilft einigen, anderen jedoch nicht. Sich einer Therapie zu unterziehen (Option »d«) ist zwar zu empfehlen, insbesondere wenn bei Ihnen eine massive Sucht oder entsprechende traumabedingte Probleme bestehen, aber Menschen können auch ohne Unterstützung eines Therapeuten genesen; oder sie können sich dafür entscheiden, sich auf Unterstützer, Selbsthilfegruppen, Selbsthilfebücher und andere informelle Ressourcen zu verlassen. Es gibt viele Wege zur Genesung (siehe hierzu Kapitel 9, »Finden Sie Ihren Weg«, und Kapitel 16, »Sich selbst vergeben«).

Literatur

Alcoholics Anonymous. (2004). *Alcoholics Anonymous: The story of how many thousands of men and women have recovered from alcoholism* (4. Aufl.). New York: Alcoholics Anonymous World Service.

American Psychiatric Association. (2013). *Diagnostic and statistical manual of mental disorders* (5. Aufl.). Arlington: Autor.

Barr, A. (2006). *An investigation into the extent to which psychological wounds inspire counsellors and psychotherapists to become wounded healers, the significance of these wounds on their career choice, the causes of these wounds and the overall significance of demographic factors.* Unpublished master's thesis, University of Strathclyde/Schottland.

Bonds Shapiro, A. (2012). The power of imagery: Can we imagine ourselves well? *Psychology Today*. Siehe: *www.psychologytoday.com/blog/healing-possibility/201206/thepower-imagery.*

Burroughs, A. (2003). *Dry: A memoir.* New York: St. Martin's Press.

Carnes, P. (2001). *Out of the shadows: Understanding sexual addiction.* Center City: Hazelden.

Cavalcade Productions. (1995). *Counting the cost: The lasting impact of childhood trauma* [Educational video]. Nevada City: Autor.

Davis, B. (2006). Psychodynamic psychotherapies and the treatment of co-occurring psychological trauma and addiction. *Journal of Chemical Dependency Treatment, 8*(2), 41–69.

Department of Mental Health and Addiction Services, State of Connecticut. (2000). *Trauma: No more secrets* [Video]. Hartford: Autor.

Evans, A. C., Lamb, R., & White, W. L. (2014). *Promoting intergenerational resilience and recovery: Policy, clinical, and recovery support strategies to alter the intergenerational transmission of alcohol, drug, and related problems.* Philadelphia: Philadelphia Department of Behavioral Health and Intellectual Disability Services. Siehe: *www.williamwhitepapers.com.*

Freire, P. (1970). *Pedagogy of the oppressed.* New York: Continuum; dt. (1973). *Pädagogik der Unterdrückten.* Stuttgart: Kreuz-Verlag.

Foxhall, K. (2001). Learning to live past 9:02 a.m., April 19, 1995. *Monitor on Psychology, 32*, 26.

Goffman, E. (1963). *Stigma: Notes on the management of spoiled identity.* New York: Simon & Schuster; dt. (1967). *Stigma. Über Techniken der Bewältigung beschädigter Identität.* Frankfurt/M.: Suhrkamp.

Goleman, D. (24.1.1989). Sad legacy of abuse: The search for remedies. *The New York Times.* Siehe: *www.nytimes.com/1989/01/24/science/sad-legacy-of-abuse-the-search-for-remedies.html*; siehe auch: The University of Minnesota Longitudinal Study of Risk and Adaptation – *www.cehd.umn.edu/icd/research/parent-child/publications/maltreatment.html.*

Harned, M. S., Korslund, K. E., & Linehan, M. M. (2014). A pilot randomized controlled trial of dialectical behavior therapy with and without the Dialectical Behavior Therapy Prolonged Exposure protocol for suicidal and self-injuring women with borderline personality disorder and PTSD. *Behaviour Research and Therapy, 55,* 7–17.

Harris, M., Fallot, R. D., & Berley, R. W. (2005). Special section on relapse prevention: Qualitative interviews on substance abuse relapse and prevention among female trauma survivors. *Psychiatric Services, 56*(10), 1292–1296.

Herman, J. L. (1992). *Trauma and recovery.* New York: Basic Books; dt. (2003). *Die Narben der Gewalt.* Paderborn: Junfermann.

Hilts, P. (2.8.1994). Is nicotine addictive? It depends on whose criteria you use. *The New York Times.* Siehe: *www.nytimes.com/1994/08/02/science/is-nicotine-addictive-it-depends-on-whose-criteria-you-use.html.*

James, W. (1958). *Varieties of religious experience: A study in human nature.* New York: Mentor. (Original 1902 erschienen); dt. (1979). *Die Vielfalt religiöser Erfahrung.* Olten: Walter.

Jennings, A., & Ralph, R. O. (1997). *In their own words: Trauma survivors and professionals they trust tell what hurts, what helps, and what is needed for trauma services.* Augusta: Department of Mental Health, Mental Retardation and Substance Abuse Services, State of Maine.

Kasl, C. (1990). *Women, sex, and addictions: A search for love and power.* New York: Harper-Trade.

Khantzian, E. J., & Albanese, M. J. (2008). *Understanding addiction as self-medication: Finding hope behind the pain.* Lanham: Rowman & Littlefield.

Knapp, C. (1997). *Drinking: A love story.* New York: Bantam.

Lamott, A. (1999). *Traveling mercies: Some thoughts on faith.* New York: Anchor.

Lamott, A. (2005). *Operating instructions: A journal of my son's first year.* New York: Anchor.

Leslie, M. E. (2007). *The breaking the cycle compendium: Vol. 1. The roots of relationship.* Toronto: Mothercraft Press.

Levy, P. (2010). The wounded healer: Part 1. Siehe: *www.awakeninthedream.com/the-wounded-healer-part-1.*

Luborsky, L., Barber, J. P., Siqueland, L., Johnson, S., Najavits, L. M., Frank, A. et al. (1996). The revised Helping Alliance questionnaire (HAq-II): Psychometric properties. *Journal of Psychotherapy Practice and Research, 5,* 260–271.

Marantz Henig, R. (4.4.2004). The quest to forget. *The New York Times.* Siehe: *www.nytimes.com/2004/04/04/magazine/the-quest-to-forget.html.*

Markus, H., & Nurius, P. (1986). Possible selves. *American Psychologist, 41*(9), 954.

Marlatt, G., & Gordon, J. (1985). *Relapse prevention: Maintenance strategies in the treatment of addictive behaviors.* New York: Guilford.

Miller, D. (2002). Addictions and trauma recovery: An integrated approach. *Psychiatric Quarterly, 73*(2), 157–170, zitiert in: O. J. Morgan (2009), Thoughts on the interaction of trauma, addiction, and spirituality. *Journal of Addictions and Offender Counseling, 30*(1), 5–15.

Miller, W. R., Benefield, R. G., & Tonigan, J. S. (1993). Enhancing motivation for change in problem drinking: A controlled comparison of two therapist styles. *Journal of Consulting and Clinical Psychology, 61,* 455–461.

Miller, W. R., & C'de Baca, J. (2001). *Quantum Change: When epiphanies and sudden insights transform ordinary lives.* New York: Guilford.

Miller, W. R., & White, W. (2007). The use of confrontation in addiction treatment: History, science and time for change. *Counselor: The Magazine for Addiction Professionals, 8*(4), 12–30.

Morgan, O. J. (2009). Thoughts on the interaction of trauma, addiction, and spirituality. *Journal of Addictions and Offender Counseling, 30*(1), 5–15.

Morris, D. J. (17.1.2015). After PTSD, more trauma. *The New York Times.* Siehe: *http://opinionator.blogs.nytimes.com/2015/01/17/after-ptsd-more-trauma.*

Najavits, L. M. (2002). Clinicians' views on treating posttraumatic stress disorder and substance use disorder. *Journal on Substance Abuse Treatment, 22,* 79–85.

Najavits, L. M. (2002). *Seeking Safety: A treatment manual for PTSD and substance abuse.* New York: Guilford; dt. (2008). *Posttraumatische Belastungsstörung und Substanzmissbrauch: Das Therapieprogramm »Sicherheit finden«.* Göttingen: Hogrefe.

Najavits, L. M. (2005). *Example of a group session: Asking for help* (Seeking Safety video training series). Newton Centre: Treatment Innovations.

Najavits, L. M. (2010). *Excessive Behavior Scale.* Unpublished manuscript, Newton Centre: Treatment Innovations.

Najavits, L. M. (2014). Creating Change: A new past-focused model for PTSD and substance abuse. In: P. Ouimette & J. P. Read (Hrsg.), *Trauma and substance abuse: causes, consequences, and treatment of comorbid disorders* (S. 281–303). Washington: American Psychological Association Press.

Najavits, L. M. (in Vorbereitung). *Creating Change: A past-focused treatment manual for trauma, addiction, or both.* New York: Guilford.

Najavits, L. M., & Anderson, M. L. (2015). Psychosocial treatments for posttraumatic stress disorder. In: P. E. Nathan & J. M. Gorman (Hrsg.), *A guide to treatments that work* (4. Aufl., S. 571–592). New York: Oxford University Press.

Najavits, L. M., & Hien, D. A. (2013). Helping vulnerable populations: A comprehensive review of the treatment outcome literature on substance use disorder and PTSD. *Journal of Clinical Psychology, 69*, 433–480.

Najavits, L. M., Hyman, S. M., Ruglass, L. M., Hien, D. A., & Read, J. P. (2017). Substance use disorder and trauma. In: S. Gold, J. Cook & C. Dalenberg (Hrsg.), *Handbook of trauma psychology* (S. 195–214). Washington: American Psychological Association.

National Institute on Drug Abuse. (2012). *Principles of drug addiction treatment: A research-based guide* (3. Aufl.). Washington: Autor. Siehe: *www.drugabuse.gov/publications/principles-drug-addiction-treatment-research-based-guide-third-edition/principles-effective-treatment.*

National Institute on Drug Abuse. (2014). *Drugs, brains, and behavior: The science of addiction.* Washington: Autor. Siehe: *www.drugabuse.gov/publications/drugs-brains-behavior-science-addiction/treatment-recovery.*

Neff, K. D. (2003). Development and validation of a scale to measure self-compassion. *Self and Identity, 2*, 223–250.

Ngor, H. (1988). *Haing Ngor: A Cambodian odyssey*. New York: MacMillan.

O'Brien, S. (2004). *The family silver: A memoir of depression and inheritance*. Chicago: University of Chicago Press.

Ouimette, P., & Read, J. P. (Hrsg.). (2014). *Handbook of trauma, PTSD and substance use disorder comorbidity.* Washington: American Psychological Association Press.

Oyserman, D., Bybee, D., Terry, K., & Hart-Johnson, T. (2004). Possible selves as roadmaps. *Journal of Research in Personality, 38*(2), 130–149.

Palmer, P. J., & Scribner, M. (2007). *The courage to teach guide for reflection and renewal.* San Francisco: Jossey-Bass.

Parent, Jr., D. G. (2012). *The warzone PTSD survivors guide.* North Charleston: Create Space.

Rosenthal, M. (2012). *Before the world intruded: Conquering the past and creating the future, a memoir.* Palm Beach Gardens: Your Life After Trauma.

Rosenthal, M. (2013). Get your brain motivated to recover from PTSD. Siehe: *www.healthyplace.com/blogs/traumaptsdblog/2013/12/25/how-your-brain-develops-motivation-in-ptsd-recovery.*

Rosenthal, M. (2014). PTSD & anger: Part 1. When we hate happy people. Siehe: *www.healmyptsd.com/2014/07/ptsd-anger-part-1-when-we-hate-happy-people.html.*

Shaffer, H., LaPlante, D., & Nelson, S. (Hrsg.). (2012). *American Psychological Association's addiction syndrome handbook.* Washington: American Psychological Association.

Shay, J. (1994). *Achilles in Vietnam: Combat trauma and the undoing of character.* New York: Simon & Schuster; dt. (1998). *Achill in Vietnam. Kampftrauma und Persönlichkeitsverlust.* Hamburg: Hamburger Edition.

Siegel, R. K. (1989). *Intoxication: Life in pursuit of artificial paradise.* New York: Dutton.

Stone, R. (2007). *No secrets no lies: How black families can heal from sexual abuse.* New York: Harmony.

Stromberg, G., & Merrill, J. (2007). *The harder they fall: Celebrities tell their real-life stories of addiction and recovery.* Center City: Hazelden.

Tucker, C. (2012). U.S. veterans struggle with pain, stigma of post-traumatic stress: New research aimed at mental health. *The Nation's Health, 42,* 1–12.

van den Blink, H. (2008). Trauma and spirituality. *Reflective Practice: Formation and Supervision in Ministry, 28.*

van der Kolk, B. (2014). *The body keeps the score: Brain, mind, and body in the healing of trauma.* New York: Penguin; dt. (2015). *Verkörperter Schrecken – Traumaspuren in Gehirn, Geist und Körper und wie man sie heilen kann.* Lichtenau: G.P. Probst Verlag.

Wayne, J. (2017). Definition of synergy in marketing. Siehe: *http://smallbusiness.chron.com/definition-synergy-marketing-21786.html.*

Weiss, R., & Schneider, J. R. (2015). *Always turned on: Sex addiction in the digital age.* Carefree: Gentle Path Press.

White, W. L. (2014). Recovery conversion. Siehe: *www.williamwhitepapers.com/blog/2014/11/recovery-conversion.html.*

Wilson, P. (2013). Two kinds of hope. Siehe: *www.petewilson.tv/2013/09/25/two-kinds-of-hope.*

Personen- und Stichwortverzeichnis

A

Abreaktive Ego-State-Therapie 267
Abstinenz 24, 76, 90, 93, 107, 137, 152, 179 f., 195, 198, 217
Abstinenzverletzungseffekt 106, 110, 184
Achten Sie auf Ihre Handlungen 70
Achten Sie darauf, ob Ihr Verhalten sicher oder gefährlich ist 71
Achten Sie darauf, wie sich Vorstellungsbilder auf Ihre Gefühle auswirken 248
Achtsamkeit 159
Akute Belastungsreaktion 46
Albträume 13, 17, 23, 45, 66, 72, 81, 139, 173, 200, 297
Alkoholsucht 26, 31, 50, 170, 277
alte Vorgehensweise – separate Welten: Trauma *oder* Sucht 19
Angst 18, 37 f., 45, 47 f., 57, 67, 73, 80, 123, 131, 150, 159, 164, 177, 198, 200, 208, 217, 231, 234, 236, 238, 252, 254, 296, 298, 302, 304, 312, 317
Anonyme Alkoholiker (AA) 24, 28, 39, 41, 57, 59 ff., 64, 94, 97, 107, 113, 115, 117, 144, 245, 272, 275, 277 f., 283 f., 287, 291, 293 f., 305
Anpassungsstörung 47
ansteigende und absteigende Spiralen 137
Arbeitssucht 16, 50 f., 53, 90
Arten von Abhängigkeiten 50
Auswirkungen eines Traumas auf Geist, Körper und Seele 171

B

Balance zwischen Liebe und Abgrenzung 293, 305
Beginnen Sie so früh wie möglich – warten Sie nicht, bis Sie den Tiefpunkt erreichen 89
Beyond Trauma und Trauma Affect Regulation: Guide for Education and Therapy 265
Beziehung zum Körper 154
beziehungsbasierte Veränderung 60
Beziehungstrauma 129
Botschaften, die Sie vielleicht hören werden 86
Brain-Imaging-Studien: Sozialer Schmerz ist so real wie physischer Schmerz 119
Brief Eclectic Psychotherapy 268

C

chronische Schmerzen 45
Coping / Coping-Strategien 56 f., 66, 75, 80, 111 f., 116 f., 187, 203, 205, 245, 261, 264 f., 269 ff., 281
Coping-Strategien erlernen, neue 56
Coping-Strategien, gute 112

D

das Beste in mir (dem Genesungsprozeß förderlich) 99
das Schlechteste in mir (dem Genesungsprozeß nicht förderlich) 100
Demut 11
Demütigung 15, 120
den eigenen Körper aufgeben 151
Depression 16, 33, 39, 45, 52, 139, 160, 173, 216 f., 233, 317
Dialektisch-behaviorale Therapie 265, 268
Dissoziation 45, 66, 107, 158

dissoziative Episoden 40
Dissoziative Identitätsstörung 47
Distanz / Distanzierung 32, 158 f., 216, 218, 235 f., 258, 299
Drogen / Drogenkonsum 16, 18 f., 37 ff., 43, 50 ff., 64 , 71, 73, 78, 84, 87, 104, 127, 131, 133 ff., 138, 141, 146, 148, 150, 177 f., 185, 187 f., 194, 199, 202, 212, 217, 224, 229, 234, 250, 266, 283, 291, 299, 304, 307
Drogensucht/Drogensüchtiger 22, 44, 63

E

Ein guter Helfer bemüht sich um Balance zwischen Unterstützung und verantwortlichem Handeln 254
Einige Untergruppen entwickeln mit höherer Wahrscheinlichkeit Traumata und Suchtprobleme 135
Einsamkeit 12, 16 f., 53, 138
EMDR 62, 266 f.
Emotional Freedom Therapy 62, 267
Empathie 124, 261, 270, 277, 290
Empathieversagen 301
Empfindlichkeit gegenüber physischem Schmerz 151
Energie umlenken 233
Entspannungstraining 159
Entzug 62, 64, 98, 137, 207, 218, 234, 284
Entzugssymptome 52
Erfolgsstrategien 183 ff.
Erforschen Sie Ihre Muster 234
Erwägen Sie, andere einzubeziehen 29
Es gibt keine Suchtpersönlichkeit 89
Es gibt viele Gründe für Substanzkonsum, nicht nur das Erleben eines Traumas 137
Eßsucht 16, 26, 48, 50, 53, 66, 90, 221
evidenzbasierte Betreuung 94

F

falsche Beschuldigung 121
Familiengeschichte 46, 136, 140, 143, 189
Feedback 43, 48, 64, 72, 75, 80, 82, 137, 183, 205, 228, 253 ff., 258 f., 279, 293, 295
Flashbacks 18, 33, 39, 45, 66, 81, 139, 150, 173, 200, 207, 216
Fokus auf Sucht *und* Trauma gerichtet 20
Formen von Wut 231
Freud, S. 267

G

Geborgenheit 255
Gedächtnisprobleme 47
Gefühl der inneren Zersplitterung 47
Gefühl des Akzeptierens 266
Gefühle der Leere 138
Gefühllosigkeit 32
gegenwarts- und vergangenheitsfokussierte Traumatherapie kombinieren 268
gegenwartsfokussierte Traumaberatung 264
Gehen Sie auf Ihre Bedürfnisse ein 33
Gehirn-Scans Substanzmißbrauch 152
Geist-Körper-Verbindung 62
Geldausgebesucht 50
Genesung 10, 13, 18, 20 f., 24 ff., 29, 32, 34 f., 37, 41, 49, 54, 59 ff., 64 f., 67 f., 75, 85 ff., 90, 92 f., 98 ff., 105 ff., 115 ff., 122, 124, 128, 130, 136 f., 139 ff., 145 f., 148, 152, 158, 167, 169, 171 ff., 177, 182 ff., 189, 196, 202, 206, 209 ff., 215, 224, 226, 228 f., 235, 242, 244, 247, 249 ff., 254, 265, 269, 274 ff., 279 ff., 283, 285 ff., 292 f., 298, 302 f., 305, 311, 313 ff.
Genesung ist möglich 54
Genesungs-»Muskeln« 181
Genesungsbemühungen 241
Genesungsfertigkeiten 243, 245
Genesungsförderung 62
Genesungsidentität 212 f.
Genesungsmodell 53
Genesungsplan 177 ff., 186
Genesungsressourcen 243
Genesungsziele 33, 88, 179

Geschichte des Traumas zu erzählen reicht nicht aus 88
gesundheitliche Probleme 43, 48, 53, 58, 151, 155, 241, 309
Gewaltausbruch 283
gewaltsüchtig 16
Glauben 30
Glücksspiel 15 f., 28, 48, 77, 132, 135, 138, 148, 178 ff., 288, 306 f., 309, 315
Goffman, E. 214 f.
Granatschock 44
Grenzen, Wahrung förderlicher 129

H

heilende Bilder für Trauma und Sucht 249
Helfer ist ebenso wichtig wie das Therapiemodell 94
Helfer, zentrale Punkte für 305
Herman, J. 166
Herrschaft des Irrtums 216
Herzrasen 45, 52
Hilfe erreicht uns in vielen Verpackungen 92
Hoffnungslosigkeit 37, 45

I

Ich-Potential, berufliches oder schulisches 101
Ich-Potential, Beziehungen betreffendes 101
Ich-Potential, emotionales 101
Ich-Potential, Genesung betreffendes 101
Ich-Potential, physisches 101
Ich-Potential, spirituelles 101
Ich-Zustände 99 ff.
Identifikation mit der Rolle des »Traumaopfers« oder des »Süchtigen« 209
Identitätsmuster 209
Ihr Körper spricht für Sie 149
Ihre Beziehung zu Ihrem Körper 154
Imagery Rehearsal Therapy 265
Impulsivität 48, 73, 115, 169, 210, 225, 232, 316
inkrementelle Veränderung 59
inspirierende Botschaften 87
Inszenieren der Projektion 217
integrierte Behandlung arbeitet am Trauma und an der Sucht gleichzeitig 94
intergenerationales Trauma 107
Isolation 16, 53, 118, 120 ff., 133, 166, 177, 317

J

Jahrestagsreaktion 108
James, W. 59, 70
Je mehr Hilfe Sie erhalten und je länger Sie an Ihren Problemen arbeiten, um so bessere Resultate erzielen Sie 91
Jung, C. G. 13, 274

K

Kampf, Flucht oder Erstarren 153
Kaufsucht 16, 48, 50, 53, 76, 84, 110, 212, 285, 296
Kindesmißbrauch 44, 47, 233, 275, 295
Kindheitstrauma 47, 61, 117, 212, 312
Kognitive Therapie 265
kommunikative Kompetenz 30
Komplexes Trauma 108
Konsequenzen Beachtung schenken 64
kontrollierter Konsum 24
Kontrollverlust 48
Konzentieren Sie sich auf Ihre Genesungsziele 33
Körper 16, 18, 33, 40, 44 f., 52 f., 56, 58, 62, 65, 74, 76, 82, 89, 92, 111 f., 117, 122, 127, 131, 142, 148, 151 ff., 157, 159, 163, 166, 171, 176, 196, 201, 206, 224, 233, 242, 245, 248 f., 251, 264 f., 279, 285, 296, 309
Körper, Symptome als Hilfeschreie des 156
Körperempfindungen 76, 150, 266
Körpererinnerungen 150
Körpergedächtnis 203
körperliche Gewalt 14, 19, 27, 36 f., 39, 148, 198, 238

Körpertherapie 61
Körpertraining 61, 66, 76, 92, 101, 112, 148, 154 ff., 181, 196, 199, 226, 229, 241, 250, 306 f.
Kreativität 65
Kriegsneurose 44
Kriegstrauma 19
Krise, anhaltende 301
Kundera, M. 243

L
Lassen Sie Trauer zu 233
Lassen Sie Unvollkommenheiten zu, und verbessern Sie im Laufe der Zeit Ihre Resultate 29
Lernen Sie aus Rachephantasien, aber setzen Sie dieselben nicht in die Tat um 237
liebevolle Beziehungen 60
Liste von Notfall-Hotlines 27

M
Menschen, die negative Vorstellungsbilder auf Sie projizieren 218
Miller, W. R. 60, 294
Mißtrauen 150, 259, 287, 295, 301, 317
mitfühlende Fürsorge 93
Mitgefühl 9, 41, 58, 84, 112, 125 ff., 130 f., 141, 193, 229, 295, 298, 301, 304
Mitgefühl anderen gegenüber 128
Mitgefühl sich selbst gegenüber 127
Motivation 20, 29 f., 34 f., 65, 88 ff., 98, 115, 125, 139, 171 ff., 180, 226 ff., 261, 288, 294, 312, 316 f.
Motivation, gekaperte 173 ff.
Mut 80

N
Narrative Expositionstherapie 267
Neff, K. 126, 129
Nervenkitzel 200
Neues zu lernen kann die Funktionsfähigkeit des Gehirns verbessern 225
Notaufnahmestation 27
Nutzen Sie Ihre Identität, um Ihre Genesung zu fördern 210
Nutzen Sie Ihre Stärken 30
Nutzung der Ressourcen im Alltag 245

P, Q
Panik 45, 66, 158, 197 f., 205
parallele Behandlung bietet Hilfe für beide Problembereiche gleichzeitig an 94
Paranoia 45
Persönlichkeitsstruktur 89
Perspektive, die Trauma und Sucht miteinander verbindet 17
Plan für Krisensituationen 28
Pornographie 16, 39, 50, 72, 132, 148, 150, 173, 178, 185, 187 f., 199, 229, 285, 306, 315
positiven Identitäten gemäß leben 218
Prägung 48, 189, 276
Probieren Sie so viele unterschiedliche Methoden der Veränderung wie möglich aus 65
Probleme in Beziehungen 45
Problemtrinker 138, 294
Prolongierte Expositionstherapie 267
psychische Störungen 46
PTBS 20, 26, 46, 55, 59, 62, 66, 68, 105, 108, 123, 136, 152 f., 171 f., 176, 187, 201, 216, 233, 239, 255, 265, 268, 272 f., 277 f., 297, 299, 302 ff., 311 ff., 315, 317
PTBS, komplexe 47
PTBS, sekundäre 297

Quantensprung-Veränderung (Konversion) 59

R
Rachephantasien 122, 234, 237 f.
Reenactment 108
Regression 301
Resilienz 203, 268, 274

Retraumatisierung 108
Rückfälle 57 f., 70, 95, 107, 114, 134, 153, 182, 184, 195 ff., 202, 261, 276, 283
Rückfallprävention 57, 93

S
Schädel-Hirn-Traumata 152, 155
Schadensreduzierung 24
Scham 15, 39, 42, 45, 51, 80 f., 118, 123, 142, 164, 193 ff., 215, 231, 267, 289, 309
Schmerz betäuben: Wie ein Trauma einen Menschen für die Entwicklung einer Sucht anfällig machen kann 133
Schroffe Konfrontation mit der Sucht, wie sie früher üblich war, ist nicht zu empfehlen 88
Schuldgefühle 45, 143, 254, 260, 296
Schützen Sie andere vor Ihrer Rage 236
Schützen Sie sich vor Triggern 31
Seeking-Safety-Ansatz 264
Sekundärtraumatisierung 108, 297
Selbstbeschuldigung 125, 142, 196, 202, 209, 301
Selbstfürsorge, unzureichende 301
Selbsthaß 17, 128, 142, 146, 209, 261
Selbstmedikation 107, 133, 136, 315
Selbstmitgefühl 125 f., 129, 144, 265
Selbstmitgefühl, Beispiel 125 f.
Selbstschädigung 16, 76, 141, 148, 154, 177, 199, 212
Selbstschutz 134
Selbststigmatisierung 217
sequentielle Behandlung konzentriert sich zunächst auf den einen und später auf den anderen Aspekt 94
Sexsucht 16, 26, 48, 50 f., 53, 136, 172, 285, 300
sexuelle Probleme 150
sexueller Mißbrauch/sexuelle Gewalt 14, 19, 37 f., 44, 46, 85, 121, 135, 146, 148 f., 156, 170, 198, 204, 207, 261, 264, 283, 289
sich in Gefahr bringen 301
sich neu erfinden 219
sicherer/ruhiger Ort 61, 112, 156, 158 ff., 161, 236, 255
Sicherheit 27 f., 38 f., 41, 73 f., 78, 113, 161, 168, 210, 226, 242, 244, 265, 269, 297
Sie brauchen es nicht für sich selbst zu tun 90
Sie brauchen nicht »clean und trocken« zu sein, um mit der Arbeit am Trauma beginnen zu können 90
Sie brauchen sich nicht einzugestehen, daß Sie ein Problem damit haben, Hilfe anzunehmen 88
Sie können jede Art von Hilfe mit jeder anderen kombinieren 89
Sie müssen sich nicht grundsätzlich motiviert fühlen, damit die Behandlung ihren Zweck erfüllen kann 88
Skala für sicheres Verhalten 75
SMART Recovery 25, 72, 90, 93, 107, 275, 298
Sorgen Sie für Ihre Sicherheit 27
sozialer Schmerz 118 ff., 124
Sozialer Schmerz führt zu Isolation 122
Spielsucht 16, 48 ff., 53, 87, 90, 93, 128, 135, 177, 179, 199, 285, 296, 308
Spiritualität 85
Sprache der Genesung von Trauma und Sucht 105 ff.
Stärkung der eigenen Fähigkeit 85
Streben Sie hohe Ziele, aber keine Perfektion an 29
Streß 14, 44 f., 75, 89, 137, 150, 153 f., 158, 162, 193, 196, 200 f., 211, 234 f., 240, 248, 287, 316
Streßimpfungstraining 265
Substanzabhängigkeit 16 f., 22, 26, 33, 37, 50 ff., 57, 59, 75 f., 90, 93, 107, 110 ff., 123, 134 f., 137 f., 147 f., 151 ff., 159, 179, 209, 212, 234, 239, 251, 254, 267, 272, 277 f., 285, 293, 297, 307, 312, 315
Suchen Sie sich eine Mission, die größer ist als Ihre Wut 235

Sucht als körperliche Krankheit 19
Sucht bedeutet »nicht aufhören können« 15
Sucht heißt, daß ein Mensch sich immer wieder auf eine bestimmte Art verhält, obwohl ihm klar ist, daß dieses Verhalten ihn schädigt 16
Sucht- und Traumasymptome, aktive 131
suchtbedingte Probleme 136 f., 139, 141, 175, 269
Suchtbehandlung 19 f., 22, 62, 88 f., 254, 269 f., 288, 293 f., 317
süchtig nach der Nutzung elektronischer Geräte 16
süchtig nach Selbstschädigungen 16
Suchtprobleme können leicht, mäßig oder stark sein 49
Suchtverhalten als kurzfristige Problemlösungsstrategie 202
Suizid/Suizidversuch/suizidales Verhalten 17, 38 f., 54, 76, 134, 200, 216, 244, 254, 261, 267, 269, 275, 283, 294, 298 f., 305
Sündenbock 121, 214

T

Tabus 121
Tapas-Akupressurtechnik 62
Taubheitsempfindungen 32
Testimony Therapy 267, 275
The Revised Helping Alliance Questionnaire – Version für Klienten 256
Thought-field-Therapie 62
Trauern 57 f., 67, 147, 201, 233 f., 254, 266
Trauma – Definition 14
Trauma – gegenwartsfokussierte Beratung 92
Trauma – Kombination von gegenwarts- und vergangenheitsfokussierter Beratung 93
Trauma – vergangenheitsfokussierte Beratung 92
Trauma 9, 15, 22 ff., 29 ff., 37, 44 f., 59 f., 65, 67, 83, 85, 87, 104, 121, 123, 125, 127, 133, 138, 142, 156, 159, 164, 168, 171, 174, 193, 201, 204, 206, 224, 243, 246, 254, 267, 272
Trauma als Erklärung, aber niemals als Entschuldigung für Suchtverhalten 30
Trauma bedeutet »Verletzung« 14
Trauma in einer größeren Gruppe durchleben 166
Trauma kann sich in einer unterstützenden oder einer verstörenden Umgebung ereignen 15
Trauma negieren 291
Trauma Recovery and Empowerment Model (TREM) 265
Trauma und Sucht 10 f., 13 f., 17, 19 f., 25 ff., 34, 42 f., 46, 53 f., 56, 64, 70, 73 ff., 78 ff., 94, 98 ff., 105, 109 ff., 118, 124, 132, 134 ff., 140, 148, 150 ff., 158, 165 ff., 173, 199, 203, 207 ff., 214, 216, 223, 225, 230 f., 233 ff., 241, 249, 253, 256, 259, 274 ff., 279, 283 f., 288, 299, 311 ff.
Trauma und Sucht erschweren es, in einem Zustand der Sicherheit zu bleiben 74
Trauma und Sucht sind physische Phänomene 148
Trauma und Sucht wirken sich auf viele andere Probleme aus 53
Trauma und Täter 169
Trauma, Sucht und soziale Wahrnehmung 214
Trauma: »Eine normale Reaktion auf abnorme Ereignisse« 44
Traumaarbeit 20, 89, 92
traumabedingte Flashbacks 33
traumabedingte Probleme 19, 26, 39, 45, 61, 86, 90 ff., 139, 141, 175, 185, 189 f., 196 ff., 202, 260, 281, 285, 287, 292, 295, 297 ff.
Traumaberatung 263 ff.
traumabewußte Fürsorge 93, 107
traumabezogene Erinnerungen 66, 149, 200, 265 f.
Traumagenesung 245
Traumageschichte 88, 96, 266, 270 f., 273

Traumanachwirkungen 10 f.
Traumareaktionen, komplexe 47
Traumareinszenierungen 40, 131, 150, 202, 229
Traumata und Machtmißbrauch 295
Traumata und Verlusterlebnisse 57
Traumatherapie 47, 91, 144, 263 ff., 268 ff., 272 f., 289
Traumatherapie, gegenwartsfokussierte Modelle der 264 f.
Traumatisierungsgefahr 135
Traumatrigger 32, 152 f., 264
Traumavorgeschichte 134, 151, 289
Traurigkeit 31, 45, 73, 138, 147, 158, 279, 290, 296, 308
Trigger 19, 25, 31 f., 48, 56, 76, 115 f., 150, 153, 158 f., 161, 185, 200, 204, 206 f., 240, 243, 261, 264, 273, 276, 299
Triggerwirkung 152, 296

U
Über den Umgang mit dunklen Gefühlen 232
Überdosis 16, 49, 112, 245
Überlebensfertigkeiten 30, 196
Umgebungseinflüsse 89
Um-sich-Schlagen 301
Umstände, in denen sich eine traumatische Situation ereignet 15
Unterschätzen Sie nie die Macht der Sucht 296
unterschiedliche Ansätze der Traumabehandlung 92
unterschiedliche Ansätze für die gleichzeitige Behandlung von Traumata und Suchtproblemen 94
unterschiedliche Formen des Umgangs mit Suchtproblemen 93
unterstützende Umgebung 214
Unterstützungsgruppe 26, 111, 243, 275, 298, 300
Urge-Surfing 106, 110

V
Veränderungen durch physische Einflüsse 61
Verantwortlichkeit, zuviel oder zu wenig 301
verborgene Probleme 42
vergangenheitsfokussierte Traumaberatung 266, 268 ff.
Vergeben 19, 85 f., 129, 142 ff., 147, 215, 254, 279, 291, 312, 317 f.
Vergewaltigung 46, 120 f., 149, 164, 174, 215, 272, 283, 316
Verhalten, destruktives 301
Verhaltensabhängigkeiten 16, 48, 50, 52
Verratstrauma 108
Vielleicht können Sie Ihr Suchtverhalten reduzieren, statt es vollständig aufzugeben – aber seien Sie vorsichtig 90
vor der Genesung und nach der Genesung 18

W
Wahrnehmung, Zweifeln an der eigenen 47
Was Mitgefühl *nicht* ist 126
Was Sie bei einem Rückfall in eine Sucht tun können 195
Was Sie bei einem Rückfall in traumabedingte Probleme tun können 197
Wertschätzung 255
Wie ernst war das Trauma? 46
Wie gut ging es Ihnen vor dem Trauma? 46
Wie können Sie herausfinden, ob Ihr Verhalten sicher oder gefährlich ist? 72
Wie sich Ihre Identität im Rahmen der Genesung verändert 211
Wie Sie das Schweigen brechen können – Empfehlungen 168
Wie Sie sich in der dritten Sitzung fühlen, läßt Prognosen über Ihr Befinden in einigen Monaten zu 89
Wie Sie werden, wofür andere Sie halten 217
Wie Trauma und Sucht die Identität beeinflussen 208

Wilson, B. 59
Wirkung von Triggern 152
Worte, die Ihnen etwas »sagen« 26
Würdigen Sie Ihre eigene Lebensgeschichte 299
Wut 18 f., 31, 33, 37, 39, 45, 53, 57, 73, 75, 80, 101 f., 110, 122, 124, 131, 135, 159, 162, 173, 176, 198, 200, 210, 230 ff., 236 f., 239 f., 254 f., 261, 279, 284, 293, 295 f., 301, 304, 308
wutsüchtig 16

Y, Z
Yoga 61, 92, 213
Zentrierung 158
Zwang 62
Zwölf-Schritte-Gruppe 25, 53, 85, 90 f., 93, 288, 298, 305
Zwölf-Schritte-Programm 29, 61, 77, 106, 275
Zwölf-Schritte-Sponsor 36, 283, 286
Zwölf-Schritte-Treffen 60

Über die Autorin

Lisa M. Najavits, Ph.D., ist Adjunct Professor of Psychiatry an der Medical School der University of Massachusetts und Director of Treatment Innovations. Sie führt wissenschaftliche Untersuchungen und Ausbildungen im Bereich psychischer Störungen und Sucht durch. Sie war 25 Jahre lang Fakultätsmitglied der Harvard Medical School und hat zwölf Jahre lang an der Boston University School of Medicine und im Veterans Affairs Boston Healthcare System gearbeitet. Dr. Najavits hat für ihre Forschungstätigkeit viele Auszeichnungen erhalten und ist Autorin des Buches *Seeking Safety: A Treatment Manual for PTSD and Substance Abuse* (deutsch: »Posttraumatische Belastungsstörung und Substanzmissbrauch – Das Therapieprogramm ›Sicherheit finden‹«), eines Bestsellers der psychiatrischen Fachliteratur.

Bessel van der Kolk

Verkörperter Schrecken

Traumaspuren in Gehirn, Geist und Körper und wie man sie heilen kann

Übersetzt von Theo Kierdorf & Hildegard Höhr

496 Seiten, Klappenbroschur, mit Lesezeichen

Dieses Buch erschließt ein faszinierendes neuartiges Verständnis der Ursachen und Folgen von Traumata und schenkt jedem, der die zerstörerische Wirkung eines solchen Erlebnisses kennengelernt hat, Hoffnung und Klarheit. Bessel van der Kolk, der seit über 30 Jahren in den Bereichen der Forschung und der klinischen Praxis an vorderster Front aktiv ist, beschreibt in seinem Buch, daß das Entsetzen und die Isolation im Zentrum eines jeden Traumas buchstäblich Gehirn und Körper verändern.

»*Das Buch* Verkörperter Schrecken *ist von atemberaubendem, geradezu epischem Ausmaß, ein Grundlagenwerk, geschrieben von einem der wichtigsten Pioniere der Erforschung und Behandlung von Traumata.*«

— Peter A. Levine

»*Dr. van der Kolks Meisterwerk.*« — Judith Herman

»*Das Buch markiert einen Wendepunkt im Traumaverständnis, und es wird in der Psychiatrie und in der gesamten Kultur als der Punkt in Erinnerung bleiben, an dem die Auswirkungen traumatischer Ereignisse und unserer Bemühungen, ihre Wirkung zu leugnen, in ihrem ganzen Ausmaß erkannt wurden.*«

— Richard Schwartz

G. P. PROBST VERLAG
Lichtenau/Westfalen

Eine ausführliche Präsentation sämtlicher lieferbaren und geplanten Titel unseres Verlages finden Sie im Internet unter *www.gp-probst.de*

TITELLISTE – AUSWAHL

Band 02 – Emerson & Hopper: *Trauma-Yoga* (5. Aufl.)
Band 03 – Williams & Poijula: *Das PTBS-Arbeitsbuch* (3. Aufl.)
Band 04 – Rosengren: *Arbeitsbuch Motivierende Gesprächsführung* (3. Aufl.)
Band 07 – Rollnick, Miller & Butler: *Motivierende Gesprächsführung in den Heilberufen* (2. Aufl.)
Band 10 – Hyman & Pedrick: *Arbeitsbuch Zwangsstörungen* (2. Aufl.)
Band 13 – Scaer: *Das Trauma-Spektrum* (2. Aufl.)
Band 23 – van der Kolk: *Verkörperter Schrecken* (9. Aufl.)
Band 24 – Emerson: *Trauma-Yoga in der Therapie*
Band 28 – Shapiro: *Ego-State-Interventionen – leicht gemacht* (3. Aufl.)
Band 29 – Porges: *Die Polyvagal-Theorie und die Suche nach Sicherheit* (5. Aufl.)
Band 31 – Scaer: *Acht Schlüssel zur Gehirn-Körper-Balance*
Band 32 – Steele, Boon & van der Hart: *Die Behandlung traumabasierter Dissoziation* (2. Aufl.)
Band 34 – Schwartz: *Arbeitsbuch Komplexe PTBS* (2. Aufl.)
Band 36 – Dana: *Die Polyvagal-Theorie in der Therapie* (3. Aufl.)
Band 40 – Mischke-Reeds: *Somatische Psychotherapie – ein Werkzeugkasten* (2. Aufl.)
Band 41 – Bentzen: *Neuroaffektive Meditation* (2. Aufl.)
Band 43 – Dana: *Arbeiten mit der Polyvagal-Theorie* (2. Aufl.)
Band 44 – Dana: *Leben mit der Polyvagal-Theorie*
Band 45 – Delahooke: *Mehr als Verhalten*
Band 46 – Schwartz: *Vom Trauma genesen – ein Übungsbuch*
Band 49 – Kurtz: *HAKOMI – eine körperorientierte Psychotherapie*
Band 50 – Fisher: *Traumaspuren transformieren*
Band 51 – Dana: *Flipchart Polyvagal-Theorie* (2. Aufl.)
Band 53 – Schwartz: *Die Praxis der Behandlung komplexer PTBS*
Band 54 – Anderson: *Traumata überwinden mit der IFS-Therapie*
Band 56 – Schwartz: *Therapeutisches Yoga und Polyvagal-Theorie*
Band 57 – Delahooke: *Brain-Body Parenting*
Band 58 – Truitt: *Die heilende Macht des Self-Havening*
Band 59 – Porges & Porges: *Sicherheit und Heilung finden*
Band 61 – Erickson: *Der Februarmann*